中药莪术现代研究

付明海 主编

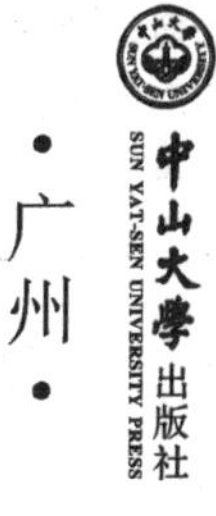

·广州·

图书在版编目（CIP）数据

中药莪术现代研究/付明海主编. —广州：中山大学出版社，2024. 3
ISBN 978-7-306-08034-9

Ⅰ. ①中…　Ⅱ. ①付…　Ⅲ. ①莪术—研究　Ⅳ. ①R282. 71

中国国家版本馆 CIP 数据核字（2024）第 037522 号

出 版 人：王天琪
策划编辑：吕肖剑
责任编辑：吕肖剑
封面设计：林绵华
责任校对：刘　婷
责任技编：靳晓虹
出版发行：中山大学出版社
电　　话：编辑部 020-84110283，84113349，84111997，84110779，84110776
　　　　　发行部 020-84111998，84111981，84111160
地　　址：广州市新港西路 135 号
邮　　编：510275　　传　　真：020-84036565
网　　址：http://www.zsup.com.cn　E-mail：zdcbs@mail.sysu.edu.cn
印 刷 者：广东虎彩云印刷有限公司
规　　格：787mm×1092mm　1/16　15.5 印张　287 千字
版次印次：2024 年 3 月第 1 版　2024 年 3 月第 1 次印刷
定　　价：48.00 元

本书编委会名单

主　编：付明海

副主编：秦贞苗　张雪映

编　委：李庄琦　郭佳亮　于红珍　郑秀炆
文　欢　练秀霞　薛千蓉　邝杨君
阿丽沙

前　言

Preface

中药莪术为姜科植物蓬莪术 *Curcuma phaeocaulis* Val.、广西莪术 *Curcuma kwangsiensis* S. G. Lee et C. F. Liang 或温郁金 *Curcuma wenyujin* Y. H. Chen et C. Ling 的干燥根茎。中医药理论认为，莪术性温，味辛、苦，归肝、脾经，具有行气破血、消积止痛之功效，常用于治疗癥瘕痞块、瘀血经闭、胸痹心痛、食积胀痛等。现代植物化学研究表明，莪术的化学成分主要为挥发油、姜黄素类以及多糖类、甾醇类、酚酸类、生物碱类等。莪术挥发油的主要成分为莪术醇、β-榄香烯、莪术二酮、吉马酮、莪术酮、莪术烯、呋喃二烯等单萜和倍半萜类化合物。现代药理学研究表明，莪术具有抗肿瘤、抗血小板聚集、抗血栓、调血脂、抗动脉粥样硬化、对卒中的治疗作用及脑神经保护作用、抗肝肾肺组织纤维化、抗炎镇痛、抗菌抗病毒、降血糖、抗氧化等多种药理学作用。

莪术在我国有悠久的传统应用历史，有关莪术的使用既有古老的文献记载，又有翔实的应用经验，是中药民族药中的珍品。运用现代科学技术对传统药物进行继承性开发，是我国中药现代化的必由之路。近年来，落户于海南医学院的海南省热带药用植物研究开发重点实验室对姜科药用植物进行了较为系统的研究和开发。为了总结莪术研究与开发的理论和实践经验，以重点实验室科研人员为主要成员编写了本书。本书内容涵盖了莪术本草考证、化学成分、质量标准、药理学作用及临床应用、常用药对及经典方剂、中成药制剂、新剂型和新技术应用等方面的最新研究成果，提供了许多具有参考和应用价值的技术标准、基础研究数据和临床应用经验等。

本书由付明海担任主编，秦贞苗、张雪映担任副主编，由李庄琦、郭佳亮、于红珍、郑秀炆、文欢、练秀霞、薛千蓉、邝杨君、阿丽沙担任编委。

本书结构合理、叙述清楚，为深入理解中药莪术的现代研究概况提供了坚实的基础，突出了实际、实用和实践相结合的原则。编写并出版本书，旨在为从事莪术及其资源的生产、研发、经营、管理的相关人员和医药院校的师生提供一部具有切实参考价值的专著。

目 录

Contents

第一章 莪术本草考证 ······ 1
第一节 莪术名称考证 ······ 2
第二节 莪术基原考证 ······ 3
第三节 莪术性味归经考证 ······ 8
第四节 莪术功效和炮制方法考证 ······ 10
第五节 莪术自然资源分布考证 ······ 16
第六节 结语 ······ 18
参考文献 ······ 19

第二章 化学成分研究 ······ 23
第一节 挥发油类 ······ 24
第二节 姜黄素类 ······ 49
第三节 其他 ······ 55
参考文献 ······ 55

第三章 质量标准研究 ······ 57
第一节 性状鉴别 ······ 58
第二节 显微鉴别 ······ 60
第三节 理化鉴别 ······ 62
第四节 一般检查 ······ 63
第五节 含量测定 ······ 65

参考文献 …… 71

第四章 莪术药理学作用及临床应用研究 …… 75
第一节 抗肿瘤作用 …… 76
第二节 心脑血管疾病的防治 …… 95
第三节 抗菌、抗病毒作用 …… 101
第四节 对呼吸系统的作用 …… 110
第五节 对消化系统的作用 …… 114
第六节 对神经系统的作用 …… 119
参考文献 …… 124

第五章 莪术的常用药对及经典方剂 …… 151
第一节 常见药对 …… 153
第二节 经典方剂 …… 171
参考文献 …… 179

第六章 莪术的中成药制剂 …… 189
第一节 散剂 …… 190
第二节 颗粒剂 …… 191
第三节 胶囊剂 …… 194
第四节 片剂 …… 197
第五节 丸剂 …… 201
第六节 栓剂 …… 205
第七节 注射剂 …… 207
第八节 气雾剂与喷雾剂 …… 208
第九节 酒剂和酊剂 …… 210
第十节 搽剂 …… 214
第十一节 外用膏剂 …… 215
参考文献 …… 218

第七章 莪术在药物新剂型和新技术中的应用 ………………………… 223
第一节 脂质体 ……………………………………………………… 224
第二节 纳米粒 ……………………………………………………… 226
第三节 包合物 ……………………………………………………… 231
第四节 微囊与微球 ………………………………………………… 232
第五节 微乳及自微乳 ……………………………………………… 234
第六节 亚微乳 ……………………………………………………… 236
参考文献 …………………………………………………………… 237

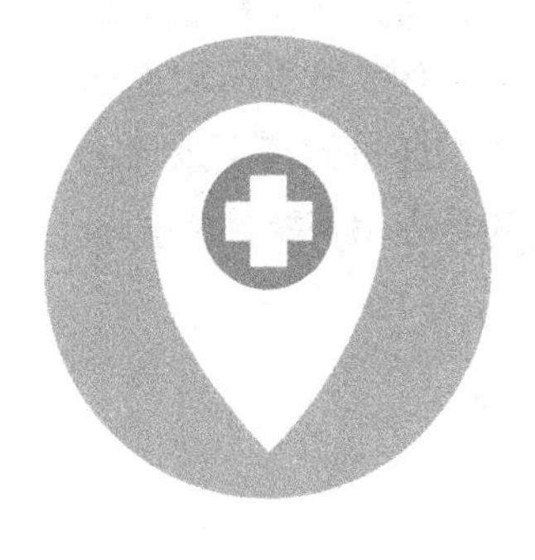

第一章 莪术本草考证

中药莪术为姜科植物蓬莪术 *Curcuma phaeocaulis* Val.、广西莪术 *Curcuma kwangsiensis* S. G. Lee et C. F. Liang 或温郁金 *Curcuma wenyujin* Y. H. Chen et C. Ling 的干燥根茎。其中，蓬莪术主产于四川、福建、广东等地；广西莪术主产于广西，云南亦有少量分布；温郁金主产于浙江，又称温莪术。莪术性温，味辛、苦，归肝、脾经，具有行气破血、消积止痛之功效，常用于治疗癥瘕痞块、瘀血经闭、胸痹心痛、食积胀痛等。莪术在历代本草中被视为治积聚诸气、妇科之要药。历代中医典籍对莪术多有相关记载。本书通过阅读文献和书籍，对历代本草著作进行归纳整理，为莪术的现代研究和合理用药提供依据。

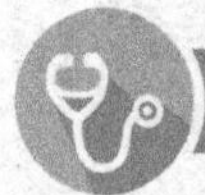

第一节　莪术名称考证

莪术别名较多，最早以“蓬莪茂”之名载于《本草拾遗》[1]。唐代“莪术”又被称为“蒁［shù］药”。唐显庆年间的《新修本草》中云：“郁金，此药苗似姜黄，花白质红，末秋出茎，心无实，根黄赤，去四畔子根，去皮火干之。生蜀地及西戎，马药用之。破血而补。胡人为之马蒁。岭南者有实似小豆蔻，不堪啖。”[2]由此可知《新修本草》中出现“蒁”字。还云：“姜黄，叶、根都似郁金，花春生于根，与苗并出。夏花烂，五子。根有黄、青、白三色。其作之方法，与郁金同尔。西戎人谓之蒁药，其味辛少、苦多，于郁金同，惟花生异尔。”从此描述中可看出在姜黄属植物中唯蓬莪术能与之相符，说明《新修本草》虽无莪术之名，却有莪术之实。《本草拾遗》云：“蓬莪茂，一名蓬莪，黑色；二名蒁，黄色；三名波杀，味甘有大毒。”可见《本草拾遗》中使用了“蓬莪茂、蓬莪、蒁、波杀”这些名称[3]。茂多特指莪术这味药材。例如，宋《开宝本草》云：“蓬莪茂，生西戎及广南诸州。叶似蘘荷，子似干椹，茂在根下并生，一好一恶，恶者有毒。西戎人取之，先放羊食，羊不食者弃之。”[3]此书中单用一个“茂”来简称蓬莪茂。

《本草图经》[4]是在《开宝本草》后编著的，在此书中也以“茂”简称代表“蓬莪茂”名称。《太平惠民和剂局方》[5]的方药中“莪茂”和“蓬莪蒁”两种名称同时出现，但“蓬莪蒁”出现的次数比“莪茂”多。《汤液本草》云：“蓬莪茂，气温，味苦辛，无毒。”[6]五代《日华子本草》[7]中“蓬莪茂”也写作“蓬莪蒁”，云：“蓬莪茂即是南中姜黄根也。海南生者名蓬莪蒁。”此外，《本草蒙筌》[8]、《本草纲目》[9]、《本经逢原》[10]和南北朝的王兴法辑校本《雷公炮炙论》[11]等中也以“蓬莪茂”为正名。清朝《本草从新》云：“蓬莪蒁，泻、行气破血、消积……”[12]清朝张叡所撰《修事指南》云：“制莪蒁茂，雷敩曰凡使莪于砂盆中以醋磨令尽然后于火畔协干重……”[13]从上述中药古籍文献可知有“马蒁、蒁药、蓬莪茂、蓬莪、茂、蒁、蓬莪蒁、莪蒁茂”的名称，明清以前的古籍中并未出现过“蓬莪术”或“莪术”的名称。这一情形直至清朝起开始出现变化。如《本草正义》[14]对中药莪术的记载“今蓬术，亦作蓬莪术。茂字从草从戍，而读如术”，开始出现“术”一字。此外，在上述清朝张叡所撰《修事指南》[13]的目录中以“莪蒁茂”为名称，而在正文中以“莪术”指代“莪蒁茂”名称。

中华人民共和国成立之前“朮”与“术”是互写字。“朮”本义指中药材苍朮、白朮，后用到莪朮上，如清朝《本草求真》[15]记载：“莪朮……蓬朮……大者为广朮。”《中药大辞典》[16]中以“蓬莪朮”为正名，《中药大辞典》同时附录其异名：蓬莪茂《药性论》、蒁药《唐本草》、蓬莪蒁《日华子本草》、广茂《珍珠囊》、蓬朮《普济方》、莪蒁《本草备要》、蓬蒁《本经逢原》、羌七《生草药性备要》、广朮《本草求真》、黑心姜《岭南采药录》、文朮《四川中药志》。从《中药大辞典》收载的异名可以看出“朮术”名称从“茂”“蒁”到“朮”的衍变过程。《全国中草药汇编》[17]中以“莪术”为正名，目录中“莪术”的“术”为现代书写字形，但在该书的正文中“术”书写为“朮”字形，同时附录其别名：蓬莪朮、山姜黄、芋儿七、臭屎姜。中华人民共和国成立后汉字经过简化，“術”与“朮”均被写作“术”，术变成了有 shù 和 zhú 两个读音的多音字，因此“莪朮”也简化成了“莪术”。例如，第二版《中药大药典》和《中国中草药汇编》中“莪术”的“术”采用的是现代的书写形式“术”字形。我国历版《中华人民共和国药典》（简称《中国药典》）都是只以“莪术”为正名。1963 年版《中国药典》中书写的为“莪朮”字形，《中国药典》1977 年至 2020 年版中书写的为“莪术”字形。我国现代高校《中药鉴定学》《中药学》等教材都是以“莪术”为正名，读“zhú”。

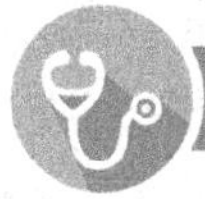

第二节　莪术基原考证

唐朝时期，莪术与姜黄出现混淆，被认作是同物异名药材。苏敬在《新修本草》[2]中记载：“姜黄，叶、根部都似郁金，花春生于根，与苗并出。夏花烂，无子。根有黄、青、白三色。”此书对“姜黄”的特征描述为“花春生于根”，然而现代对姜黄的开花期描述为8月，即秋季开放，由此可知现代姜黄并非当时的“姜黄”。《新修本草》还记载了“姜黄”“根有黄、青、白三色”说明此时期的“姜黄”原植物可能包括多种姜黄属植物。后来许多学者通过对“姜黄”植物根的颜色进行研究表明，根茎横截面黄色的原植物可能是姜黄属温郁金，断面灰绿色或墨绿色的为蓬莪术，断面白色的为广西莪术[18,19]。关于蓬莪茂，陈藏器在《本草拾遗》[1]中还记载：“蓬莪茂，一名蓬莪，黑色；二名蒁，黄色；三名，波杀，味甘，有大毒。”他将蓬莪茂根据颜色分为3类。其中“蓬莪”为黑色，“蒁”为黄色，然而现代对姜黄属类药材的研究表明，姜黄属多种植物新鲜时大多不黑，部分经蒸煮干燥后颜色会变为黑青色，颜色较深，后世将这种加工后变色的品种视为正品。陈藏器将黄色根茎的认为是“蒁”，如温郁金，根茎新鲜或者不经蒸煮处理直接晒干后断面呈黄色。由此可推断出在唐代“蓬莪茂”这一药材的原植物可能为蓬莪术、广西莪术或温郁金。此外，正因为陈藏器引入了颜色划分，加之其表述不够明确，人们在后续引用时便将青或黑色的品种认作莪术，而黄色的则从字面理解而引起了混淆，导致后世对莪术和姜黄基原的划分出现混乱。后世本草著作多将“蓬莪茂”描述成青或黑色，应是参考了《本草拾遗》[1]中“一名蓬莪，黑色”。

宋代《开宝本草》[3]以后才将一直被认为是同物异名药材的姜黄与莪术彻底分开；并且在《开宝本草》[3]首次单独收载“蓬莪茂”一条，因此李时珍认为蓬莪茂之名最早出自《开宝本草》[3]。宋代完全认可蓬莪茂的药用地位，并提道：“味苦、辛，性温……生西戎及广南诸州。子似干椹，叶似蘘荷，茂在根下并生。一好一恶，恶者有毒。西戎人取之，先放羊食，羊不食者弃之。”从其产地分析“西戎”为今四川，“广南诸州”应为两广一带，生于“西戎”的原植物应是蓬莪术，产于“广南诸州”的原植物可能为广西莪术或蓬莪术。宋代《本草图经》[4]起，对蓬莪茂的原植物描述开始清晰，“生西戎及广南诸州，今江浙或有之。三月生苗，在田野中。其茎如钱大，高二、三尺。叶青白色，长一、二尺，大五寸以来，颇类蘘荷。五月有花作穗，黄色，头微紫。根如生姜，而茂在根下，似鸡鸭卵，大小不常。九月采，削去粗皮，蒸熟暴干用。此物极坚硬难捣治，用时，热灰火中煨令透，乘热入臼中捣之，即碎如粉”。其并附有“温州蓬莪茂”“端州蓬莪茂”绘图（温州即今浙江省温州市，端州即今广东省肇庆市端州区）。同朝代的《大观本草》[20]也对其有相似的描述，并附绘图，见图1－1A、B。明代《本草原始》[21]云：“蓬莪茂三月生苗在田野中，其茎如钱大，高二三尺。叶青白色，长一二尺，大五寸已来，颇类蘘荷。五月有花作穗，黄色，头微紫，根如生姜而茂在根下，似鸡鸭卵，大小不常。九月采，削去粗皮，蒸熟暴干用。一名蓬药，俗呼蓬术，亦呼莪术。茂音述。”《药品化义》[22]记载：“蓬术属阳，体坚而肥，色紫（云黑，非）。”明代莪术以姜黄属药材温郁金为主流，蓬莪茂在明代并未有过多的发展，只是偶尔会与郁金、姜黄等进行对比描述，或言色黑为蓬莪术，或言色白为广西莪术。

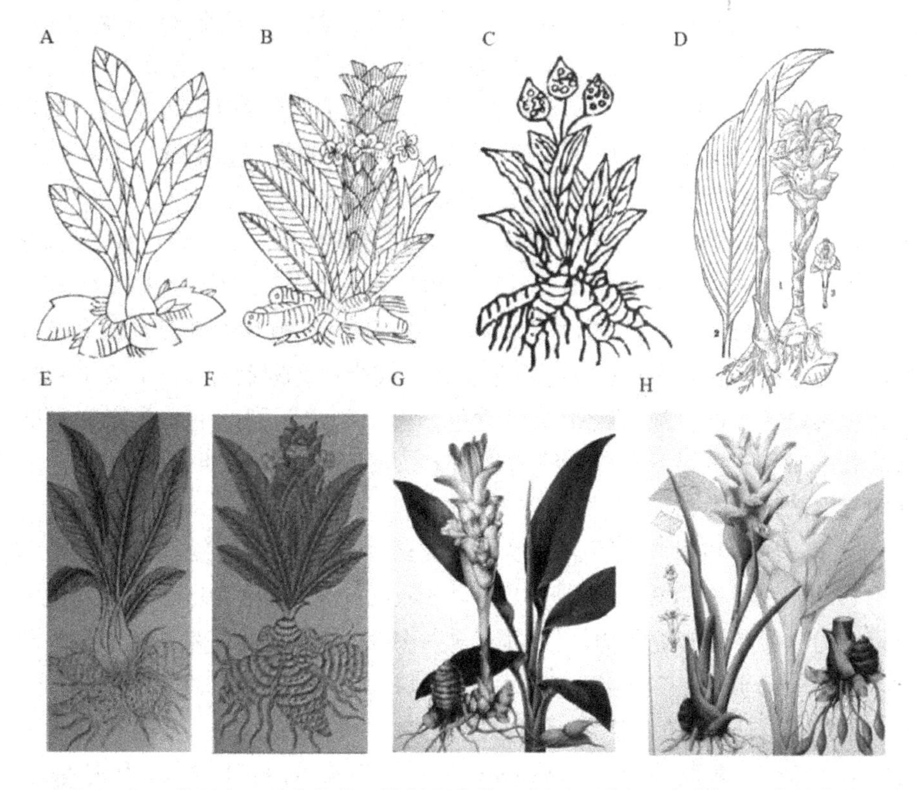

注：A、B分别为温州蓬莪茂、端州蓬莪茂，来源于《大观本草》；C为蓬莪茂，来源《本草纲目》；D为蓬莪朮，来源于《中药大辞典》；E、F分别为温州蓬莪茂、端州蓬莪茂，来源于《本草品汇精要》；G、H分别为蓬莪术、广西莪术，来源于《精绘中华本草》。

图1－1　历代药典中中药莪术植物图

清代莪术的基原和药用部位并无改变，药用部位还是干燥根茎。只是主产地发生迁移，开始强调广产。如《本草述钩元》[23]记载：“一名广茂。根如生姜，而茂在根下，状如鸡鸭卵，大小不等，九月采茂。”又如《本草详节》记载："生广南、江浙田野。茎如钱大，高二三尺，叶青白色，长一二尺，大五寸，似蘘荷，根类姜成块生，相对，似卵，大小不一。"《本草求原》[24]云："蓬莪术即广茂。根如生姜，术在根下，色青黑，似卵不齐。"均强调广产。在清朝时期，曾在宋代作为主流的温州蓬莪茂温郁金使用逐渐减少，莪术主产西戎（蓬莪术）和广南诸州（广西莪术），近代莪术仍然以广西所产莪术为主，虽也认为温莪术质佳，但因其产量不高而流通甚少。

民国时期《中药大辞典》[16]记载蓬莪朮，并附有异名蓬莪茂（《药性论》）、蒁药（《唐本草》）、蓬莪蒁（《日华子本草》）、广茂（《珍珠囊》）、蓬朮（《普济方》）、莪蒁（《本草备要》）、蓬蒁（《本经逢原》）、羌七（《生草药性备要》）、广朮（《本草求真》）、黑心姜（《岭南采药录》）、文术（《四川中药志》）；同时对其形态特征进行了详细的描述，记载："蓬莪朮，多年生宿根草本。根茎卵圆形块状，侧面有圆柱状的横走分枝，根系细长，末端膨大成长卵形块状。叶片长圆状椭圆形或狭卵形，长 18 ～ 24 cm，宽 7 ～ 11 cm，叶脉中部具紫色晕；叶柄长约为叶片的 1/3，下延成鞘，叶耳形小。圆柱状穗状花序，长约 14 cm，具总梗，花密；苞片卵圆形，顶端苞片扩展，亮红色，腋内无花；花萼白色，具 3 钝齿；花冠裂片 3，上面 1 片较大，顶端略成兜状，唇瓣圆形，淡黄色，先端 3 浅圆裂，中间裂瓣先端微缺。蒴果卵状三角形，光滑。种子长圆形，具假种皮。花期 3 ～ 5 月"。其并附有绘图，见图 1 - 1D。

中华人民共和国成立后，对姜黄属类药材基原的规定最早可见《中药志》1959 年版和《中药材手册》1959 年版、《中国药典》1963 年版[25]主要是以此为主要参考来编制的。《中国药典》1963 年版[25]将莪术的基原记为莪朮。《中国药典》1977 年版将莪术的基原扩增为莪朮、广西莪术或郁金 3 种。《中国药典》1990 年版编著时参考众多学者的考证结果，更改了莪术的拉丁名，记为蓬莪术 *C. phaeocaulis* Val.；郁金的拉丁名记为温郁金 *C. wenyujin* Y. H. Chen et C. Ling。此更改延续至今，与《中国药典》2020 年版所规定的基原一致（表 1 - 1）。

表 1 - 1　历版《中国药典》莪术药材基原变化

版本	莪术 *Curcumae Rhizoma*
1963 年版	姜科（Zingiberacene）植物莪朮（*C. zedoaria* Rosc.）
1977 年版	姜科植物莪朮（*C. zedoaria* Rosc.）、广西莪术（*C. kwangsiensis* S. G. Lee et C. F. Liang）或郁金（*C. aromatica* Salisb.）

续表1－1

版本	莪术 *Curcumae Rhizoma*
1985年版	姜科植物莪朮（*C. zedoaria* Rosc.）、广西莪术（*C. kwangsiensis* S. G. Lee et C. F. Liang）或郁金（*C. aromatica* Salisb.）
1990年版	姜科植物蓬莪术（*C. phaeocaulis* Val.）、广西莪术（*C. kwangsiensis* S. G. Lee et C. F. Liang）或温郁金（*C. wenyujin* Y. H. Chen et C. Ling）
1995年版	姜科植物蓬莪术（*C. phaeocaulis* Val.）、广西莪术（*C. kwangsiensis* S. G. Lee et C. F. Liang）或温郁金（*C. wenyujin* Y. H. Chen et C. Ling）
2000年版	姜科植物蓬莪术（*C. phaeocaulis* Val.）、广西莪术（*C. kwangsiensis* S. G. Lee et C. F. Liang）或温郁金（*C. wenyujin* Y. H. Chen et C. Ling）
2005年版	姜科植物蓬莪术（*C. phaeocaulis* Val.）、广西莪术（*C. kwangsiensis* S. G. Lee et C. F. Liang）或温郁金（*C. wenyujin* Y. H. Chen et C. Ling）
2020年版	姜科植物蓬莪术（*C. phaeocaulis* Val.）、广西莪术（*C. kwangsiensis* S. G. Lee et C. F. Liang）或温郁金（*C. wenyujin* Y. H. Chen et C. Ling）
2015年版	姜科植物蓬莪术（*C. phaeocaulis* Val.）、广西莪术（*C. kwangsiensis* S. G. Lee et C. F. Liang）或温郁金（*C. wenyujin* Y. H. Chen et C. Ling）
2020年版	姜科植物蓬莪术（*C. phaeocaulis* Val.）、广西莪术（*C. kwangsiensis* S. G. Lee et C. F. Liang）或温郁金（*C. wenyujin* Y. H. Chen et C. Ling）

此外，很多中药材书籍均有莪术的相关记载，例如，陈月明主编的《精绘中华本草》[26]中记录了广西莪术和蓬莪术，对其形态描述分别有："广西莪术为多年生草本，根状茎卵圆形，节上有残存叶鞘；须根末端常成近纺锤形块根。春季抽叶；叶基生，直立，椭圆状披针形；叶舌边缘有长柔毛；叶鞘被柔毛。穗状花序从根部抽出；花生于下部和中部的苞片腋内。花萼白色，先端呈兜状；唇瓣近圆形，淡黄色，先端三浅圆裂。""蓬莪术为多年生草本，根状茎圆柱形，肉质；根细长或末端膨大成块根。叶直立，椭圆状长圆形至长圆状披针形，中部常有紫斑；叶柄较叶片为长。花葶由根状茎单独发出，常先叶而生；穗状花序阔椭圆形；花萼白色，顶端三裂；花冠裂片长圆形，黄色，后方的1片较大；唇瓣黄色，近倒卵形，顶端微缺。"相应绘图见图1－1G、H。

综合上述，莪术在唐代被收纳于本草中，此前被用作兽药。《新修本草》[2]将姜黄属植物划分为两类，*C. longa* 的根茎为郁金，其他均是姜黄。陈藏器将后者拆分出蓬莪茂一药，主要以颜色为划分标准，导致莪术、姜黄分划不清。后世多以色黑为蓬莪茂的特征，将经过蒸煮加工后颜色发黑的植物根茎均作蓬莪茂正品，直到宋代才将姜黄与莪术彻底分开。经过大量的考证，莪术的基原记为蓬莪术、广西莪术、温郁金3种。

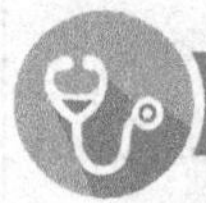

第三节 莪术性味归经考证

《大观本草》[20]记载："蓬莪茂味苦、辛，温，无毒。"《本草正》[27]记载："味苦辛，气温，有小毒。"《本草通玄》[28]记载："味苦辛而温。"《本草原始》[21]记载："味苦、辛，无毒。"《药品化义》[22]"气和，味微辛，性温而烈，能升能降，性气薄而味厚。"《本草集要》[29]记载："味苦、辛，气温，无毒。"《本草发明》[30]记载："气温，味苦、辛，无毒。"《本草便》[31]："味苦、辛，气温，无毒。"《增补本草纲目》[32]记载："味苦、辛，温，无毒。"《本草备要》[33]记载："味辛、苦，气温。"《本草求原》[24]记载："气温，味苦、辛，火金之味。"《本草便读》[34]记载："味辛、苦。"《本草明览》[35]云："味苦、辛，气温。无毒。"《本草汇纂》[36]云："味辛、苦，气温，无毒。"《本草纲目易知录》[37]云："味苦、辛，温。"《本草分经》[38]云："味苦、辛，温。"《本草从新》[12]："味辛、苦而温。"《类经证治本草》[39]云："味辛、苦，温。"《药性纂要》[40]云："味苦、辛，气温。"《握灵本草》[41]云："蓬莪术，味苦、辛，温，无毒。"《本经逢原》[10]云："味苦、辛，温。"《本草新编》[42]云："蓬莪茂，味苦、辛，气温，无毒。"《本草详节》[43]云："味苦、辛，气温。"《得配本草》[44]云："味辛、苦，温。"《本草洞诠》[45]记载："味苦、辛，温，无毒。"《本草汇》[46]记载："味苦、辛，气温。"《本草述钩元》[23]云："气味苦辛温，阳中之阴，降也。"《本草辑要》[47]云："味苦、辛，温。"从上述历代古籍可知其味"苦、辛"和性"温"基本得到了历代主流本草医家的认可。并且现代中药学教材沿用了古代本草古籍中"性温，味辛、苦"的性味记述。例如，《临床中药学》[48]教材中记载其性味为辛、苦，温。

历代古籍中关于莪术归经的认识有所不同，《本草正》[27]、《本草通玄》[28]和《药品化义》[22]记载："走肝经。"《本草备要》[33]记载："入肝经血分。"《本草求原》[24]记载："入肝经血分。"《本草便读》[34]记载："入肝、脾经。"《本草汇纂》[36]云："专入肝。"《本草纲目易知录》[37]云："入肝经血分。”《本草从新》[12]云：“通肝经。”《药性纂要》[40]云：“入肝经。”《本经逢原》[10]云：“入肝经。”《本草新编》[42]云：“入肝、脾二经，血分中药也。”《得配本草》[44]云：“入足厥阴经气分。”《本草洞诠》[45]记载：“入足厥阴经。”《本草汇》[46]记载：“入足厥阴气分，又入手足太阴、足阳明经。”《本草述钩元》[23]云：“入足厥阴肝经气分。”《本草辑要》[47]云：“入足厥阴经。”历代医家对莪术归经有“足阳”“足太阴”“手太阴”的不同认识，但大多数医家认为莪术归经侧重于“入肝、脾二经”。莪术药性归经在历代本草中的演变情况详见表1－2。

表1－2　莪术药性归经在历代本草中的演变情况

归经	性	味	朝代	出处
—	温	辛、苦	宋	《大观本草》[20]
肝	温	辛、苦	明	《本草正》[27]
肝	温	辛、苦	明	《本草通玄》[28]
—	—	辛、苦	明	《本草原始》[21]
肝	温而烈	微辛	明	《药品化义》[22]
—	气温	辛、苦	明	《本草集要》[29]
—	气温	辛、苦	明	《本草发明》[30]
—	气温	辛、苦	明	《本草便》[31]
肝	温	辛、苦	清	《本草备要》[33]
肝	气温	辛、苦	清	《本草求原》[24]
肝、脾	—	辛、苦	清	《本草便读》[34]
—	气温	辛、苦	清	《本草明览》[35]
肝	气温	辛、苦	清	《本草汇纂》[36]
肝	温	辛、苦	清	《本草纲目易知录》[37]
—	温	辛、苦	清	《本草分经》[38]
肝	温	辛、苦	清	《本草从新》[12]
—	温	辛、苦	清	《类经证治本草》[39]
肝	气温	辛、苦	清	《药性纂要》[40]
—	温	辛、苦	清	《握灵本草》[41]
肝	温	辛、苦	清	《本经逢原》[10]
肝、脾	气温	辛、苦	清	《本草新编》[42]

续表 1-2

归经	性	味	朝代	出处
—	气温	辛、苦	清	《本草详节》[43]
足厥阴	温	辛、苦	清	《得配本草》[44]
足厥阴	温	辛、苦	清	《本草洞诠》[45]
足厥阴、手足太阴、足阳	气温	辛、苦	清	《本草汇》[46]
足厥阴、肝	温	辛、苦	清	《本草述钩元》[23]
足厥阴	温	辛、苦	清	《本草辑要》[47]

第四节　莪术功效和炮制方法考证

莪术（*Curcumae Rhizoma*）根茎呈肉质块状，圆柱形或卵圆形，须根末端常膨大成纺锤状的块根。历代本草均指出莪术质地极其坚硬难捣，例如宋代《本草图经》对中药莪术植物的记载有“茂在根下，鸡鸭卵”，即“茂”为主根茎，且介绍炮制方法“治用时，热灰火中煨令透熟，乘热入臼中捣之，即碎如粉”。这正是由于中药莪术经加工蒸煮后，气含淀粉糊化，导致其质地坚硬难捣，由此推断出历代莪术药用部位为根茎，与《中国药典》2020 年版[49]中所记载的一致。

唐朝时期的《药性论》[50]记载：“能治女子血气心痛。以酒醋磨服。”这说明中药莪术具有活血行气止痛的功效，为妇科用药，用酒或醋进行炮制。对于中药莪术的功效主治，从宋朝时期起逐渐明确。《大观本草》[20]记载：“主心腹痛，中恶疰忤鬼气，霍乱冷气，吐酸水，解毒，饮食不消，酒研服之。又疗妇人血气，丈夫奔豚。”此外，《开宝本草》《本草图经》都有相关记载，莪术除活血行气外还可用于治疗食饮不消，也用于跌打损伤；在用法上多用酒炮制，或蒸熟晒干。

明朝时期对于莪术的功效主治描述多与前人一致。例如，《本草正》[27]记载：“善破气中之血。通月经，消瘀血，疗跌仆损伤，血滞作痛。在中焦攻饮食气滞不消，胃寒吐酸膨胀；在下焦攻奔豚痃癖，冷气积聚，气肿水肿。制宜或酒或醋炒用，或入灰火中煨熟捣切亦可。但其性刚气峻，非有坚顽之积不宜用。”《本草通玄》[28]记载：“破积聚恶血，疏痰食作痛。多用醋炒，引入血分。”《本草原始》[21]记载：“心痛腹痛，中恶疰忤鬼气，霍乱冷气，吐酸水，解毒，饮食不消，酒研服之。又疗妇人血气，丈夫奔豚。破痃癖冷气，以酒醋磨服。治一切气，开胃消食，通月经，消瘀血，止损折痛下血，及内损恶血。”《药品化义》[22]记载：“力破气中之血……专攻气中之血，主破积削坚，有星移电闪之能，去积聚癖块，经闭血瘀，扑损疼痛，与三棱功用颇同。亦勿过服。”《本草集要》[29]记载：“主心腹痛，中恶，疰忤，鬼气，霍乱冷气，饮食不消，酒研服之。又疗妇人血气痛，破痃癖气最良。通月经，消瘀血，治积聚诸气为最要药，妇人药中多用。色黑属血，破气中之血，入气药。能发诸香。”《本草发明》[30]记载：“蓬术黑色，属血分，以其辛温，破气中之血药也，故本草主心腹痛，中恶，疰忤鬼气，霍乱冷气，吐酸水。治一切气，开胃消食，奔豚，痃癖，积聚，通月信，血气，心痛，消瘀血，止扑损痛，下血。今治积聚诸气为要药，女科中多用之。人气药仍发诸香，虽为泄剂，亦能益气。”《本草便》[31]记载：“主心腹痛，霍乱冷气，通月经，消瘀血，治积聚诸气为最要药，并破气中之血。”上述本草著作主要用其行气、破血、止痛，以及开胃消食之功效，多引其入血分，为血分中药也；认为用酒或醋炮制后效果会更好。

清朝时期的一些本草著作记载莪术的功效主治也与前人的大同小异。《本草备要》[33]记载：“破气中之血，能通肝经聚血。消瘀通经，开胃化食，解毒止痛。治心腹诸痛，冷气吐酸，奔豚痃癖。酒、醋磨服。”《本草求原》[24]记载：“主一切积聚冷气，醋煮，调木香末服。心腹诸痛，或客邪，或中恶，鬼疰，气血壅滞所致，炒研，酒下。霍乱，吐酸水，饮食不消，行气之力，通经，消瘀，妇人血气游走作痛，同干漆末，酒下。腰痛，核桃酒下。肝经聚血，跌扑损痛下血，及内损恶血，气短不接，是血泣气中，血行气自畅。”《本草便读》[34]记载：“破气行瘀磨积聚；温香疏脏腑，除痰散滞逐寒凝。莪术，肝经气分药也，能破气中之血，攻一切痃癖积聚、血凝气滞等证，每每与三棱并用，或嫌其峻厉，当以醋炒用之。”《本草明览》[35]记载：“色黑属血，专攻气中之血。破痃癖，止心疼，通月经，消瘀血。治霍乱积聚，理恶疰邪伤。入气药，能散诸香；在女科，真为要药。”《本草汇纂》[36]云：“大破肝经气分之血。治心腹痛，霍乱冷气，吐酸水，中恶疰忤鬼气，解毒，开胃消食，酒研服。通肝经聚血，通月经，消瘀血，止扑损痛下血及内损恶血，破奔豚痃癖，以酒醋磨服。盖人血气安和，则气与血通，血与气附，一有所偏，非气盛而血碍，即血壅而气滞。”《本草纲目易知录》[37]：“破气中之血，消瘀通经，开胃化食，解毒，食饮不消，破痃癖冷气，治心腹诸痛，中恶鬼疰，霍乱吐酸，妇人血气结积，丈夫奔豚，内损淤血，扑损下血。虽为泻剂，亦能益气，醋酒炒用。”《本草分经》[38]云：“主一切气，能通肝经聚血，破血行气，攻积通经。”《本草从新》[12]云：“主一切气，又能通肝经聚血，行气消瘀通经，化食止痛。治心腹诸痛，冷气吐酸，奔豚痃癖，中恶鬼疰。虚人服之，积未去而真已竭，兼以参、术，或庶几耳。根如生姜，莪生根下，似卵不齐，坚硬难捣，灰火煨透，乘热捣之；或醋磨、酒磨，或煮熟用。”《类经证治本草》[39]云：“破气中之血，消瘀，通经，解毒。治心腹诸痛，冷气，吐酸，奔豚，痃癖，消有形之物。士材曰：治积聚作痛，中恶鬼疰，妇人血气，丈夫奔豚。但病挟虚者，禁用。时珍曰：磨坚消积之药，须与参术同行。治小儿盘肠生，吐乳。同金铃子一两，炼过蓬砂一钱，同研细，温酒或盐汤空心调服，治气短不接。浑身燎泡如棠梨状，每个出水，有石一片，如指甲大，其泡复生，抽令肌肉尽，则不可治。同三棱各五两，酒调连进愈。煨透捣末入气分，醋煮酒炒入血分。”《药性纂要》[40]云：“破气中之血，消食散结，破癖通经。”并举例说明莪术的疗效：“王执中久患心脾疼，服醒脾药反胀。用莪蒁面裹研末，水和酒醋煎服，立愈。此破滞之验也。”《握灵本草》[41]记载：“蓬莪术，能破气中之血，入气药发诸香。虽为泄剂，亦能益气，故治气短不能接续，及大小七香丸、集香丸诸汤散多用此也。郁金入心，专治血分之病；姜黄入脾，兼治血中之气；蓬术入肝，治气中之血，稍有不同。”《本经逢原》[10]记载：“蓬莪茂入肝破血，治妇人血气结积痛，痃癖冷气，跌扑损痛，下血，及内损恶血，通肝经聚血，盖此药专破气中之血也。入肝经药醋炒，入心脾药面裹煨熟。入四物汤调经，羊血或鸡血拌炒。”《本草新编》[42]记载：“专破气中之血，痃癖可去，止心疼，通月经，消瘀血，治霍乱，泻积聚，理中气。乃攻坚之药，可为佐使，而不可久用。专入于气分之中以破血，虽破血，然不伤气也。”《本草详节》[43]云：“主积聚，心腹痛，鬼疰，霍乱，冷气，吐酸水，食饮不消，丈夫奔豚，妇人血气。须热火灰中煨透，方可捣碎，或醋炒用。”《得配本草》[44]云：“破气中之血。凡气血凝结作痛者俱效。配木香，疗冷气攻心。使阿魏，治小儿盘肠。积邪破也。此物极坚硬难捣，须面裹煨透，乘热捣之。以醋炒，或以酒炒，能引入血分。或磨用，宜合参、术，不损元气。病患积块，攻之始破其结，补之益助其邪。然攻之不得其方，致令元气日亏，积聚愈逞，医者每致束手。当此惟有外用散气消积膏药，内用补气滋阴等剂，庶几攻补并得其效，莪茂非可轻进也。”《本草洞诠》[45]记载：“治一切气，开胃进食，治心腹痛、中恶疰忤鬼气、霍乱、冷气、吐酸水，疗妇人血结、丈夫奔豚。凡治积聚诸气，为最要之药。虽为泄剂，亦能益气，故孙尚药用治气短不能接续。七香丸、集香丸诸阳散多用之。”《本草汇》[46]记载：“消心腹之聚瘕，破诸气之固结；既为治气之需，又破气中之血；入足阳明经，与三棱功用大率相同，但破血中气，气中血，为少异耳。小肠疝气非时痛，结积奔豚扑损宜；通月经，治瘀血；疏痰食，疗喘急。蓬莪术极坚难捣，须热灰火中煨令透，乘热捣之，即碎如粉。得酒醋良，或以醋磨尽，火干用亦可。若欲先入血，则醋炒。欲先入气，则火炮用之。”《本草述钩元》[23]记载：“入足厥阴肝经气分，能破气中之血。主治一切气，破痃癖冷气，并霍乱冷气，吐酸水，（皆行气之功，多用酒磨）疗心腹痛，通肝经聚血，丈夫奔豚，妇人血气结实，（多用醋磨）通月经，止扑损痛下血，及内损恶血。治积聚诸气为最要之药，于三棱同用良。”《本草辑要》[47]云：“破气中之血，能通肝经聚血，消瘀通经，开胃消食，解毒止痛。治心腹诸痛，冷气吐酸，奔豚痃癖。或酒磨、醋磨，或煮熟用。”综上所述，清朝时期对于莪术的功效主治及其炮制方法更加明确，其配伍治疗疾病的相关记载更加突出，同时炮制方法更加全面，认为除了酒醋炮制，炒用、煮熟、面裹炮熟、羊血或鸡血半炒亦有良好的效果。现代最新版本《中华人民共和国药典》中明确莪术的药用功效为行气破血、消积止痛；用于癥瘕痞块、瘀血经闭、胸痹心痛、食积胀痛。并且很多研究表明，莪术经过加工炮制后其功效也会有所改变，可增强莪术功效[51]。生莪术消积下食效果好，多用于食积腹痛。醋制莪术入善肝经，破血作用强，可消瘀破血止痛。有关莪术的功效变迁见表1－3。

表1－3　历代本草典籍的药莪术药用部位、功效及炮制方法

朝代	出处	药用部位	功能	炮制方法
唐	《药性论》[50]	根茎	能治女子血气心痛	以酒醋磨服
宋	《开宝本草》[3]	根茎	主心腹痛，中恶、疰忤、鬼气、霍乱、冷气、吐酸水，解毒，食饮不消。又疗妇人血气，丈夫奔豚	酒研服之
宋	《本草图经》[4]	根茎	今医家治积骤诸气为最要之药，妇人药中亦多用之	蒸熟曝干用
宋	《大观本草》[20]	根茎	主心腹痛，中恶疰忤鬼气，霍乱冷气，吐酸水，解毒，饮食不消。又疗妇人血气，丈夫奔豚	酒研服之

续表1-3

朝代	出处	药用部位	功能	炮制方法
明	《本草正》[27]	根茎	破气中之血，通月经，消瘀血，疗跌仆损伤，血滞作痛	酒或醋炒用
明	《本草通玄》[28]	根茎	破积聚恶血，疏痰食作痛	醋炒
明	《本草原始》[21]	根茎	心痛腹痛，中恶疰忤鬼气，霍乱冷气，吐酸水，解毒，饮食不消。又疗妇人血气，丈夫奔豚。破痃癖冷气，治一切气，开胃消食，通月经，消瘀血，止损折痛下血，及内损恶血，通肝经聚血	酒研服，酒醋磨服
明	《药品化义》[22]	根茎	破气中之血，主破积削坚，有星移电闪之能，去积聚癖块，经闭血瘀，扑损疼痛	—
明	《本草集要》[29]	根茎	主心腹痛，中恶，疰忤，鬼气，霍乱冷气，饮食不消。又疗妇人血气痛，破痃癖气最良。通月经，消瘀血	酒研服，醋炒用
明	《本草发明》[30]	根茎	主心腹痛，中恶，疰忤鬼气，霍乱冷气，吐酸水。治一切气，开胃消食，奔豚，痃癖，积聚，通月信，血气，心痛，消瘀血，止扑损痛，下血	酒研
明	《本草便》[31]	根茎	主心腹痛，霍乱冷气，通月经，消瘀血，治积聚诸气为最要药，并破气中之血	—
清	《本草备要》[33]	根茎	破气中之血，能通肝经聚血。消瘀通经，开胃化食，解毒止痛	酒、醋磨服
清	《本草求原》[24]	根茎	破气中之血，主一切积聚冷气。心腹诸痛，或客邪，或中恶，鬼疰，气血壅滞，霍乱，吐酸水，饮食不消，通经，消瘀，妇人血气游走作痛，腰痛，肝经聚血，跌扑损痛下血，及内损恶血，气短不接	醋煮，炒研，酒下

续表 1－3

朝代	出处	药用部位	功能	炮制方法
清	《本草便读》[34]	根茎	破气行瘀磨积聚；温香疏脏腑，除痰散滞逐寒凝	醋炒
清	《本草明览》[35]	根茎	破痃癖，止心疼，通月经，消瘀血。治霍乱积聚，理恶疰邪伤。在女科，真为要药	—
清	《本草汇纂》[36]	根茎	治心腹痛，霍乱冷气，吐酸水，中恶疰忤鬼气，解毒，开胃消食。通肝经聚血，通月经，消瘀血，止扑损痛下血及内损恶血，破奔豚痃癖，血壅而气滞	酒研服，酒醋磨服
清	《本草纲目易知录》[37]	根茎	破气中之血，消瘀通经，开胃化食，解毒，食饮不消，破痃癖冷气，治心腹诸痛，中恶鬼疰，霍乱吐酸，妇人血气结积，丈夫奔豚，内损淤血，扑损下血	醋酒炒用
清	《本草分经》[38]	根茎	主一切气，能通肝经聚血，破血行气，攻积通经	—
清	《本草从新》[12]	根茎	主一切气，又能通肝经聚血，行气消瘀通经，化食止痛	酒醋磨服，煮熟用
清	《类经证治本草》[39]	根茎	破气中之血，消瘀，通经，解毒	醋煮酒炒
清	《药性纂要》[40]	根茎	破气中之血，消食散结，破癖通经	面裹研末，水和酒醋煎服
清	《握灵本草》[41]	根茎	主心腹痛，妇人血瘕，丈夫奔豚，肝经聚血	面裹炮熟用，或醋煮，或酒醋磨服
清	《本经逢原》[10]	根茎	破血，治妇人血气结积痛，痃癖冷气，跌扑损痛，下血，及内损恶血，通肝经聚血	醋炒，面裹煨熟，羊血或鸡血拌炒

续表 1-3

朝代	出处	药用部位	功能	炮制方法
清	《本草新编》[42]	根茎	破气中之血，痃癖可去，止心疼，通月经，消瘀血，治霍乱，泻积聚，理中气	—
清	《本草详节》[43]	根茎	主积聚，心腹痛，鬼疰，霍乱，冷气，吐酸水，食饮不消，丈夫奔豚，妇人血气	热火灰中煨透，醋炒
清	《得配本草》[44]	根茎	破气中之血	醋炒、酒炒
清	《本草洞诠》[45]	根茎	治一切气，开胃进食，治心腹痛、中恶疰忤鬼气、霍乱、冷气、吐酸水，疗妇人血结、丈夫奔豚。凡治积聚诸气，为最要之药	—
清	《本草汇》[46]	根茎	消心腹之聚瘕，破诸气之固结。破气中之血。小肠疝气非时痛，结积奔豚扑损宜；通月经，治瘀血，疏痰食，疗喘急	以酒醋良，或以醋磨
清	《本草述钩元》[23]	根茎	破气中之血。主治一切气，破痃癖冷气，并霍乱冷气，吐酸水，疗心腹痛，通肝经聚血，丈夫奔豚，妇人血气结实，通月经，止扑损痛下血，及内损恶血。治积聚诸气为最要之药	酒磨、醋磨
清	《本草辑要》[47]	根茎	破气中之血，能通肝经聚血，消瘀通经，开胃消食，解毒止痛	酒醋磨服或煮熟用

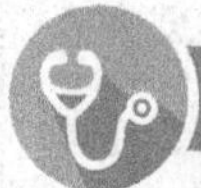

第五节　莪术自然资源分布考证

莪术最先起源于西戎，以川蜀产者为道地药材，此时两广与江浙的莪术并未出现。宋代起逐渐扩大药源，以至两广、江南、蜀川均有分布，以温州产者为主流，后发展成著名的道地药材温莪术。明清时期温莪术产量减少，川产者虽佳，但市场以广南诸州所产为主流。宋代各本草著作便逐渐开始记载莪术的产地分布，如《大观本草》[20]记载“生西戎及广南诸州。”《开宝本草》[3]、《本草图经》[4]记载：“生西戎及广南诸州，今江浙或有之。”宋代后中药莪术逐步明确基源产地，两广、江浙、蜀地等均有大面积分布，可推断出宋朝初步形成川、广、浙三大产地[52]，其中川蜀一带所产为蓬莪术、两广一带属于广西莪术的产地、江浙一带为温郁金的产地。明清时期各本草著作如《本草原始》[21]记载：“始生西戎及广南诸州，今江浙或有之。”《握灵本草》[41]记载：“生海南，南人亦谓之姜黄，浙江亦有之。”此外，《本草品汇精要》[53]、《本草蒙筌》[8]和《本草述钩元》[23]等本草古籍对中药莪术的产地记载与前人的记载大同小异，主要是参考宋朝时期的本草著作。林敬祯[54]等经过对莪术产地变迁考证认为，可能是由于川蜀地区交通不便再加之古时战乱，川蜀所产莪术虽质优良但未能得到大量流通。同时，那时人们普遍认为江浙一带中药莪术品质最佳，但产量少，而两广地区的广西莪术产量高且质优，因此当时的主流产品可能为广西莪术。由此也看出明清时期中药莪术已形成川、广、浙三大道地产地。民国时期《药物出产辨》[55]对中药莪术的记载为“产于南宁、田州；安南东京亦有出”，说明中药莪术主要产于广西一带，应为广西莪术。《中药大辞典》[16]记载：“野生于山间或村边林下草地。分布福建、广东、广西、浙江、台湾、云南、四川等地。”近代《实用中草药图谱》(珍藏版)[56]对中药莪术的生长环境及产地的记载为生于山坡、村旁或林下半阴湿地，亦有栽培；分布于我国浙江、江西、福建、台湾、湖南、广东、广西、四川、云南等省区。《中国植物志》[57]对中药莪术产地的记载为台湾、福建、江西、广东、广西、四川、云南等省区，这也是莪术3种基原植物的不同产地。根据对历代本草著作的分析，结合上文基源考证，总结出历代中药莪术产地变迁情况，见表1－4。

表1－4 历代中药莪术产地变迁

朝代	出处	产地分布
宋	《开宝本草》[3]	生西戎及广南诸州，今江浙或有之
宋	《本草图经》[4]	生西戎及广南诸州，参见上
宋	《大观本草》[20]	生西戎及广南诸州
明	《本草原始》[21]	始生西戎及广南诸州，今江浙或有之
清	《本草汇》[46]	广南，江浙亦有
清	《本草详节》[43]	生广南、江浙田野

续表 1-4

朝代	出处	产地分布
清	《本草述钩元》[23]	生西戊广南诸州，江浙或有之
清	《握灵本草》[41]	生海南，南人亦谓之姜黄，浙江亦有之
民国	《药物出产辨》[55]	南宁、田州；安南东京亦有出
民国	《中药大辞典》[16]	福建、广东、广西、浙江、台湾、云南、四川
现代	《实用中草药图谱》[56]	浙江、江西、福建、台湾、湖南、广东、广西、四川、云南
现代	《中国植物志》[57]	台湾、福建、江西、广东、广西、四川、云南

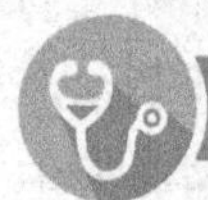

第六节　结　语

综上所述，莪术名称及字形经历了由“马蒁、蒁药、蓬莪茂、蓬莪、茂、蒁、蓬莪蒁、莪蒁茂”到“莪朮→莪术”的一个衍变过程，其读音由原［shù］读音变成现在的［zhú］读音。莪术从唐代开始入药，其中在历代本草中多以“蓬莪茂”为正名。初期唐代苏敬的《新修本草》将莪术原植物混于姜黄中，并未能将二者清晰区分出，直至宋代人们才将莪术与姜黄彻底区分，认为其基原为蓬莪术、广西莪术、温郁金3种。明清时期对莪术植物的记载并没有很大的变化，多引用前人观点。中药莪术历代以根茎作为入药部位，味苦、辛，性温。药用功效为行气破血、消积止痛，多引其入血分，为妇科要药，用于癥瘕痞块、瘀血经闭、胸痹心痛、食积胀痛。其产地起源于“西戎”即现在的四川一带，而后逐步向“两广”“江浙”一带发展，形成广西、浙江、四川三大道地产区，现如今广西莪术的主产地在广西一带、蓬莪术主要分布于四川、温郁金主要产于浙江。中药莪术多以蒸熟晒干捣碎后入药，并被认为经酒制或醋制后疗效更佳。本文对中药莪术进行了系统的考证，明确其名称、基原、性味归经、药用部位功效和炮制方法以及产地变迁等方面的逐步演变过程，为中药莪术正本清源提供依据，并为进一步深入开发道地药材提供参考。

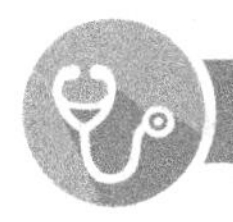

参考文献

[1]〔唐〕陈藏器撰. 尚志钧辑校. 本草拾遗［M］. 合肥：安徽科学技术出版社，2002：58.

[2]〔唐〕苏敬撰. 尚志钧辑校. 新修本草［M］. 合肥：安徽科学技术出版社，2005：139.

[3]〔宋〕卢多逊，李昉撰. 尚志钧辑校. 开宝本草［M］. 合肥：安徽科学技术出版社，1998.

[4]〔宋〕苏颂编撰. 尚志钧辑校. 本草图经［M］. 合肥：安徽科学技术出版社，1994：223.

[5]〔宋〕太平惠民和剂局编. 刘景源点校. 太平惠民和剂局方［M］. 北京：人民卫生出版社，1985：79－145.

[6]〔元〕王好古撰. 崔扫尘，尤荣辑点校. 汤液本草［M］. 北京：人民卫生出版社，1987：115.

[7]〔五代〕吴越日华子撰. 尚志钧辑校. 日华子本草［M］. 合肥：安徽科学技术出版社，2005：82.

[8]〔明〕陈嘉谟撰. 王淑民，陈湘萍，周超凡点校. 本草蒙筌［M］. 北京：人民卫生出版社，1988：145.

[9]〔明〕李时珍. 本草纲目［M］. 北京：人民卫生出版社，1977：883.

[10]〔清〕张璐撰. 赵小青，裴晓峰，杜亚伟校注. 本经逢原［M］. 北京：中国中医药出版社，2007：63.

[11]〔南北朝〕雷敩撰. 王兴法辑校. 雷公炮炙论［M］. 上海：上海中医学院出版社，1986：72.

[12]〔清〕吴仪洛辑. 窦钦鸿，曲京峰点校. 本草从新［M］. 上海：上海科学技术出版社，1958：46.

[13]〔清〕张叡撰. 修事指南［M］. 影印本. 海口：海南出版社，2000：13.

[14] 张山雷. 程东旗点校. 本草正义［M］. 福州：福建科学技术出版社，2006：42.

[15]〔清〕黄宫绣. 本草求真［M］. 北京：中国中医药出版社，1997.

[16] 江苏新医学院. 中药大辞典［M］. 下册. 上海：上海人民出版社，1977：2450.

[17] 全国中草药汇编编写组. 全国中草药汇编 [M]. 上册. 北京：人民卫生出版社，1975：68.
[18] 王艺涵，金艳，张卫，等. 经典名方中莪术郁金姜黄片姜黄的本草考证 [J]. 中国现代中药，2020，22（8）：1214－1229.
[19] 周继斌. 福建莪术的本草考证与生药学鉴定 [J]. 中国野生植物资源，2003，22（3）：39－57.
[20]〔宋〕唐慎微著. 尚志钧点校. 大观本草 [M]. 合肥：安徽科学技术出版社，2002.
[21]〔明〕李中立撰绘. 郑金生等整理. 本草原始 [M]. 北京：人民卫生出版社，2007，132.
[22]〔明〕贾所学撰. 药品化义 [M]. 北京：中国中医药出版社，2013.
[23] 杨时泰. 本草述钩元 [M]：上海：科技卫生出版社，1958：188－189.
[24]〔清〕赵其光编，朱蕴菡等校注. 本草求原 [M]. 北京：中国中医药出版社，2016：89.
[25] 中华人民共和国卫生部药典委员会. 中华人民共和国药典 [M]. 北京：人民卫生 出版社，1964：57，163，177，227.
[26] 陈月明. 精绘中华本草 [M]. 北京：科学出版社，2023：70－74.
[27]〔明〕张景岳著. 本草正 [M]. 北京：中国医药科技出版社，2017.
[28]〔明〕李中梓著. 付先军等校注. 本草通玄 [M]. 北京：中国中医药出版社，2015：24.
[29]〔明〕王纶辑. 朱毓梅等校注. 本草集要 [M]. 北京：中国中医药出版社，2015：72.
[30]〔明〕皇甫嵩，皇甫相著. 李玉清等校注. 本草发明 [M]. 北京：中国中医药出版社，2015：82－83.
[31]〔明〕张懋辰撰. 李心机等校注. 本草便 [M]. 北京：中国中医药出版社，2015：29.
[32]〔明〕李时珍.〔清〕赵学敏. 增补本草纲目 [M]. 北京：中国医药科技出版社，2016.
[33]〔清〕汪昂著辑. 郑金生整理. 本草备要 [M]. 北京：中国医药科技出版社，2019：42.
[34]〔清〕张秉承编著. 本草便读 [M]. 太原：山西科学技术出版社，2015.
[35]〔清〕佚名撰. 陈仁寿等校注. 本草明览 [M]. 北京：中国中医药出版社，2015.

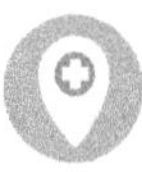

[36]〔清〕屠道和著. 苗彦霞等校注. 本草汇纂 [M]. 北京：中国中医药出版社，2015：213－214.

[37]〔清〕戴葆元撰. 陆翔等校注. 本草纲目易知录 [M]. 北京：中国中医药出版社，2017.

[38]〔清〕姚澜撰. 范磊校注. 本草分经 [M]. 北京：中国中医药出版社，2015.

[39]〔清〕吴钢辑. 米鹏，刘巨海，向楠校注. 类经证治本草 [M]. 北京：中国中医药出版社，2016.

[40]〔清〕王逊撰. 王鹏，周扬校注. 药性纂要 [M]. 北京：中国中医药出版社，2015.

[41]〔清〕王翃辑. 叶新苗校注. 握灵本草 [M]. 北京：中国医药科技出版社，2012.

[42]〔清〕陈世峰著. 本草新编 [M]. 北京：中国医药科技出版社，2008：156－157.

[43]〔清〕闵钺撰. 张效霞校注. 本草详节 [M]. 北京：中国中医药出版社，2015.

[44]〔清〕严洁，施雯，洪炜纂. 得配本草 [M]. 北京：人民卫生出版社，2007.

[45]〔清〕沈穆撰. 张成博等校注. 本草洞诠 [M]. 北京：中国中医药出版社，2016.

[46]〔清〕郭佩兰辑. 郭君双等校注. 本草汇 [M]. 北京：中国中医药出版社，2015.

[47]〔清〕林玉友辑. 滕佳林等校注. 本草辑要 [M]. 北京：中国中医药出版社，2015：83.

[48] 张延摸. 临床中药学 [M]. 上海：上海科学技术出版社，2018.

[49] 国家药典委员会. 中华人民共和国药典：一部 [M]. 北京：中国医药科技出版社，2020：267－268.

[50] 甄权. 药性论 [M]. 芜湖：皖南医学院科研科，1983：30.

[51] 顾薇，毛春芹，张季，等. 加工炮制过程对温莪术活血化瘀功效的影响 [J]. 中成药，2018，40（7）：1576－1580.

[52] 陈毓亨，章菽，胡治海，等. 我国姜科药用植物研究—XIX. 郁金的原植物和药用部位演变的本草考证 [J]. 中药材，1987，10（6）：45－47.

［53］刘文泰. 本草品汇精要［M］. 北京：中国中医药出版社，2013：249.
［54］林敬祯，黄鼎，谭勇等. 中药莪术本草考证［J］. 亚太传统医药，2023，19（3）：189－192.
［55］陈仁山. 药物出产辨［M］. 广州：朗明印刷社，1930.
［56］徐鸿华，楼布青. 实用中草药图谱：珍藏版［M］. 广州：广东科技出版社，2012：834.
［57］中国科学院植物研究所. 中国在线植物志［Z/OL］http：//www.eflora.cn，2012－2018.

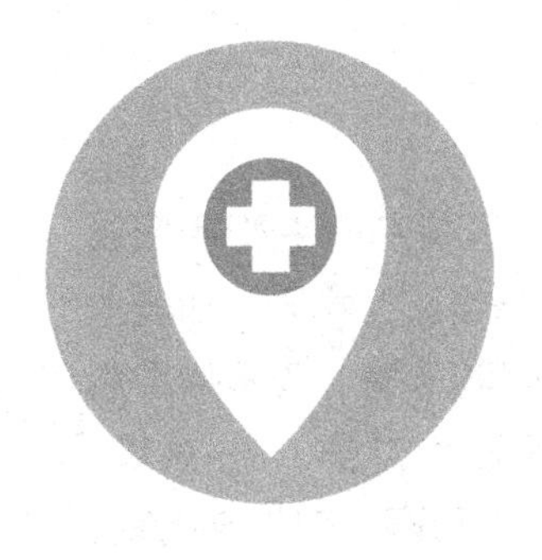

第二章 化学成分研究

中外学者针对莪术及其原植物的化学成分进行了广泛而深入的研究，现代研究证实，莪术中主要含有挥发油类、姜黄素类等活性成分。本章总结了20年来莪术的化学成分研究结果。

第一节 挥发油类

从莪术干燥根茎中提取的一种挥发油即莪术油，是莪术的主要活性成分，含量为1%～2.5%。莪术油中的主要成分为多种倍半萜类物质，如莪术酮、榄香烯、莪术二酮、莪术醇、莪术烯、吉马酮、表莪术酮、莪术烯、焦莪术酮、原莪术醇、去氧莪术酮、呋喃二烯酮、去氢莪术二酮、α-蒎烯、β-蒎烯、樟烯、樟脑、异龙脑、龙脑、桉油精、异呋吉马酮、四甲基吡嗪、莪术烯酮、异莪术烯醇等[1]。结构图见表2-1。

表2-1

序号	名称	结构图
1	curcumol（莪术醇）	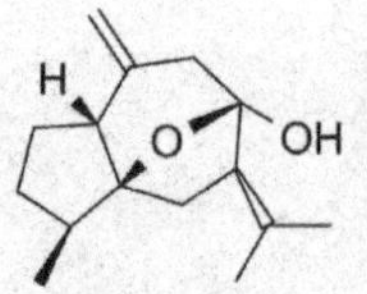
2	curdione（莪术二酮）	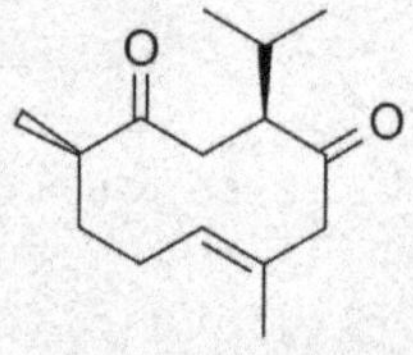
3	β-elemene（β-榄香烯）	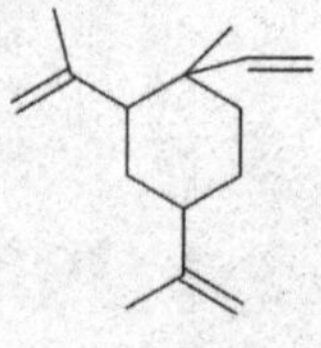
4	curzerene（莪术烯）	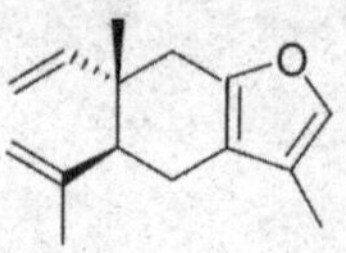

续表 2－1

序号	名称	结构图
5	germacrone（吉马酮）	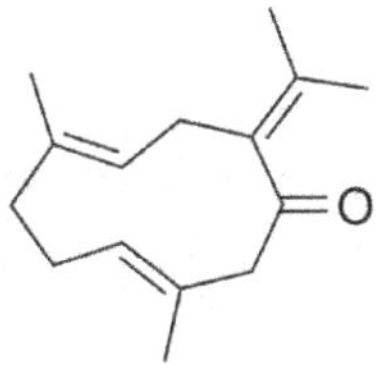 O
6	α-pinene（α－蒎烯）	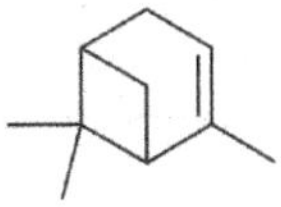
7	camphene（樟脑萜）	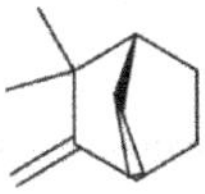
8	β-pinene（β－蒎烯）	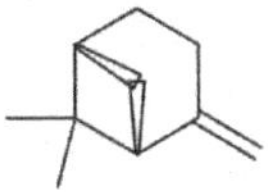
9	limonene（柠檬烯）	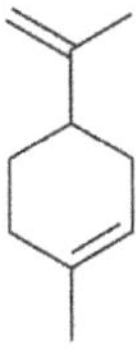
10	camphor（樟脑）	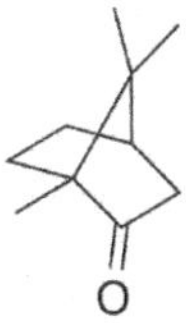 O
11	borneol（龙脑）	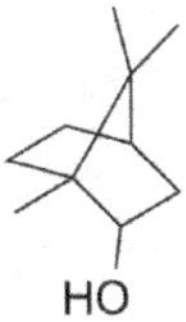 HO

续表 2－1

序号	名称	结构图
12	（4s）-4-hydroxygweicurculactone	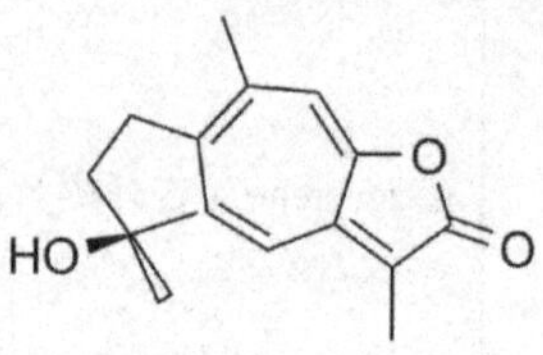
13	（-）-gweicurculactone	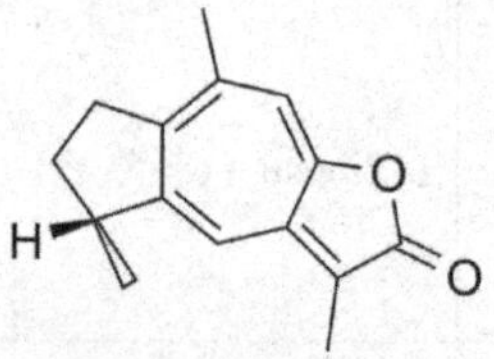
14	2-oxoguaia-1（10），3，5，7（11），8-pentaen-12，8-olide	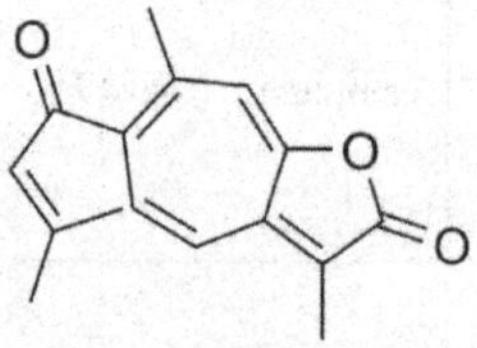
15	kwangsiensis B	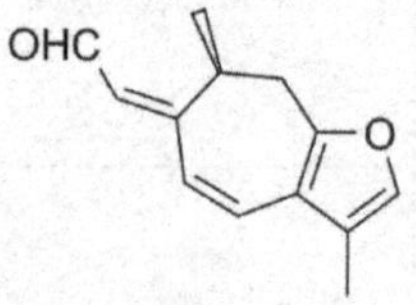
16	phaeocaulisin M	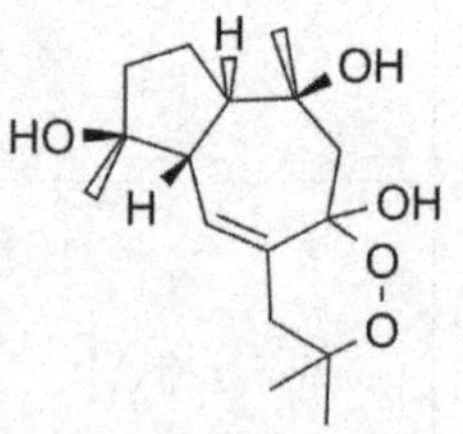
17	（3R）-5，6，7-trihydroxy-3-isopropyl-3-methylisochroman-1-one	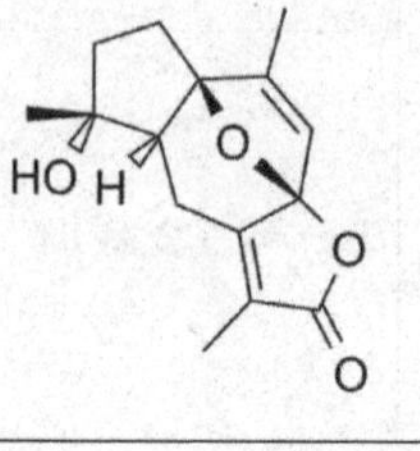

续表2-1

序号	名称	结构图
18	（1R，4R，5S，8S，9Z）-4-hydroxy-1，8-epoxy-5H-guaia-7（11），9-dien-12，8-olide	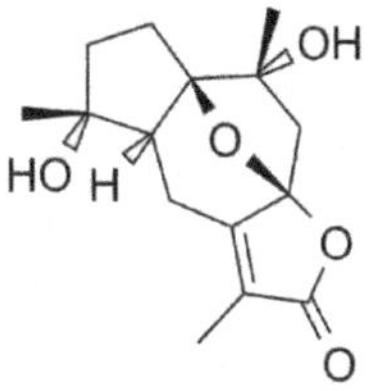 OH O HO H O O
19	phaeocaulisin O	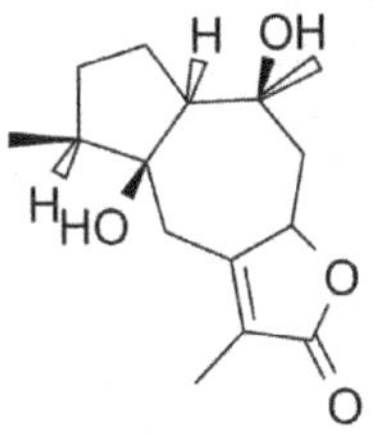 H OH H HO O O
20	phaeocaulisin B	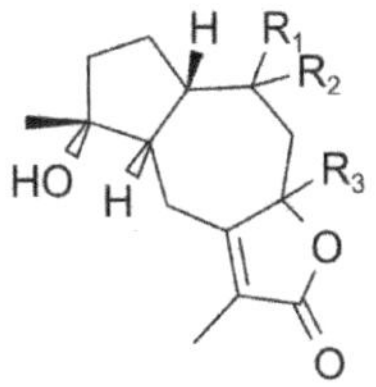 H R_1 R_2 HO H R_3 O O R_1 = β-CH_3 R_2 = α-OH R_3 = α-H
21	phaeocaulisin C	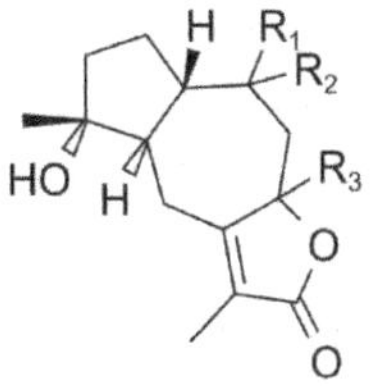 H R_1 R_2 HO H R_3 O O R_1 = α-CH_3 R_2 = β-OH R_3 = β-H
22	phaeocaulisin H	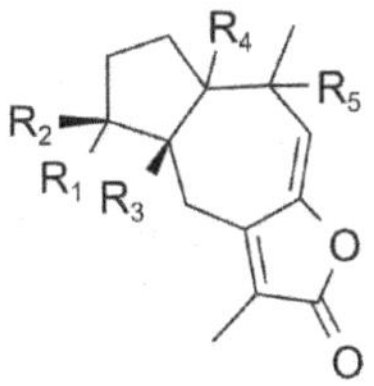 R_4 R_5 R_2 R_1 R_3 O O R_1 = β-H R_2 = OH R_3 = H R_4 = β-Me R_5 = α-OH

续表 2－1

序号	名称	结构图
23	phaeocaulisin I	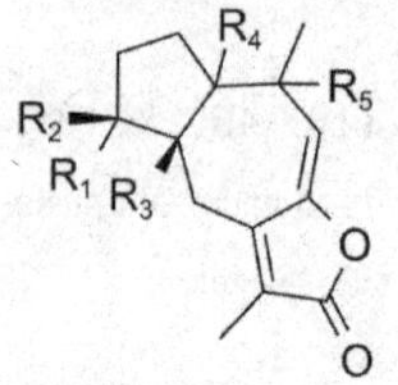 R_1 = α-OH R_2 = OH R_3 = H R_4 = β-Me R_5 = α-OH
24	phaeocaulisin J	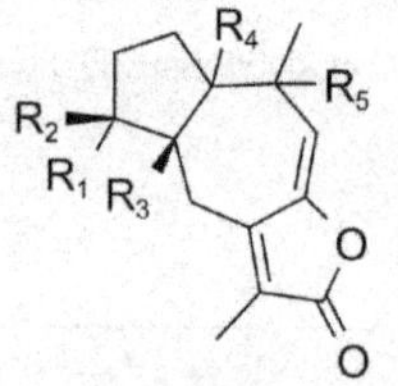 R_1 = α-OH R_2 = H R_3 = β-OH R_4 = α-Me R_5 = β-OH
25	kwangsiensis B	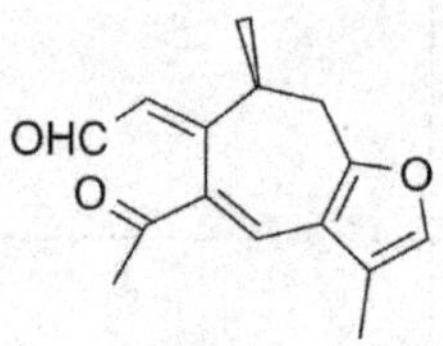
26	kwangsiensis A	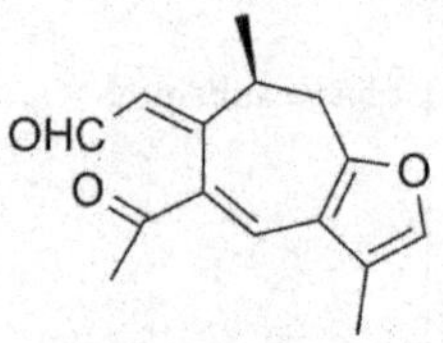
27	zedoalactone D	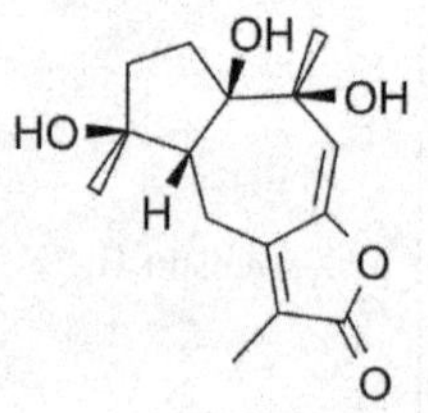

续表 2－1

序号	名称	结构图
28	zedoalactone F	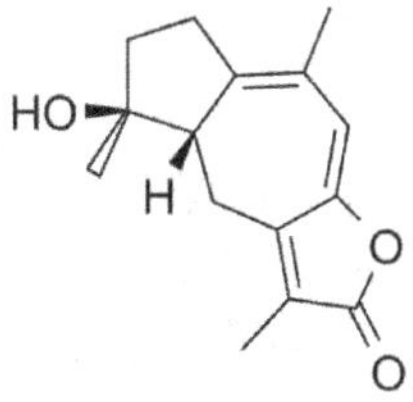 HO, H, O, O
29	zedoalactone H	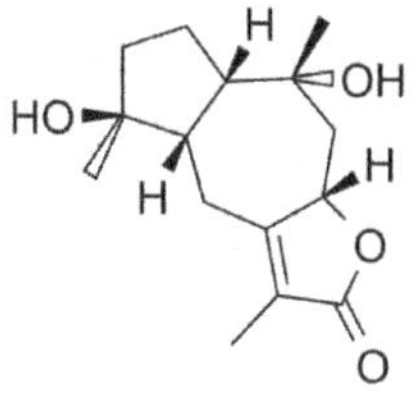 H, OH, HO, H, H, O, O
30	zedoalactone E	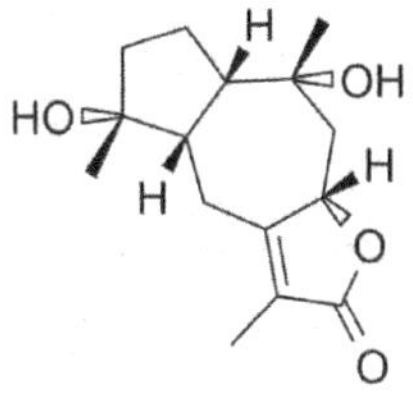 H, OH, HO, H, H, O, O
31	zedoarolide B	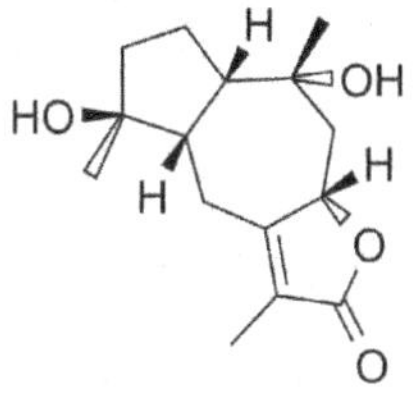 H, OH, HO, H, H, O, O
32	gweicurculactone	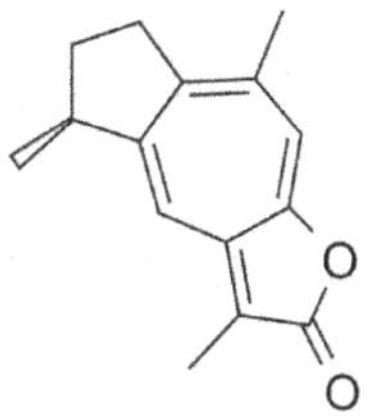 O, O

续表 2－1

序号	名称	结构图
33	zedoalactone A	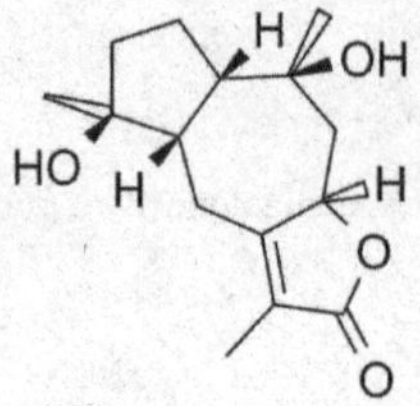
34	zedoalactone B	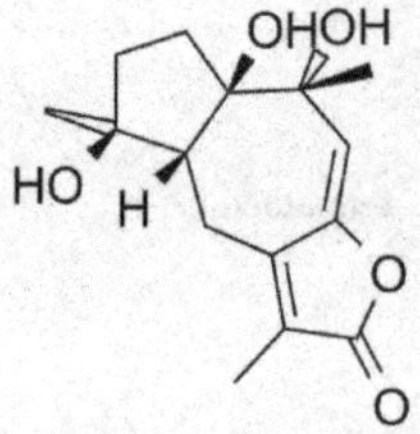
35	zedoalactone C	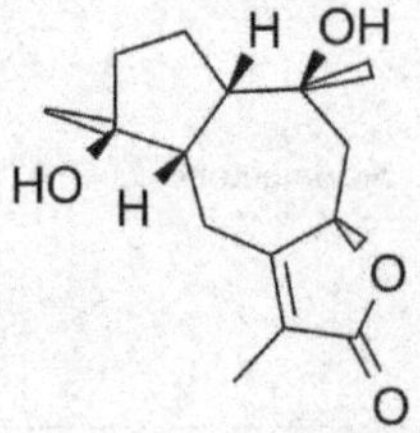
36	isozedoarondiol	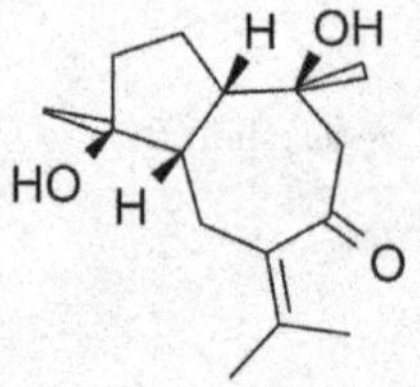
37	（1S，4S，5S，10R）-zedoarondiol	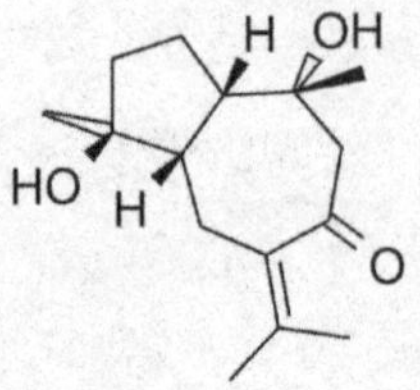

续表 2-1

序号	名称	结构图
38	phaeocaulisin P	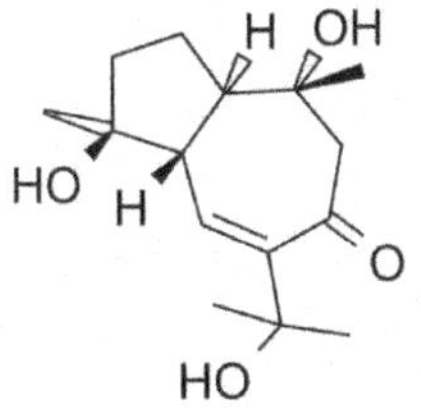
39	phaeocaulisin Q	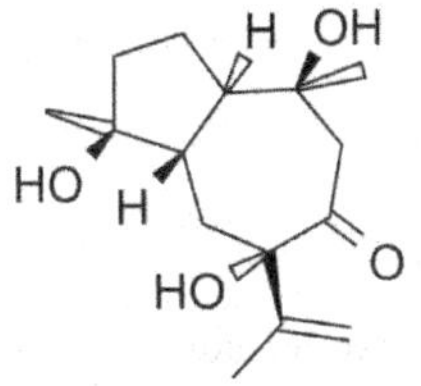
40	phaeocaulisin D	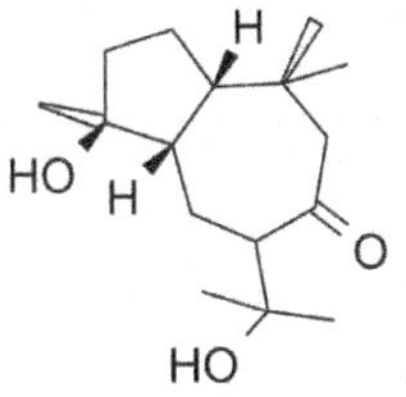
41	procurcumenol	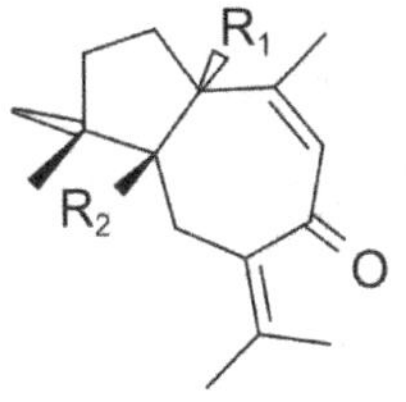 R_1 = H R_2 = H
42	1-epi-aerugidiol	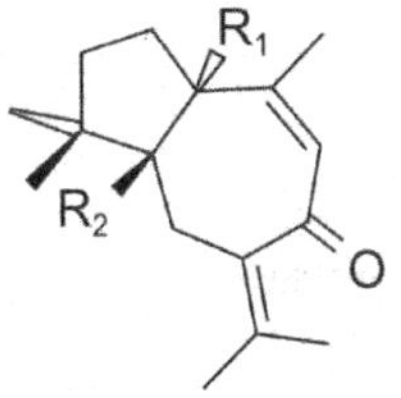 R_1 = OH R_2 = H

续表 2-1

序号	名称	结构图
43	procurcumadiol	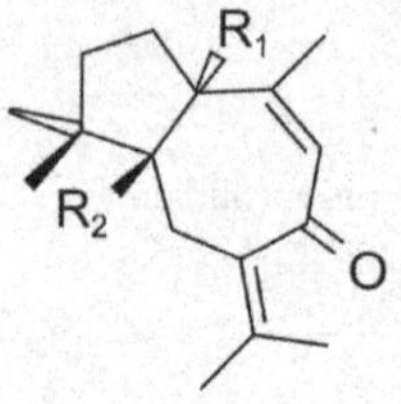 R_1 = H R_2 = OH
44	zedoarondiol	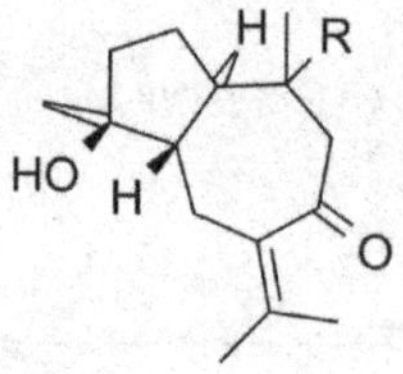 R = α-H
45	phaeocaulisin E	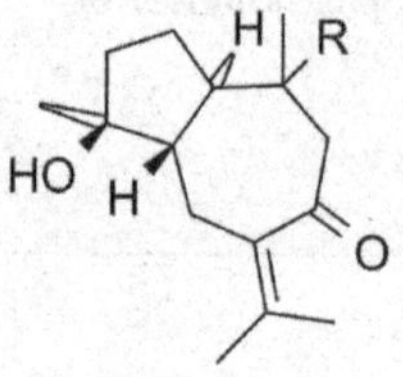 R = β-H-
46	phaeocaulisin F	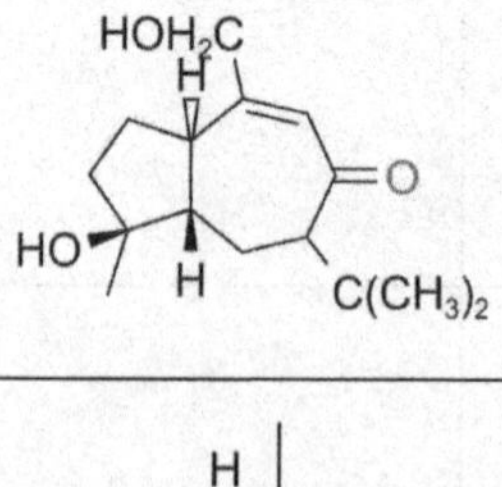 HOH_2C H HO H O $C(CH_3)_2$
47	aerugidiol	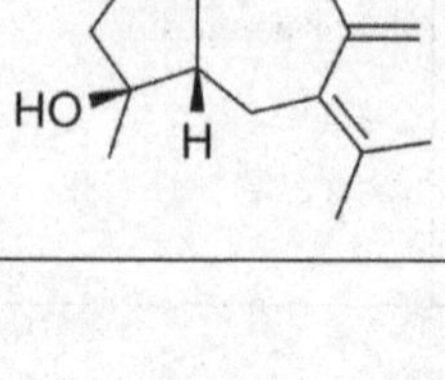 H HO H

续表 2－1

序号	名称	结构图
48	phaeocaulisin R	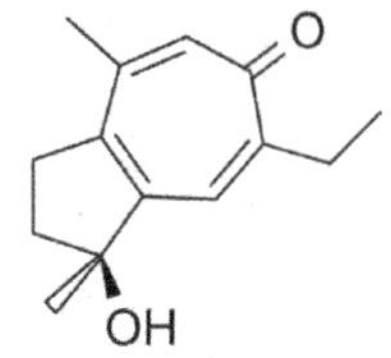
49	phaeocaulisin L	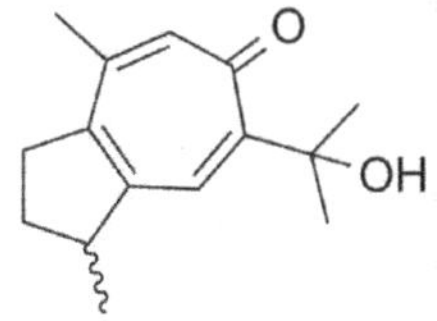
50	phaeocaulisin K	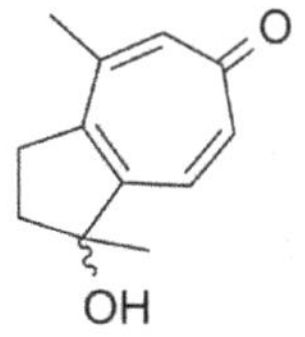
51	4α，10β-dihydroxy-1βH，5αH-guai-6（7）-en-11-one	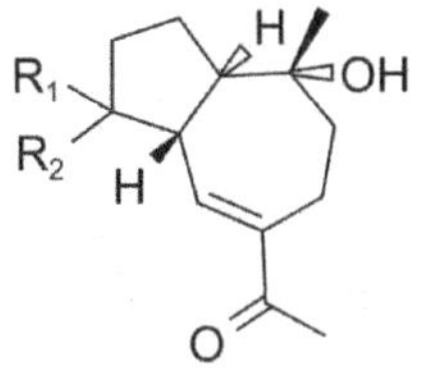 R_1 = β-Me R_2 = α-OH
52	phaeocaulisin N	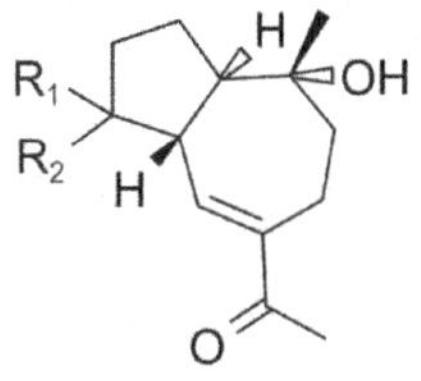 R_1 = β-OH R_2 = α-OH
53	curcumenol	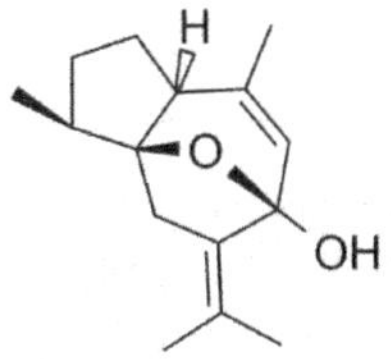

续表 2－1

序号	名称	结构图
54	isocurcumenol	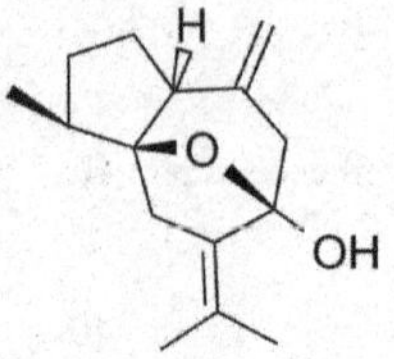 H O OH
55	curcumol	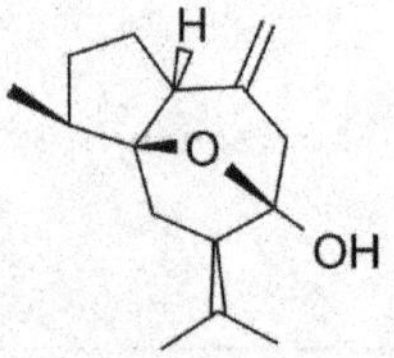 H O OH
56	isocurcumol	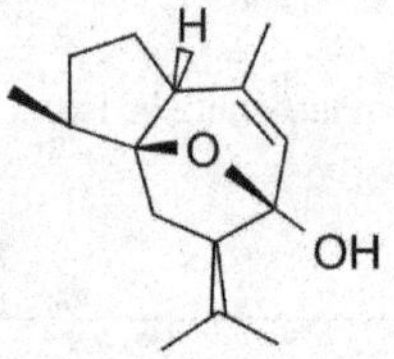 H O OH
57	4-epi-curcumol	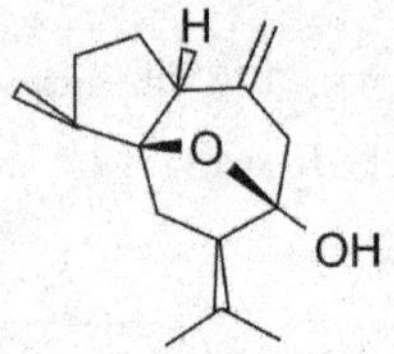 H O OH
58	（1R，4R，5S，7S）-curwenyujinone	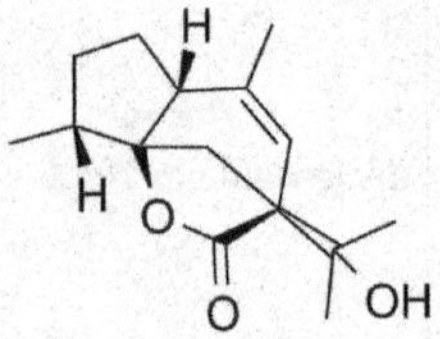 H H O O OH
59	（＋）-（4S，5S）-germacrone-4，5-epoxide	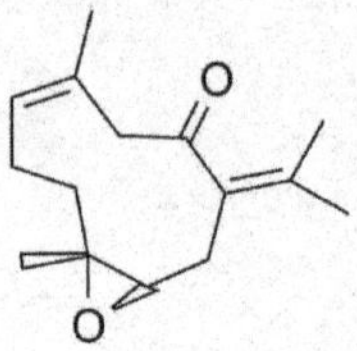 O O

续表 2－1

序号	名称	结构图
60	（+）-（1S，4S，5S，10S）-germacrone-1（10）-4-diepoxide	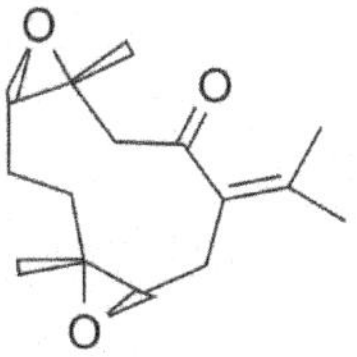
61	acomadendrane-4β，10β-diol	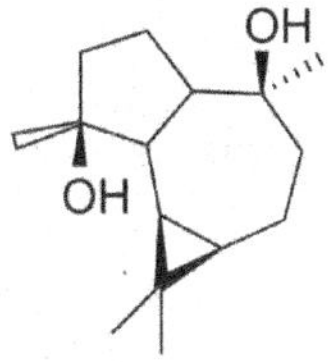
62	phasalvione	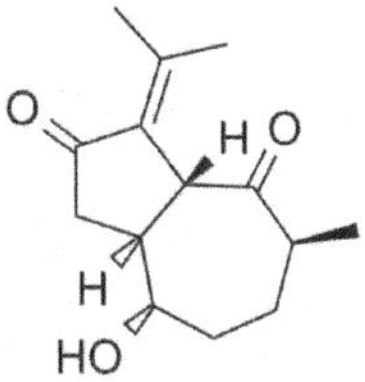
63	curcumadionol	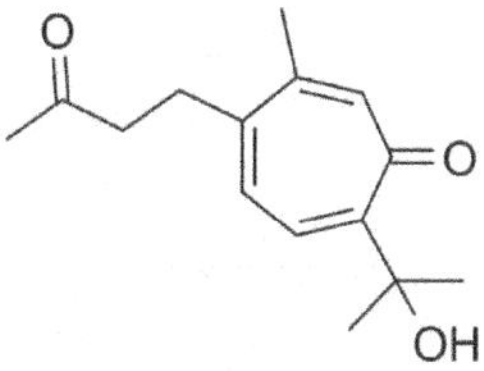
64	9-hydroxyeu-desma-3，7（11）-dien-6-one	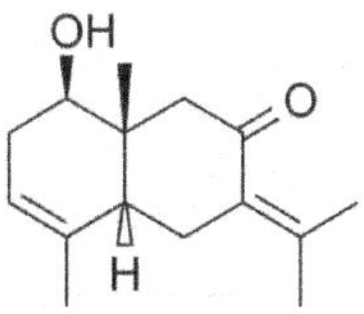
65	chlomultin B	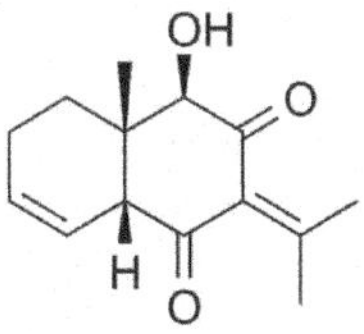

续表 2－1

序号	名称	结构图
66	phacadinane A	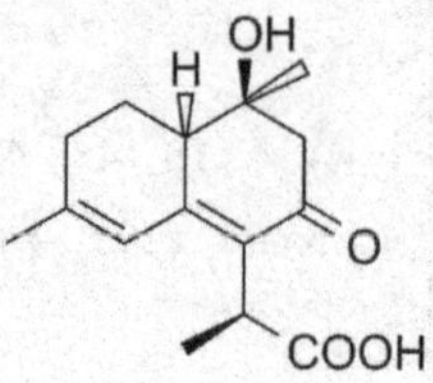
67	1β-hydroxyeudesma-4，11dien-3-one	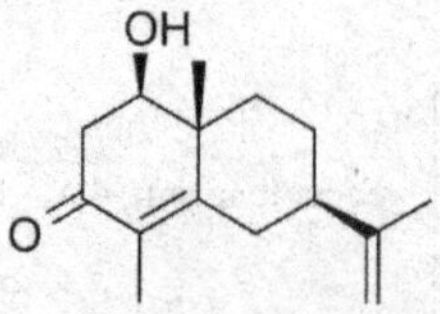
68	phaeusmane A	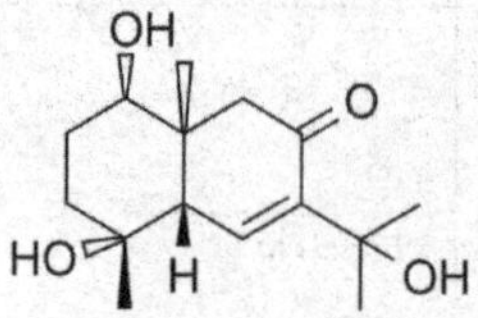
69	phaeusmane B	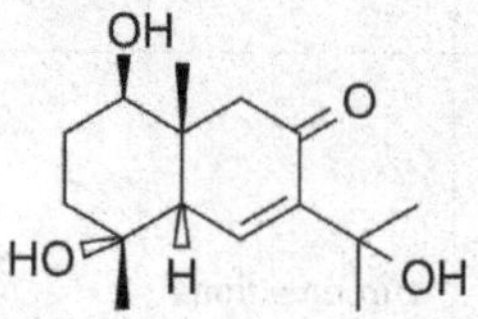
70	phaeusmane D	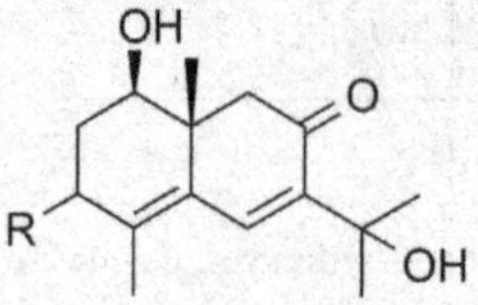 R = β-OH
71	phaeusmane E	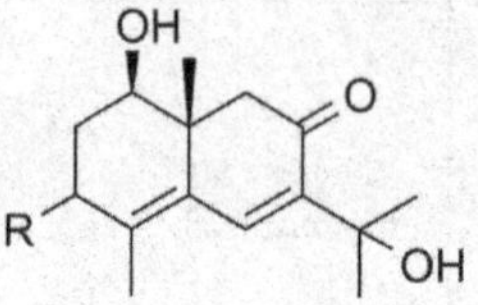 R = H

续表 2－1

序号	名称	结构图
72	phaeusmane C	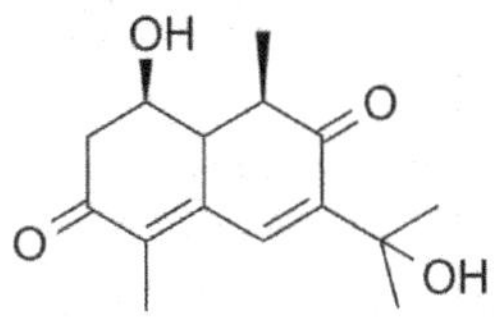
73	phacadinane B	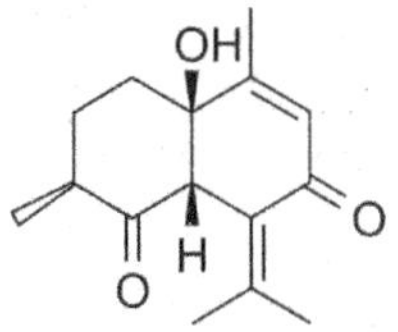
74	1-hydroxyeudesma-4（14），7（11）-dien-8-one	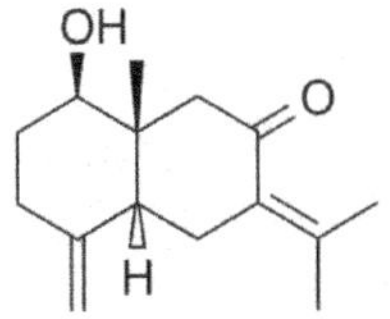
75	1α，4β-dihydroxyeudesm-7（11）-en-8-one	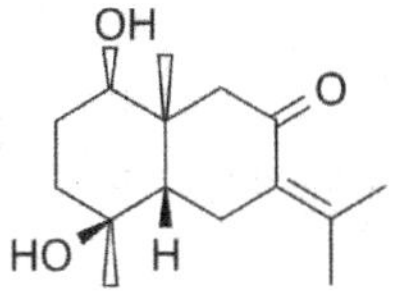
76	eudesm-11-ene-4α，6α-diol	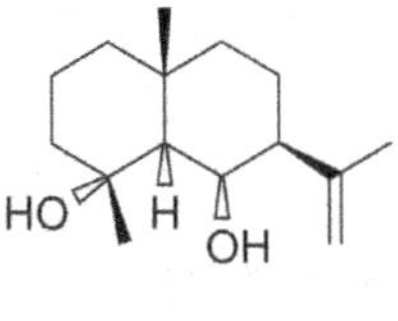
77	cyperusol C	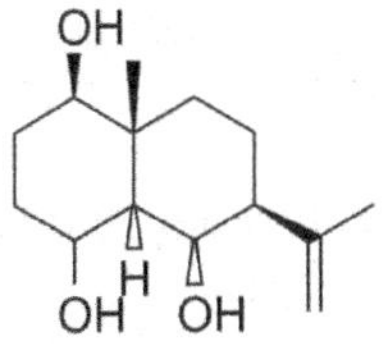

续表 2－1

序号	名称	结构图
78	phagermadiol	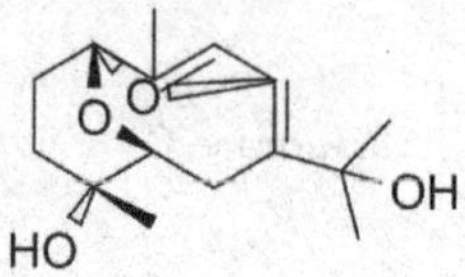
79	phaeocauone	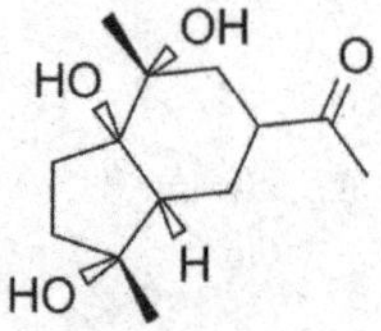
80	wenyujinin L	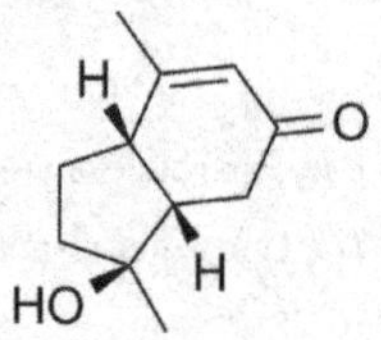
81	phacadinane D	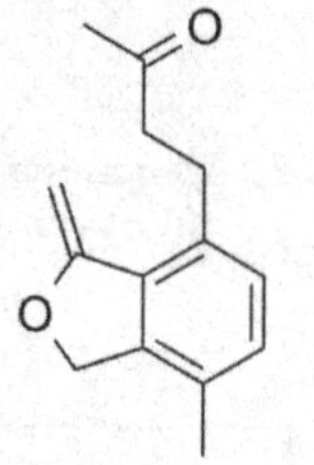
82	phacadinane C	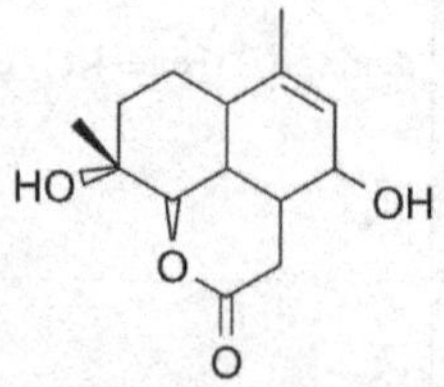
83	5βH-elem-1，3，7，8-tetraen-8，12-olide	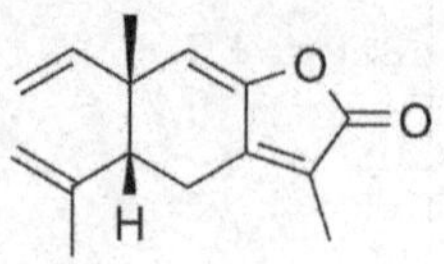

续表2-1

序号	名称	结构图
84	8β-methoxy-isogermafurenolide	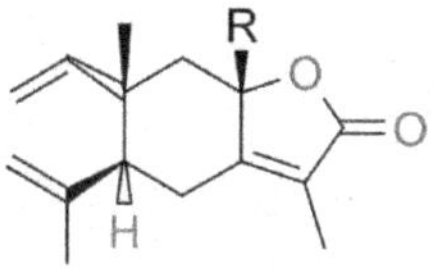 R = α-OCH3
85	8β-hydroxy-isogermafureolide	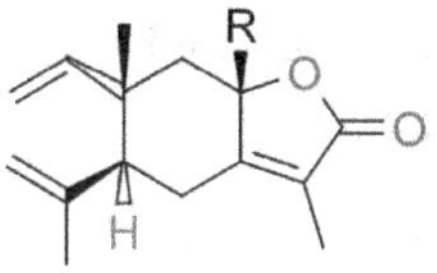 R = β-OH
86	isogermafurenolid	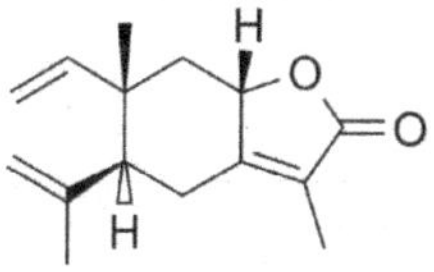
87	hydroxyis-ogermafurenolide	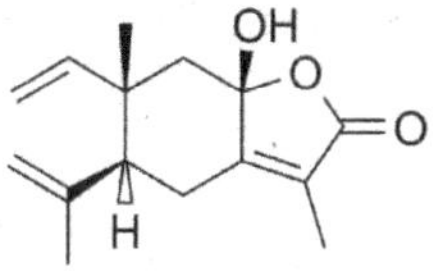
88	curdionolide B	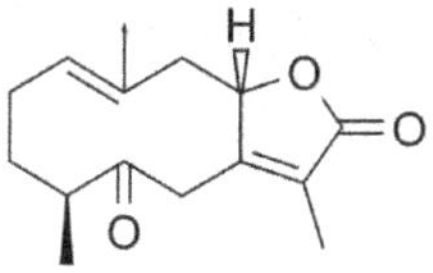
89	(1E，4E，8R）-8-hydroxygermacra-1（10），4，7（11）-trieno-12，8-lactone	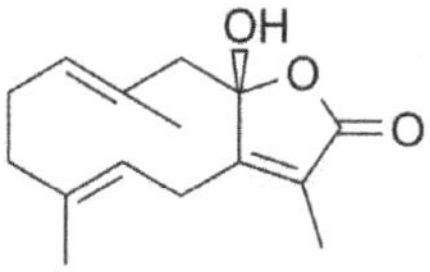
90	curcolide	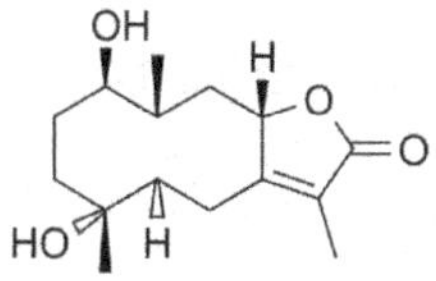

续表 2－1

序号	名称	结构图
91	(7Z) 1β，4α-dihydroxy-5α，8β（H）-eudesm-7（11）-en-8，12-olide	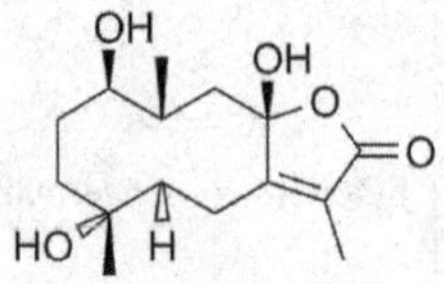
92	phaeusmane F	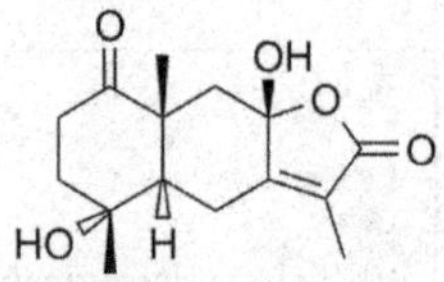
93	neolitacumone A	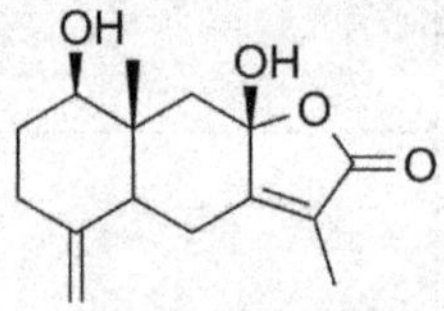
94	butenolide Ⅲ	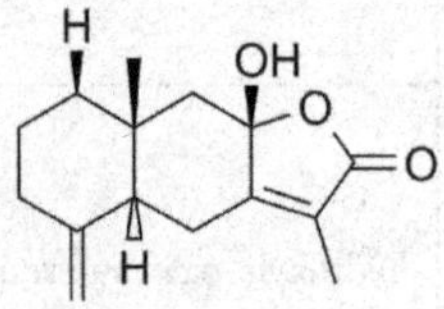
95	1β，8β-dihydroxyeudesma-4，7（11）-dien-8α，12-olide	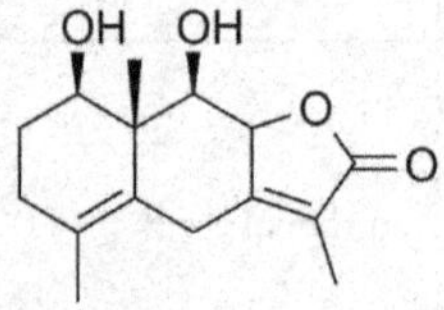
96	(7Z) -1β，4β-dihydroxy-5α，8β（H）-eudesm-7（11）-en8，12-olide	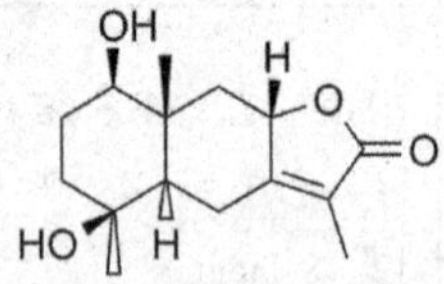
97	1β，8β-dihydroxyeudesma3，7（11）-dien-8α，12-olide	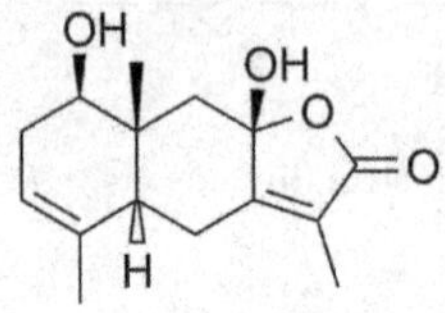

续表 2－1

序号	名称	结构图
98	curcodione	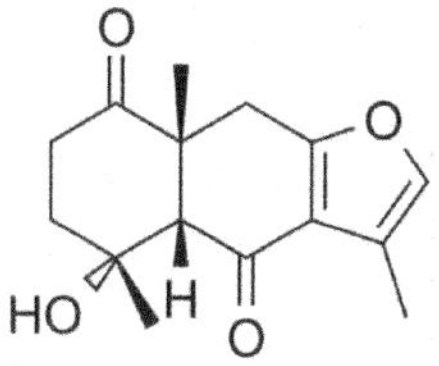
99	curcolonol	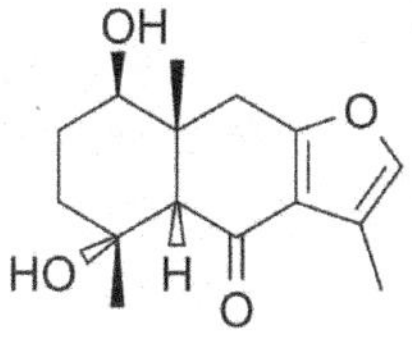
100	zedoarofuran	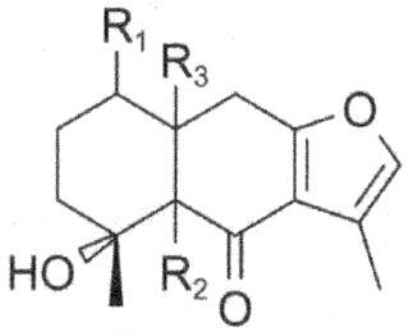 R_1 = α-OH R_2 = β-H R_3 = α-CH_3
101	curcolonol	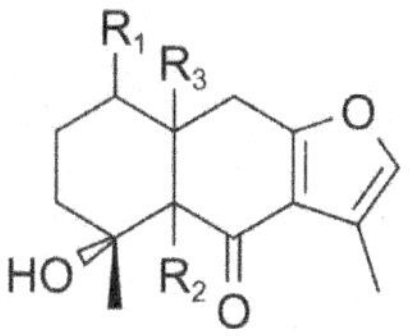 R_1 = β-OH R_2 = α-H R_3 = β-CH_3
102	4α-hydroxy-8，12-epoxyeudesma-7，11diene-1，6-dione	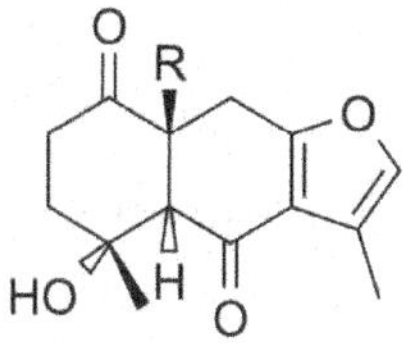 R = β-H

续表 2－1

序号	名称	结构图
103	curcodione	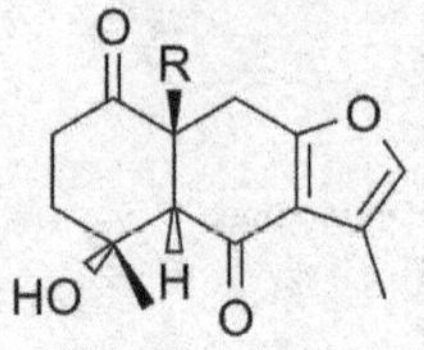 R = α-H
104	1-hydroxyeudesma-3，7（11）-dien-8-one	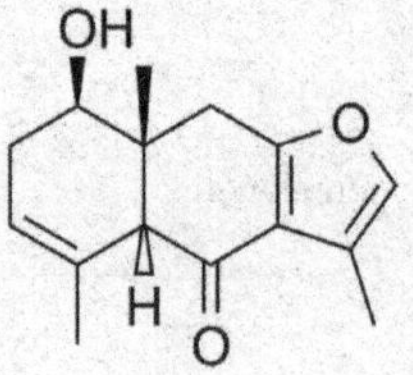
105	furanogermacrane-type	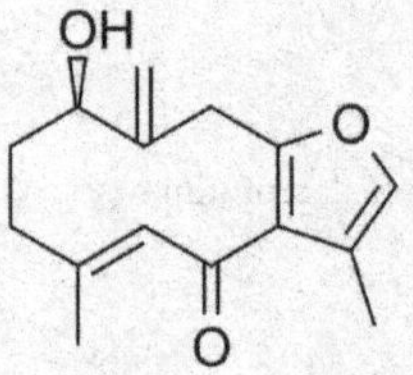
106	curcolone	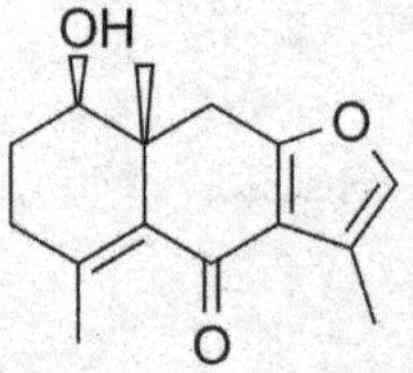
107	myrrhterpenoid N	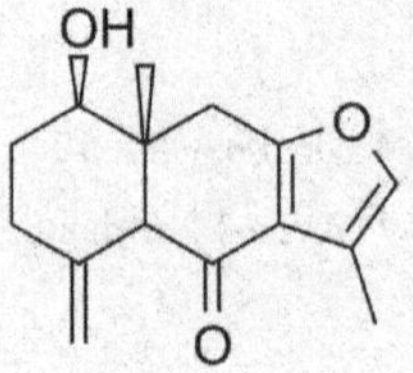

续表 2－1

序号	名称	结构图
108	curkwangsien A	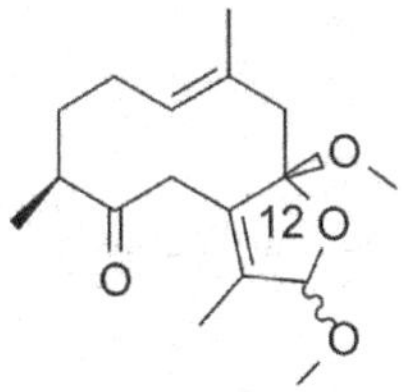 12 R
109	curkwangsien B	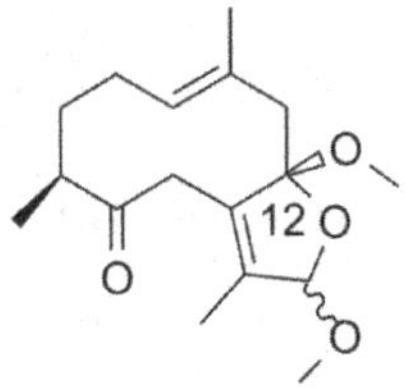 12 S
110	curdionolide A	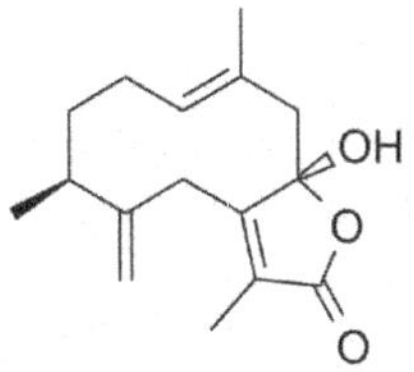
111	curdionolide B	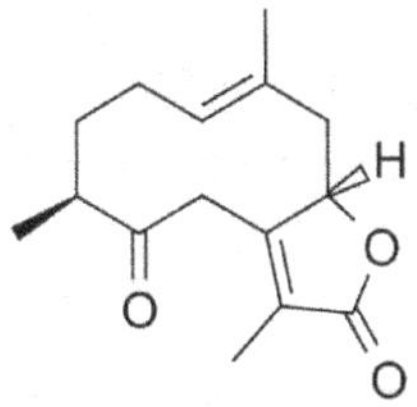
112	（1E，4Z）-8-hydroxy-6-oxogermacra-1（10），4，7（11）-trieno-12，8-lactone	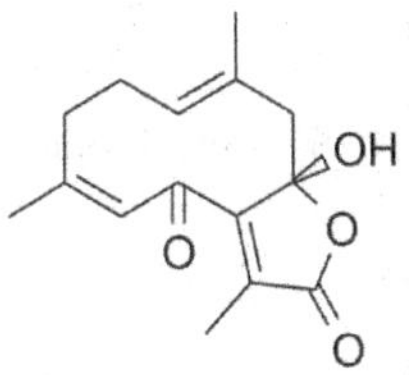

续表 2－1

序号	名称	结构图
113	curcumalactone	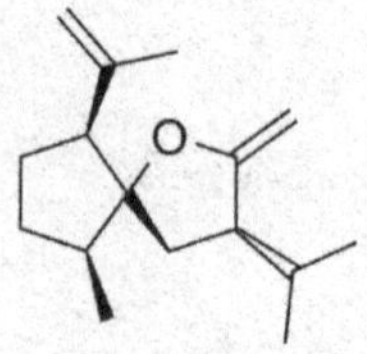
114	7-epi-curcumalactone	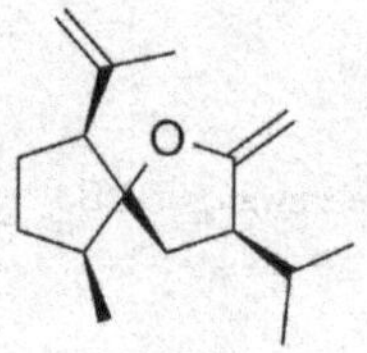
115	curcumenolactone A	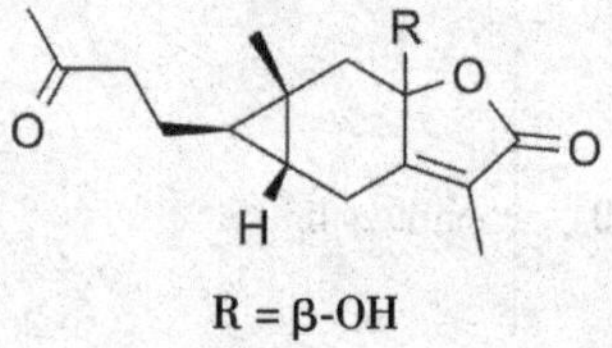 R = β-OH
116	curcumenolactone B	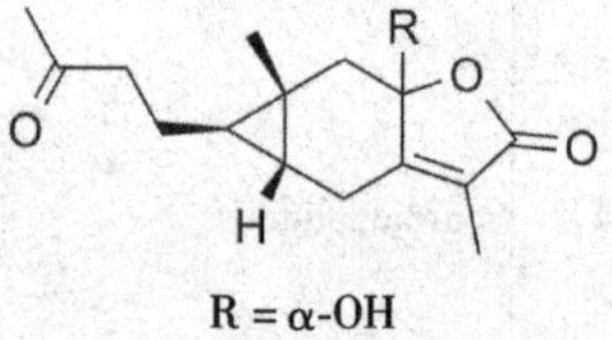 R = α-OH
117	(4S) -dihydrocurcumenone	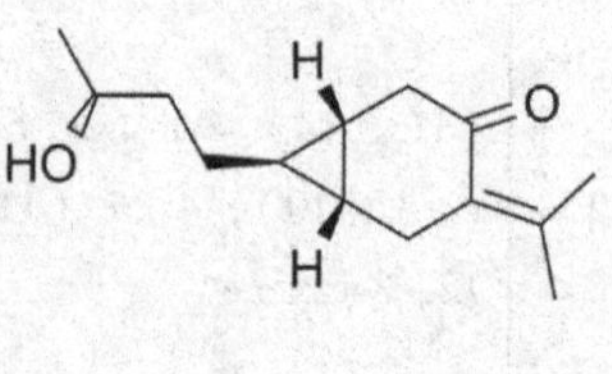

续表 2－1

序号	名称	结构图
118	7α，11-epoxy-6α-methoxy-carabrane-4，8-dione	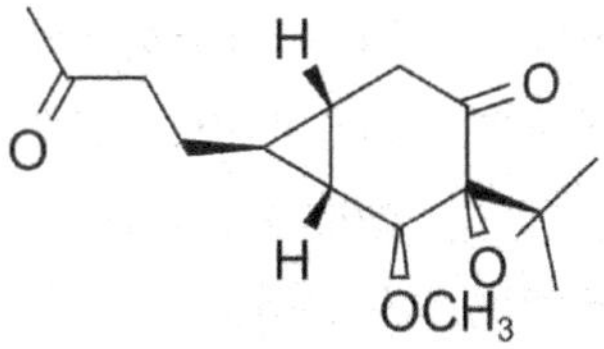
119	7α，11-epoxy-6α-hydroxy-carabrane-4，8-dione	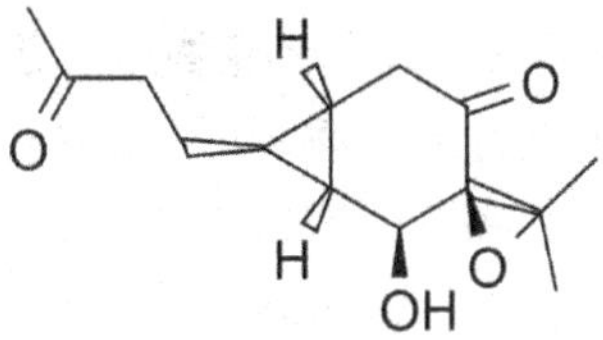
120	curcumenone	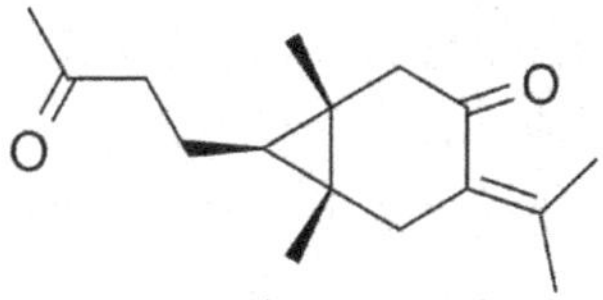
121	8，11-epidioxy-8-hydroxy-4-oxo-6-carabren	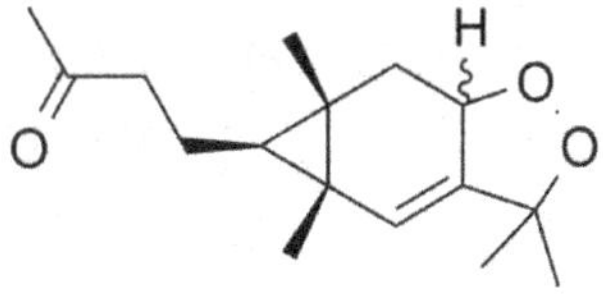
122	（1Z）-2-hydroxy-curzerenone 2-O-β-Dglucoside	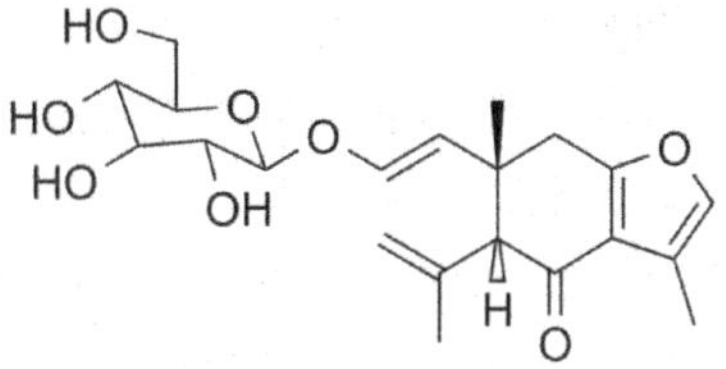

研究发现，莪术的产地不同，挥发油的提取方法也不同，其化学组成差异很大，这可能是莪术不同品种发挥不同功效的原因之一。中药莪术的产地起源于西戎即今四川一带，而后逐步向“两广”“江浙”一带发展，形成广西、浙江、四川三大道地产区。现如今广西莪术的主产地主要在广西一带，蓬莪术主要分布于四川，温郁金主要产于浙江[2]。目前常用的莪术挥发油提取方法有索氏提取法、水蒸气蒸馏法、微波辅助提取法、超临界 CO_2萃取法和超声辅助提取法等。

蓬莪术挥发油主要含萜类及倍半萜衍生物，其中以吉马酮、莪术烯、莪术二酮、莪术醇、莪术酮、榄香烯等为代表性成分，另外还含有新莪术二酮、表莪术酮、Y-榄香烯、焦莪术酮、原莪术醇、去氧莪术酮、呋喃二烯酮、去氢莪术二酮、α-薇烯、薇烯、樟烯、樟脑、异龙脑、龙脑、桉油精、异呋吉马酮、四甲基吡嗪、莪术烯酮、异莪术烯醇等成分。

蔡吉祥、赵海燕等人[3]以蓬莪术为原料，利用微波辅助提取法，通过响应面法优化微波辅助提取蓬莪术油工艺，调整的蓬莪术油最佳提取工艺条件为提取时间 302 s，提取温度 52 ℃，提取功率 800 W，液料比 24.2∶1 mL/g，在此条件下进行多次验证试验，得到蓬莪术油得率为 4.68%。

王茜[4]通过水蒸气蒸馏法对蓬莪术干叶、鲜叶、干根和鲜根 4 个部位的挥发油进行了提取，并且应用气相色谱与质谱联用的方法（即 GC-MS），对蓬莪术 4 个部分的挥发油进行了组分及含量分析，发现蓬莪术干叶、鲜叶、干根和鲜根的挥发油得率分别为 0.54%、0.78%、2.83% 和 3.34%。用 GC-MS 对蓬莪术挥发油各部分成分进行分析，在蓬莪术干叶挥发油中鉴定出了 31 种成分、蓬莪术鲜叶挥发油中鉴定出 36 种成分、蓬莪术干根挥发油中鉴定出 37 种成分、蓬莪术鲜根挥发油中鉴定出 35 种成分。其中在蓬莪术鲜叶和干叶挥发油中，相同的主要化学成分是姜黄二酮、姜黄醇、蓬莪术环二烯、β-榄香烯和α-蒎烯；在蓬莪术干根和鲜根挥发油中，相同的主要化学成分是莪术烯醇、姜烯、莪术呋喃烯和莪术呋喃烯酮。但可以看出，蓬莪术鲜叶和鲜根挥发油的成分高于干叶和干根挥发油的成分。

温莪术挥发油含量占主要成分的 1%～2.5%，其中以 β-榄香烯、莪术醇、莪术酮、莪术二酮、吉马酮、呋喃二烯等活性成分为代表性成分；这些成分具有抗肿瘤、抗病毒、抗菌、抗炎等功效。另外还含有桉叶油醇、大牻牛儿烯 D、莪术烯、大牻牛儿烯 B、新莪术二酮、莪术烯醇、莪术双环烯酮、去氢莪术二酮等成分。

目前关于温莪术的挥发油成分提取方法主要采用水蒸气蒸馏法、超临界

CO_2流体萃取和超声辅助有机溶剂萃取，这3种提取方法制备的挥发油成分大体相同，但对相对含量影响显著[5]。水蒸气蒸馏法提取的挥发油中桉油醇和莪术醇含量显著高于超临界CO_2流体萃取和辅助有机溶剂萃取，但莪术烯醇和去氢莪术二酮的含量较低。目前水蒸气蒸馏法提取温莪术挥发油中莪术二酮的含量较高，蓬莪术挥发油中不含莪术二酮；广西莪术挥发油中β-榄香烯的含量相对较高，新莪术二酮是温莪术药材的特征成分。超临界CO_2流体萃取挥发油中β-榄香烯、莪术烯、莪术烯酮的含量较超声辅助有机溶剂萃取和水蒸气蒸馏法低，但莪术二酮和去氢莪术二酮的含量较高。超声辅助有机溶剂萃取，在实际的应用中可能会造成有机溶剂的残留。水蒸气蒸馏法是挥发油传统的提取方法，但莪术油中含有温敏性成分，使其在莪术的提取中受到限制。罗莎等人[6]以石油醚、正己烷、环己烷等为前处理提取溶剂，建立了一种超声波前处理——微波法提取莪术油工艺，此工艺最高提取率可达4.71%，其油中莪术醇的含量为3.31%，均高于超临界CO_2萃取和水蒸气蒸馏法的4.47%和2.53%。该试验方法有省时、能耗低、低温提取、纯度高、无溶剂残留等优点，可适合于工业化生产。

《中国药典》2015年版收载，温郁金根茎经趁鲜加工、蒸制及醋制分别可得到片姜黄、生莪术及醋莪术饮片。片姜黄饮片为温郁金根茎，冬季茎叶枯萎后采挖、洗净、除去须根，趁鲜纵切厚片，晒干。生莪术饮片为温郁金根茎净药材，略泡，洗净，蒸软，切厚片，干燥。醋莪术饮片为净莪术药材，用醋煮至透心，取出，稍凉，切厚片，干燥。3种饮片经炮制后外观颜色方面发生显著变化，趁鲜切制的片姜黄呈黄棕色，而蒸制与醋制饮片颜色出现不同程度加深，生莪术为灰棕色，醋莪术为棕褐色。3种饮片挥发油含量，片姜黄>生莪术>醋莪术[7]。

广西莪术挥发油主要成分以倍半萜类化合物为主，以莪术醇、莪术酮、莪术二酮、吉马酮、β-榄香烯等活性成分为代表性成分。这些成分与广西莪术在抗肿瘤及心血管系统和肝脏疾病等方面的药效明显相关。另外还含有莪术烯醇、莪术烯、δ-榄香烯、桉油精、樟脑、苯并呋喃、α-松油醇等成分。

水蒸气蒸馏法提取广西莪术莪术油，粉碎粒度20～40目，蒸馏8 h，莪术油得率最高。采用GC法、HPLC法测定莪术油中莪术醇、牦牛儿酮的含量为指标优化超临界CO_2流体提取法的工艺条件。萃取莪术醇的最佳工艺为萃取温度45 ℃，萃取压力25 MPa，提取时间2 h，夹带剂（95%乙醇）用量10%。赵海燕等人[8]利用超声辅助提取法提取广西莪术挥发油，确定最佳提取工艺条件为液料比 15∶1 mL/g，提取时间 20 min，超声功率 1000 W，此条件下提取率为 4.35%。超声辅助提取法是通过机械振动产生能量在介质中传播而使物质分子发生碰撞产生新物质的过程。研究表明超声会使莪术中一些淀粉粒析出，导致挥发油提取量下降，所以不建议使用超声辅助提取。黄盼等人[9]采用水蒸气蒸馏法提取广西莪术 3 个不同部位（根茎、块根、须根）的挥发油，其得率分别为 0.6%、0.4%、4.1%。根茎和块根挥发油颜色为黄色至紫色，须根挥发油为紫色，其中须根挥发油中莪术烯和 β-榄香烯含量明显高于块根和根茎，吉马酮含量低于其他两个部位。赵海燕等[10]通过单因素和正交实验优化微波辅助提取挥发油工艺，最佳提取工艺条件为莪术粉与无水乙醇液料比 1∶20，提取时间 6 min，提取功率 900 W，得到广西莪术油提取率为 5.18%。

中药疗效的发挥与其炮制加工方法密切相关，不同的炮制加工方法均会影响中药内部化学成分的含量。研究表明，不同的炮制方法对广西莪术挥发油的含量有影响[11]。广西莪术各炮制品挥发油含量高低为醋煮品 > 鲜药醋煮品 > 生品 > 醋炙品；与生品相比，广西莪术醋煮后其组分无变化，仅成分含量下降，而醋炙后部分组分消失，如蒎烯、莰烯、α-甜橙油等。广西莪术生品和醋煮品中挥发油含量高于醋炙、醋炒、醋拌、酒制等炮制品。广西莪术各炮制品挥发油含量为麸炒 = 煨制 > 生品 > 醋煮 > 醋磨 > 醋炙 > 醋炒 > 酒炒 > 醋浸，吉马酮含量为生品 > 麸炒 > 醋炒 > 醋磨 > 醋煮 > 酒炒 > 煨制 > 醋浸 > 醋炙。

广西莪术的传统的药用部位是块根和根茎的挥发油，目前有学者致力寻找广西莪术叶作为代替性药材的可能性，尽可能地扩大广西莪术的药用部位，提高广西莪术整株植物的经济效益。罗星云等人[12]从广西莪术叶中鉴定出 26 种挥发性成分，叶中所含成分与根茎、块根的差别较大，但也含有占总成分 3.67% 的抗肿瘤成分（表莪术酮 3.03%、γ-榄香烯 0.64%）；王晓华等人[13]从广西莪术叶中鉴定出 24 种挥发性成分，其中桉油精占比最高，占总成分的 34.68%。桉油精具有杀菌作用，对皮肤痒、神经痛、酸痛及风湿痛有较强的作用，故广西莪术叶体现出一定的药用价值。

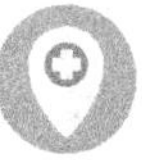

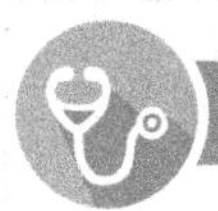

第二节　姜黄素类

莪术的姜黄素类成分主要以二苯基庚烃类成分为主，有酚性和非酚性之分，其中姜黄素、去甲氧基姜黄素和双去甲氧基姜黄素为其代表性成分[14]。

化合物结构图见表2－2。

表2－2

序号	化合物名称	结构式
1	curcumin（姜黄素）	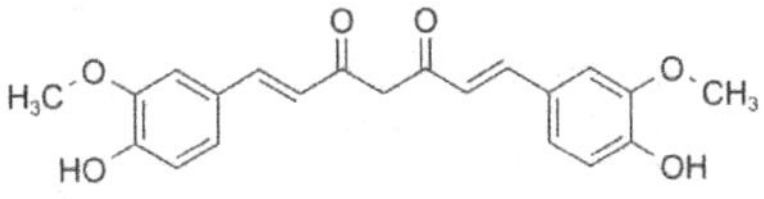
2	demethoxycurcumin（去甲氧基姜黄素）	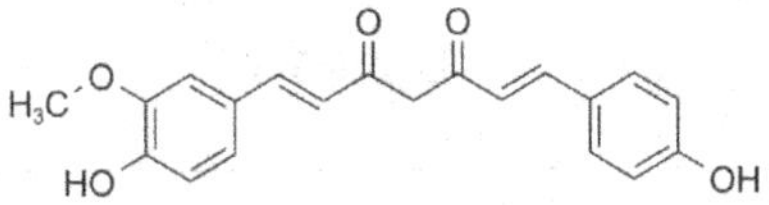
3	bisdemethoxycurcumin（双去甲氧基姜黄素）	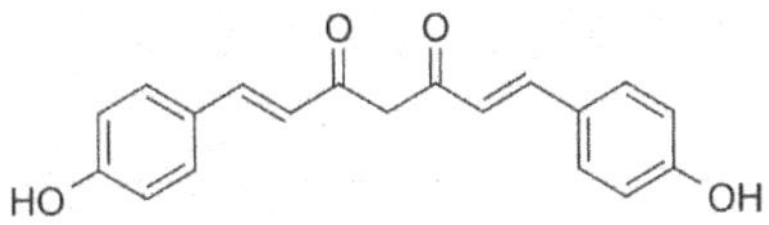
4	（3S）-1-（3，4-dihydroxyphenyl）-7-phenyl-（6E）-6-hepten-3-ol	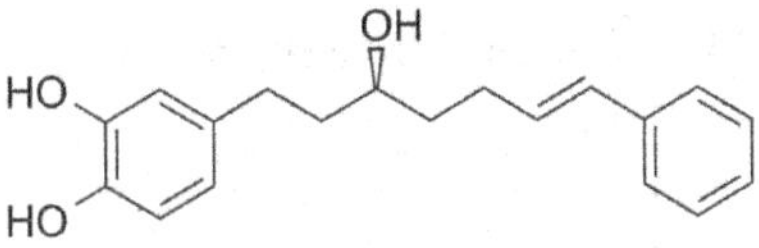
5	（3R）-1-（3，4-dihydroxyphenyl）-7-phenyl-（6E）-6-hepten-3-ol	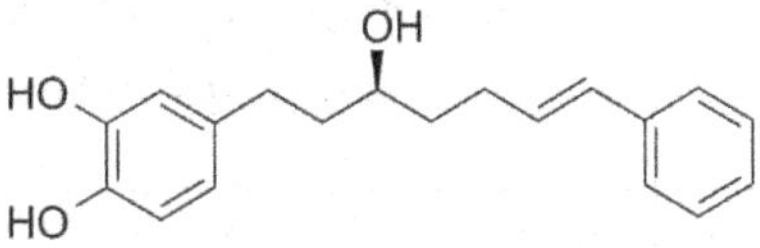
6	（3S）-1-（3，4-Dihydroxyphenyl）-7-（4-hydroxyphenyl）-（6E）-6hepten-3-ol	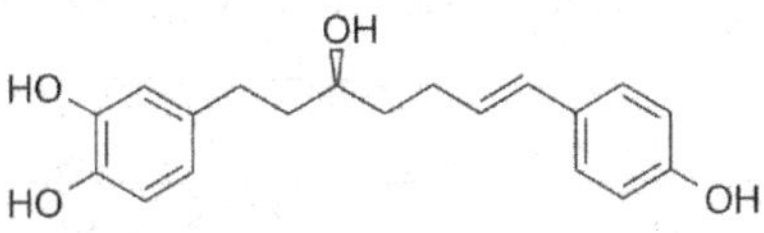
7	（3R）-1-（3，4-Dihydroxyphenyl）-7-（4-hydroxyphenyl）-（6E）-6hepten-3-ol	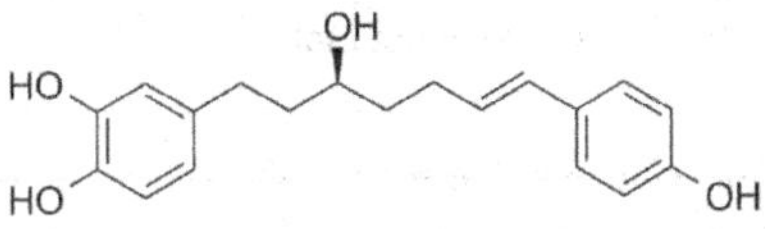

续表 2－2

序号	化合物名称	结构式
8	（3S）-3-acetoxy-1-（3，4-dihydroxy-phenyl）-7（4-hydroxyphenyl）-（6E）-6-heptene	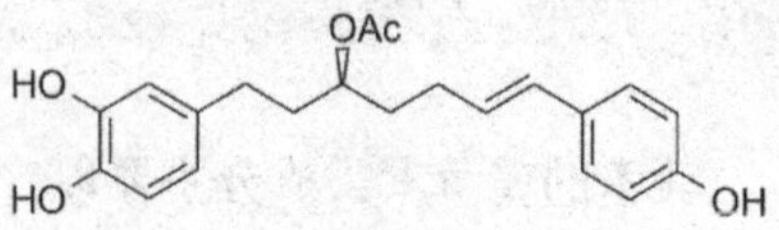
9	（3R）-3-acetoxy-1-（3，4-dihydroxy-phenyl）-7（4-hydroxyphenyl）-（6E）-6-heptene	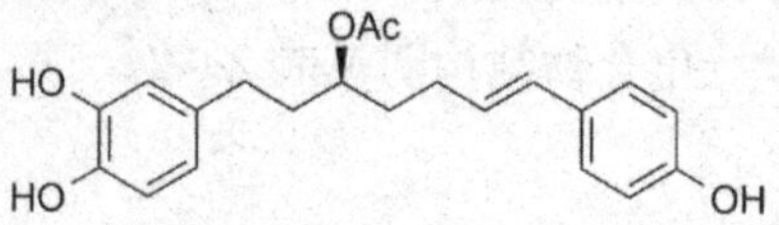
10	（3S）-1，7-Bis（4-hydroxyphenyl）-（6E）-6-hepten-3-ol	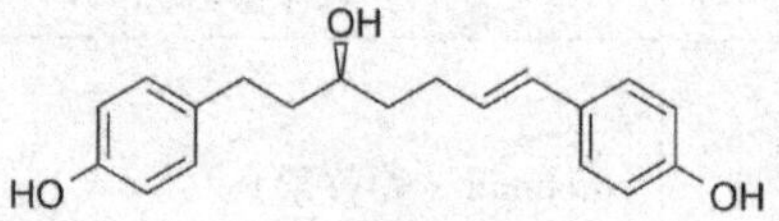
11	（3R）-1，7-Bis（4-hydroxyphenyl）-（6E）-6-hepten-3-ol	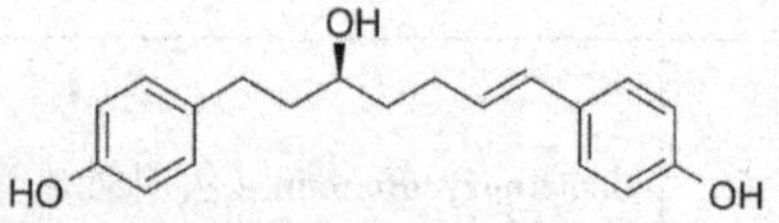
12	（3S）-1-（3，4-Dihydroxyphenyl）-7-（4-hydroxyphenyl）heptan3-ol（3a and 3b）	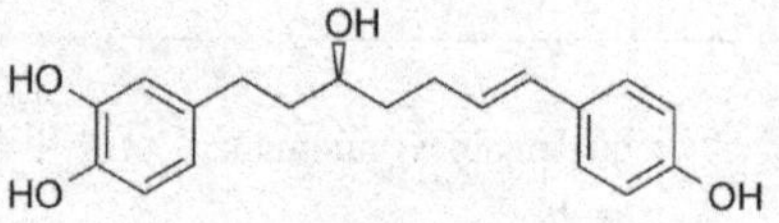
13	（3R）-1-（3，4-Dihydroxyphenyl）-7-（4-hydroxy phenyl）heptan3-ol（3a and 3b）	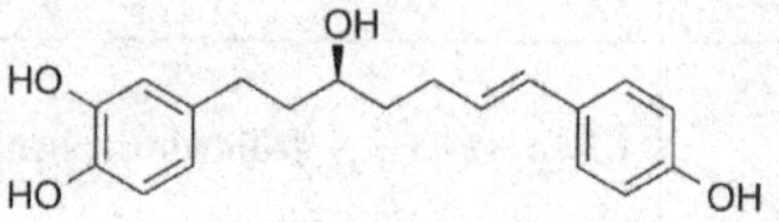
14	（3S）-3-acetoxy-1-（3，4dihydroxyph-enyl）-7-（4-hydroxyphenyl）heptanes	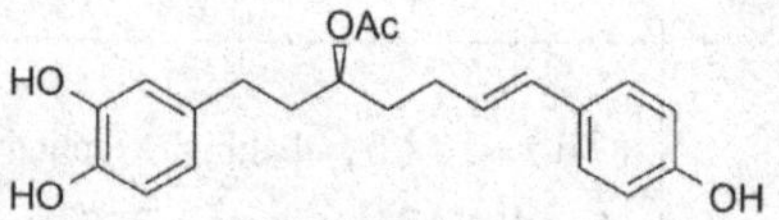
15	（3R）-3-acetoxy-1-（3，4dihydroxyph-enyl）-7-（4-hydroxyphenyl）heptanes	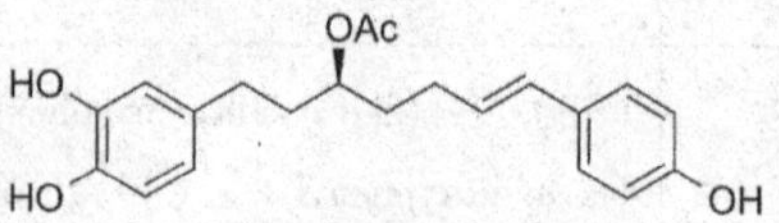
16	（+）-hannokinol	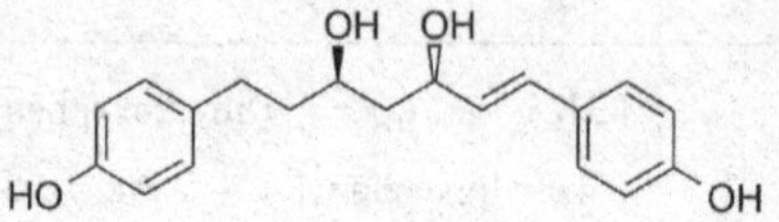

续表 2－2

序号	化合物名称	结构式
17	meso-hannokinol	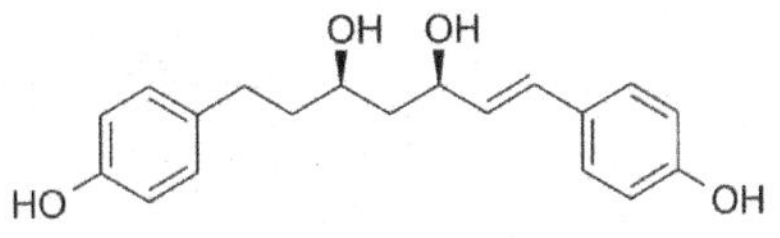
18	5-dihydroxy-1-（4-hydroxy-3，5-dimethoxyphenyl）-7-（4-hydroxyphenyl）heptane	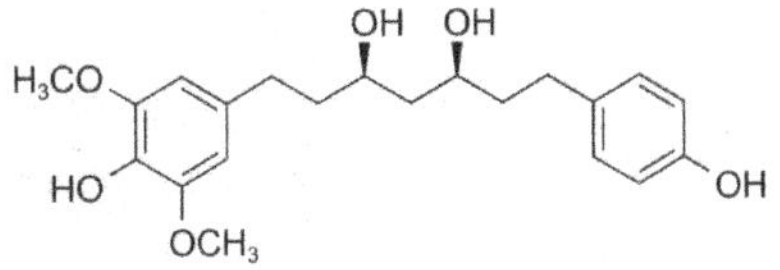
19	（3R，5S）-3，5dihydroxy-1-（4-hydroxy-3-methoxyphenyl）-7-（4-hydroxyphenyl）heptane	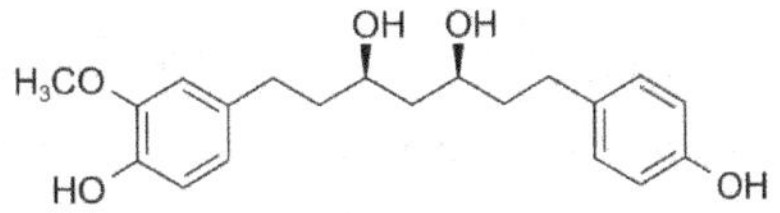
20	（3R，5S）-3，5-dihydroxy-1-（3，4-dihydroxyphenyl）-7-（4-hydroxyphenyl）heptane	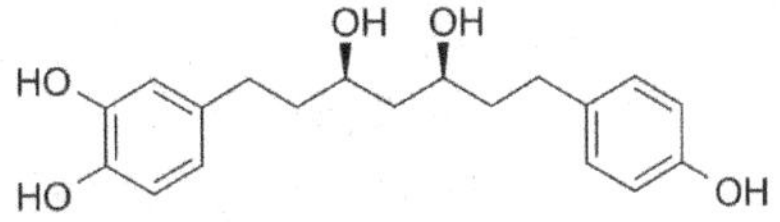
21	（3R，5R）-3，5-diacetyl-1，7bis（4-hydroxyphenyl）-heptane	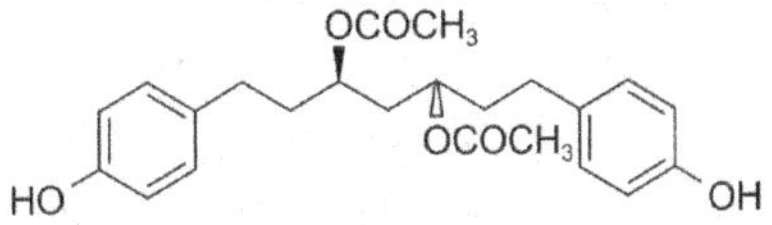
22	（3R，5R）-3-acetyl-5-hydroxyl-1-（3，4-dihydroxyphenyl）-7-phenyl-heptane	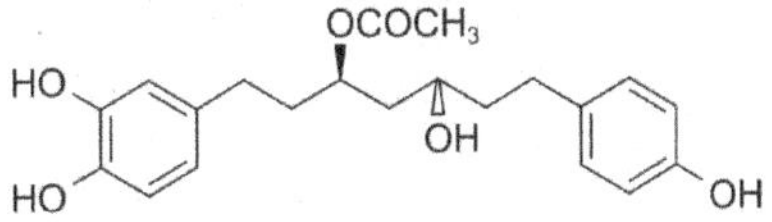
23	（3R，5R）-3，5-dihydroxyl-1-（3，4-dihydroxyphenyl）-7-phenyl-heptane	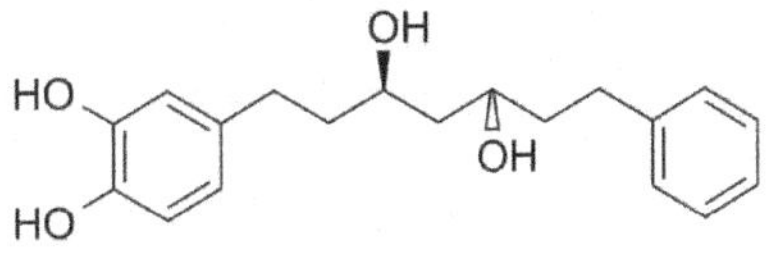
24	（3R，5R）-3-acetoxy-5-hydroxy-1（3，4-dihydroxyphenyl）-7-（4-hydroxy phenyl）heptane	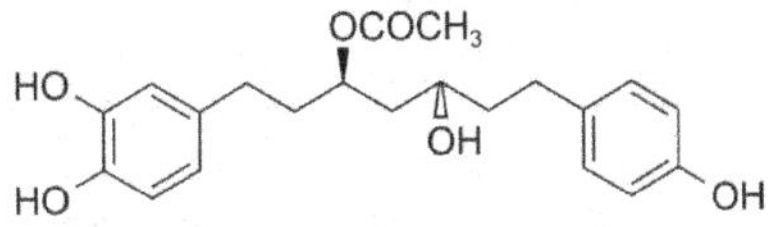
25	（3R，5R）-3，5-diacetoxyl-（3，4-dihydroxyphenyl）-7-（4-hydroxyphenyl）heptane	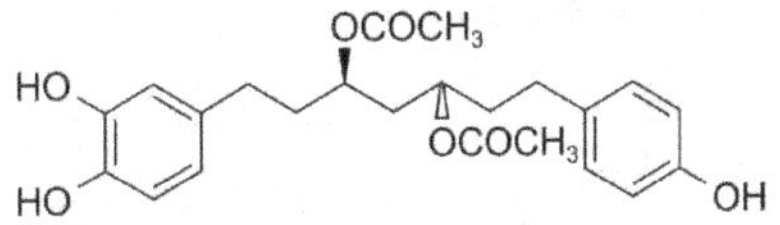

续表 2－2

序号	化合物名称	结构式
26	（3R，5R）-3-acetoxy-5hydroxy-1，7-bis（3，4-dihydroxyphenyl）-heptane	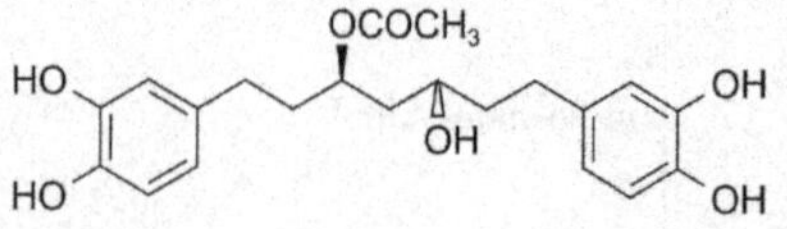
27	（3R，5R）-3，5-diacetoxy-1，7-bis（3，4-dihydroxyphenyl）heptane	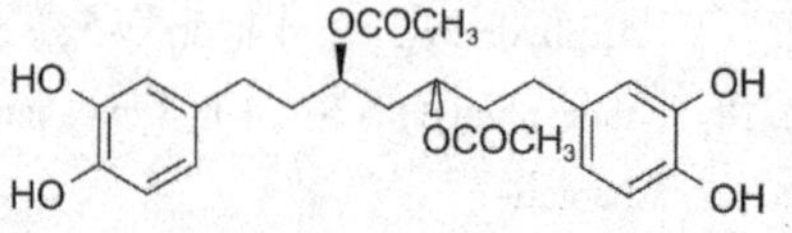
28	（3S，5S）-3-acetoxy-5-hydroxy-1-（3，4-dihydroxyphenyl）-7（4-hydroxyphenyl）heptane	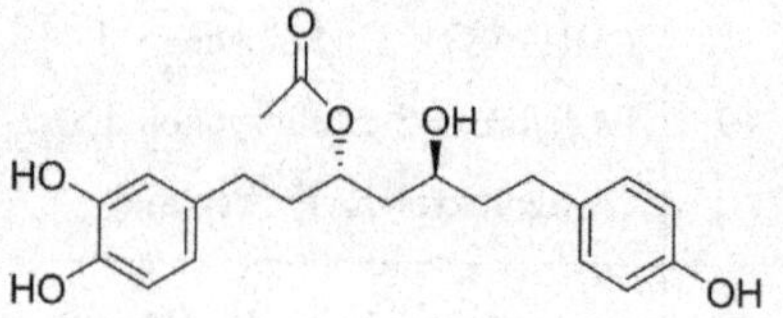
29	2，3，5-trihydroxy-1-（3-methoxy-4-hydroxyphenyl）-7-（3，5-dimethoxy-4-hydroxyphenyl）heptane	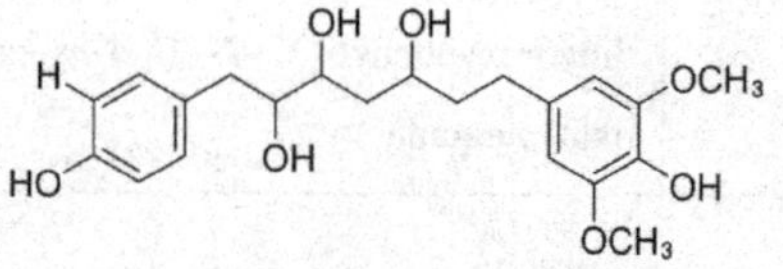
30	2，3，5-trihydroxy-1-（4-hydroxyphenyl）-7-（3，5-dimethoxy-4-hy-droxyphenyl）heptane	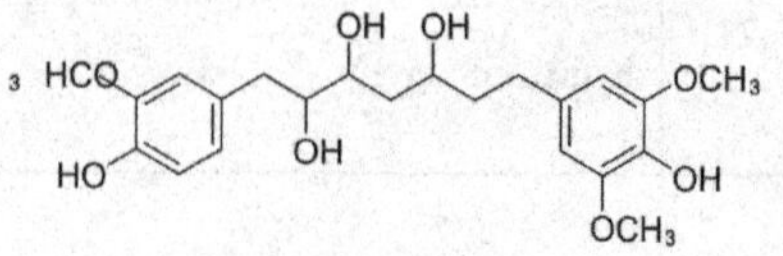
31	1，7-bis（4-hydroxyphenyl）hepta-4E，6E-dien-3-one	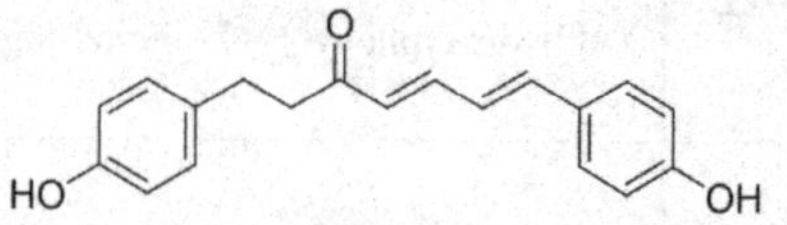
32	1-（4-hydroxyphenyl）7-phenyl-（6E）-6-hepten-3-one	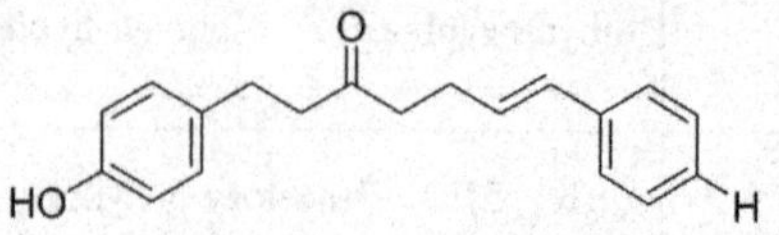
33	（E）-1，7bis（4-hydroxyphenyl）-6-hepten-3-one	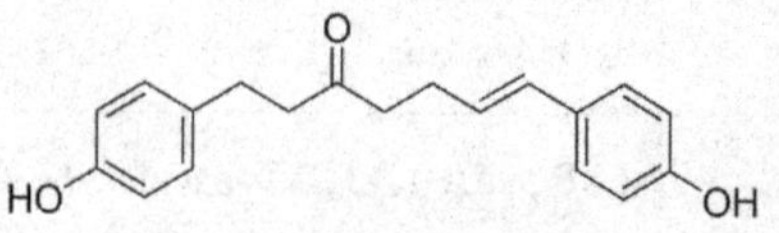

续表 2－2

序号	化合物名称	结构式
34	1-（4-hydroxy-3-methoxyphenyl）-7-（4-hydroxyphenyl）-（4E）-4-hepten-3-one	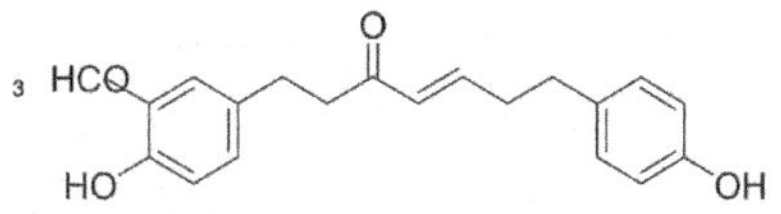
35	1，7-bis（4-hydroxyphenyl）-3-heptanone	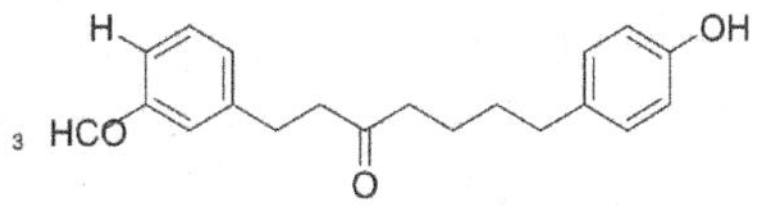
36	1-（4-hydroxy-3-methoxyphenyl）-7-（4-hydroxyphenyl）3-heptanone	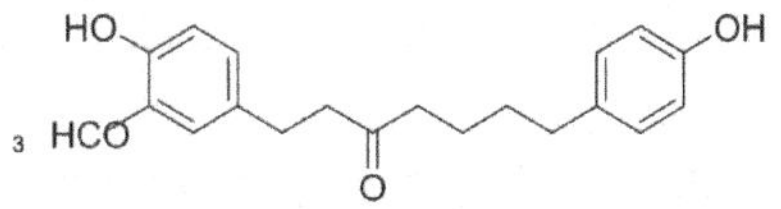
37	（1S，3S，5S）-1，5-epoxy-3-hydroxy-1-（4-hydroxy-3，5-dimethoxyphenyl）-7-（4-hydroxyphenyl）heptane	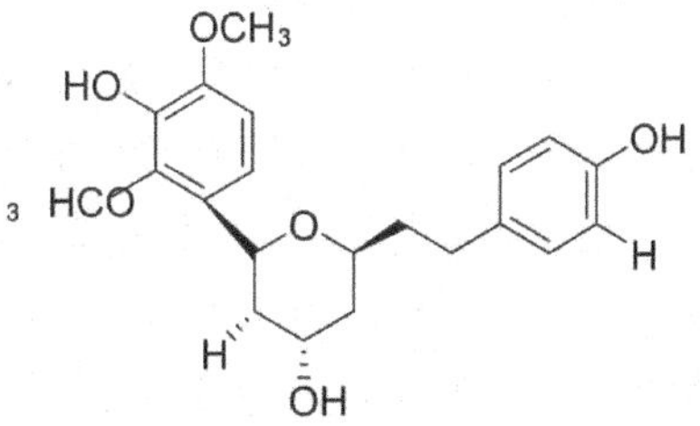
38	（1S，5R）-1，5epoxy-1-（4-hydroxy phenyl）-7-（3-methoxy-4hydroxyphenyl）heptane	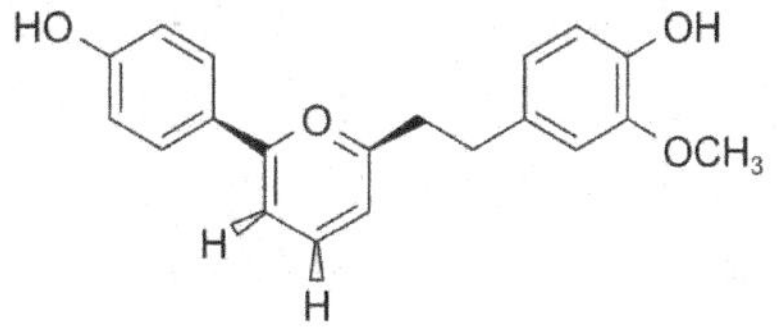
39	（1R，2S，5S）-1，5-epoxy-2-hydroxy-1，7-bis（3，4dihydroxyphenyl）heptane	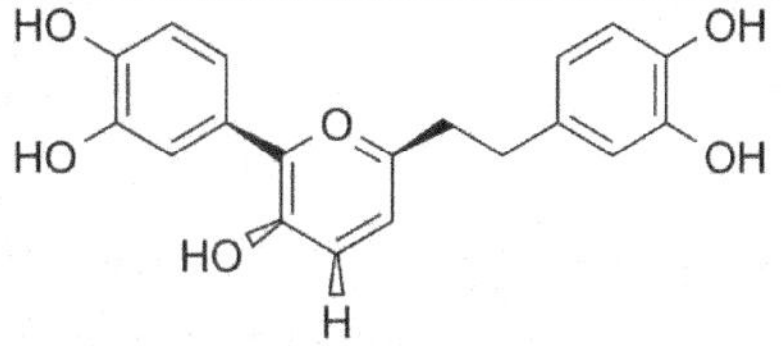
40	1，7-bis（4-hydroxyphenyl）-1E，6E-heptadien-3-one	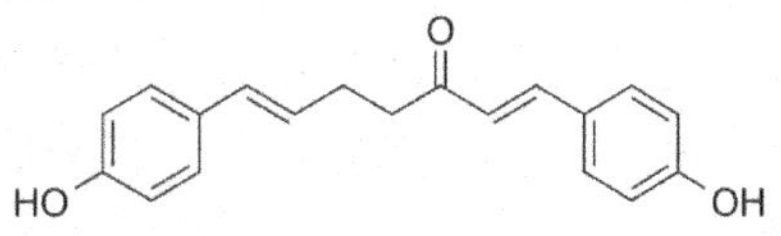
41	1，7-bis（4-hydroxyphenyl）-1，4，6-heptatrien-3-one	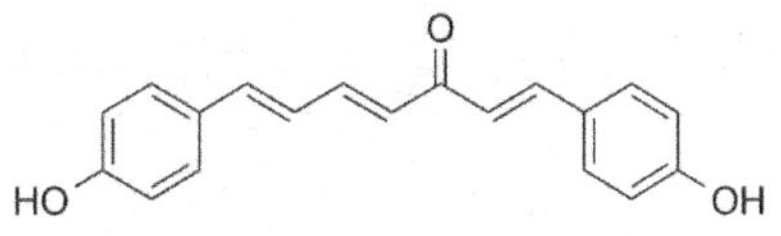

续表 2－2

序号	化合物名称	结构式
42	1，7-bis（4-hydroxyphenyl）-4E，6E-heptadien-3-one	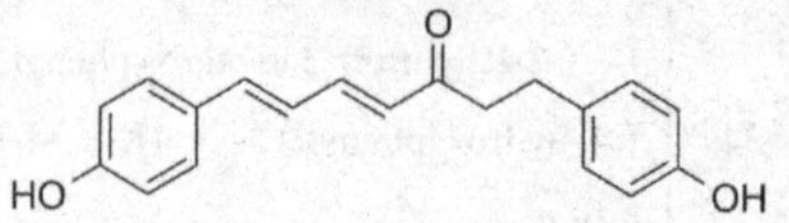
43	（1R，5S，6S）-1，5-epoxy-6-hydroxy-1，7-bis（3-methoxy-4-hydroxyphenyl）-heptane	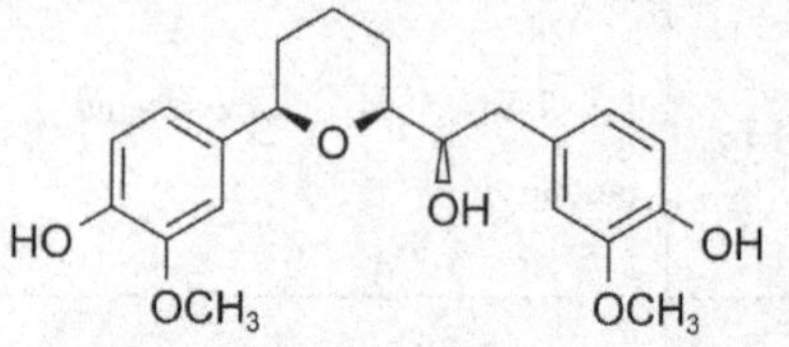

目前，提取姜黄素类常用的方法有回流提取法、微波辅助提取法和超声辅助提取法。许政旭等人[15]采用乙醇回流提取法提取姜黄素，发现影响莪术中姜黄素的提取因素是乙醇体积分数 > 提取次数 > 提取时间 > 溶剂倍数；最佳提取工艺是提取挥发油后的莪术药渣加 5 倍 950 mL/L 的乙醇，提取 2 次，提取时间为 2 h。因为姜黄素在高温、强酸、强碱或强光环境中稳定性较差，目前研究多利用表面活性剂提高莪术中姜黄素提取的含量。常用的表面活性剂有氢化蓖麻油表面活性剂（PEE-300）、十二烷基硫酸钠（SDS）、聚山梨醇酯 80[16]，与没有加表面活性剂相比这些活性剂能明显提高姜黄素的得率，且在一定范围内随着用量的增加，得率也会增加。

莪术生饮片取原药材，大小分档，洗净，剪去须根，蒸至透心，趁热切薄片，干燥，筛去碎屑作为生品（饮片）。醋煮饮片取原药材置煮制容器内，加米醋及适量水浸没，用文火煮至醋汁被吸尽，内无白心时，取出，稍晾，切薄片，干燥。每 100 kg 莪术用米醋 20 kg。醋炙饮片取生品，加定量米醋拌匀，稍闷润，待醋汁被吸尽后，置炒制容器内，用文火加热，炒至微黄色，略带焦斑时，取出，放凉。每 100 kg 莪术用米醋 20 kg。姜黄素类性质不稳定，在加热和酸性条件下可能发生降解，故醋炙莪术饮片、醋煮莪术饮片中姜黄素类化合物的量均低于生莪术饮片。但是高天慧等人[17]发现蓬莪术醋制后，总姜黄素中 3 个指标性成分（双去甲氧基姜黄素、去甲氧基姜黄素、姜黄素）在大鼠体肠中的吸收速度和吸收程度均增加，且在小肠的主要吸收部位发生了后移，增强了破血消癥药效的发挥。

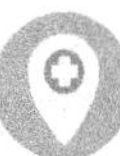

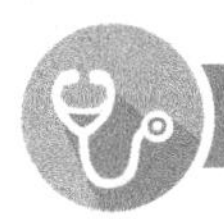

第三节　其　他

除了挥发油类成分及姜黄素类成分外，蓬莪术还含有β-谷甾醇、棕榈酸、多糖、β-胡萝卜苷以及锌、铁、钛、镍、钡、铜、铬等微量元素。目前，已从广西莪术块根中检测出24种微痕量元素，其中铁、锰和钛含量较高，分别为360.00 μg/g、33.70 μg/g和16.71 μg/g。温莪术中还含油树脂、生物碱类（四甲基吡嗪等）、糖类（阿拉伯糖、果糖、葡萄糖、脂多糖等）、甾醇类（斤谷甾醇、豆甾醇等）、脂肪酸（单烯酸、二烯酸及直链脂肪酸等）、木脂素类、多肽类[18]。广西莪术中还含有酯类、生物碱、蒽醌等成分，生物碱成分以王艳团队[19]从广西莪术乙酸乙酯部位提取的尿嘧啶为代表。蒽醌成分以潘小姣团队[20]从广西莪术石油醚部位提取的5，10-双甲基-2-甲氧基-7-甲基-1，4-蒽二酮为代表。

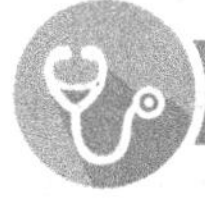

参考文献

[1] 王德立. 中药莪术研究进展［J］. 安徽农业科学，2014，42（11）：3240-3242，3258.

[2] 林敬祯，黄鼎，谭勇，等. 中药莪术本草考证［J］. 亚太传统医药，2023，19（3）：189-192.

[3] 蔡吉祥，黄利月，严其伟，等. 蓬莪术油微波提取工艺优化及抗氧化活性研究［J］. 中国食品添加剂，2022，33（4）：136-143.

[4] 王茜，苟学梅，高刚，等. 蓬莪术干叶和鲜叶精油化学成分分析与抗氧化、抑菌活性研究［J］. 食品工业科技，2015，36（8）：97-102.

[5] 张师辉，刘丹，周亚奎，等. 不同提取方法下温莪术油成分的GC-Q/TOF-MS分析［J］. 中南药学，2020，18（11）：1879-1887.

[6] 罗莎，赵祺，郭月琴，等. 温莪术油提取方法优化研究［J］. 园艺与种苗，2020，40（3）：23-24，27.

[7] 于梦婷. 莪术不同饮片质量和分析技术研究［D］. 江西中医药大学，2021.

[8] 赵海燕，许钰，班颖芳，等. 莪术油超声提取工艺优化及生物活性研究

[J]. 广州化工，2020，48（22）：90－93.

[9] 黄盼，王倩，周改莲，等. 广西莪术不同部位挥发性成分的GC-MS差异性分析［J］. 时珍国医国药，2020，31（10）：2366－2368.

[10] 赵海燕，许钰，班颖芳，等. 广西莪术挥发油提取工艺优化及抗氧化活性研究［J］. 山东化工，2020，49（14）：7－9，14.

[11] 潘莹，覃葆，江海燕，等. 广西莪术不同炮制品挥发油成分分析［J］. 中药材，2009，32（3）：339－342.

[12] 罗星云. 广西莪术的叶、根茎和块根中挥发油GC-MS对比分析［J］. 中国药师，2014，17（10）：1659－1661.

[13] 王晓华，朱华，王孝勋，等. 广西莪术叶与根茎、块根挥发油的比较研究［J］. 时珍国医国药，2012，23（7）：1650－1652.

[14] 张莲莉. 广西莪术块根的化学成分研究［D］. 昆明理工大学，2019.

[15] 许政旭，罗俊，潘年松，等. 黔产莪术中挥发油和姜黄素最佳提取工艺研究［J］. 中医研究，2015，28（7）：55－58.

[16] 黄兴振，朱丹，蒋伟哲，等. 响应面法优化表面活性剂协助提取广西莪术中姜黄素［J］. 中国医院药学杂志，2014，34（22）：1885－1889.

[17] 高天慧，袁涛，朱宗萍，等. 蓬莪术醋制前后总姜黄素的大鼠肠吸收动力学差异比较［J］. 中成药，2021，43（12）：3397－3403.

[18] 金正日. 温莪术的化学成分研究［D］. 长春中医药大学，2009.

[19] 王艳，张朝凤，张勉. 桂郁金化学成分研究［J］. 药学与临床研究，2010，18（3）：274－275，278.

[20] 潘小姣，杨秀芬，陈勇，等. 桂郁金石油醚和醋酸乙酯部位化学成分的研究［J］. 时珍国医国药，2012，23（10）：2428－2429.

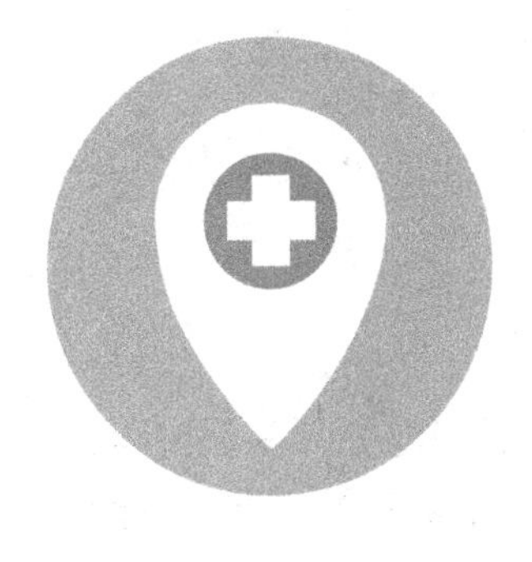

第三章 质量标准研究

莪术为姜科植物蓬莪术、广西莪术或温郁金的干燥根茎，后者习称“温莪术”。冬季茎叶枯萎后采挖，洗净，蒸或煮至透心，晒干或低温干燥后除去须根和杂质，以备药用。

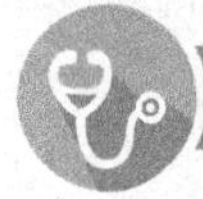

第一节　性状鉴别

一、药材特征

1. 蓬莪术

该品呈卵圆形、长卵形、圆锥形或长纺锤形，顶端多钝尖，基部钝圆，长 2～8 cm，直径 1.5～4 cm。表面灰黄色至灰棕色，上部环节突起，有圆形微凹的须根痕或残留的须根；有的两侧各有 1 列下陷的芽痕和类圆形的侧生根茎痕，有的可见刀削痕。体重，质坚实，断面灰褐色至蓝褐色，蜡样，常附有灰棕色粉末，皮层与中柱易分离，内皮层环纹棕褐色。气微香，味微苦而辛，见图 3－1。

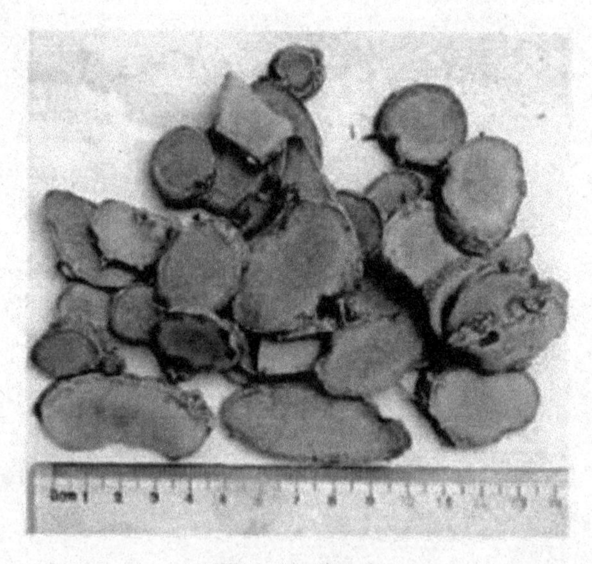

图 3－1　蓬莪术

2. 广西莪术

该品呈不规则长卵圆形或圆柱形，常弯曲，横径 1.5～3 cm，纵径 3～

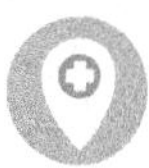

8 cm，外表皮灰黄色或灰棕色，较粗糙，环节稍突起，断面灰黄色至黄褐色，常附有淡黄色粉末，内皮层环纹黄白色。气微香，味微苦而辛，见图3－2。

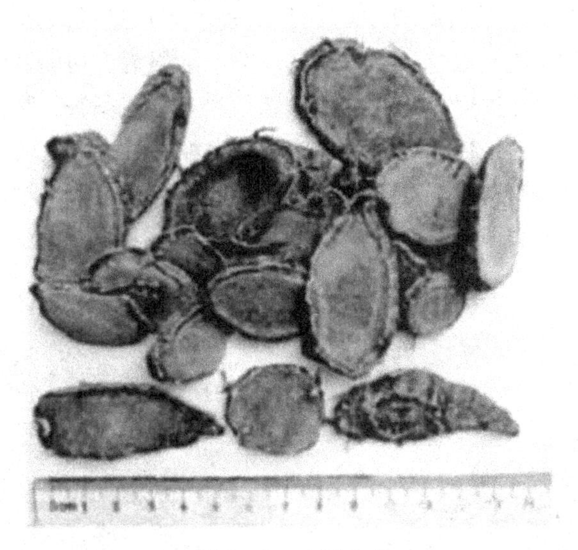

图3－2　广西莪术

3. 温莪术

断面黄棕色至棕褐色，常附有淡黄色至黄棕色粉末，维管束痕多而明显。气香或微香，见图3－3。

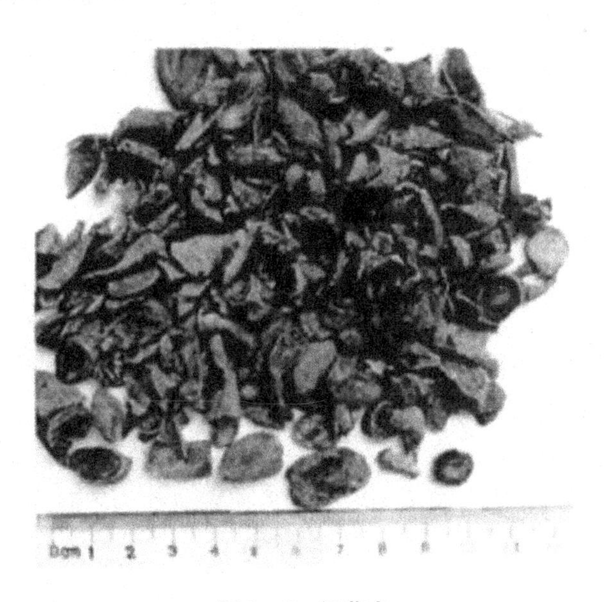

图3－3　温莪术

4. 饮片

目前临床常用的饮片有生莪术、醋莪术。莪术根茎除去杂质，略泡，洗净，蒸软，切厚片，干燥后成中药饮片。莪术生片呈类圆形或椭圆形的厚片。外表皮灰黄色或灰棕色，有时可见环节或须根痕。切面黄绿色、黄棕色或棕褐色，内皮层环纹明显，散在“筋脉”小点；气微香，味微苦而辛。醋莪术片形如莪术生片，色泽加深，角质样，有醋香气。现代研究表明醋制莪术中姜黄素及莪术醇含量均高于酒制莪术[1]。故醋莪术为《中国药典》2010年版一部莪术项下收载的唯一炮制品[2]，见图3－4、图3－5。

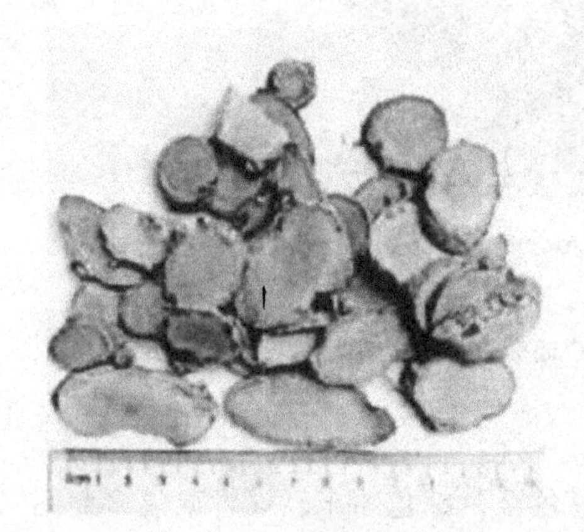

图3－4　蓬莪术生片

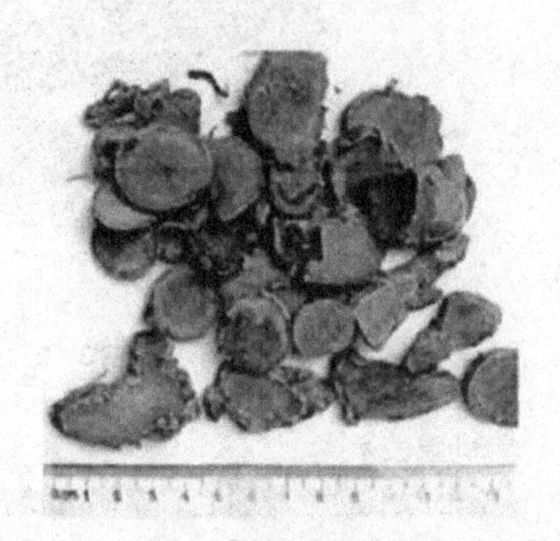

图3－5　蓬莪术醋制品

第二节　显微鉴别

粉末黄色或棕黄色。油细胞多破碎，完整者直径62～110 μm，内含黄色油状分泌物。导管多为螺纹导管、梯纹导管，直径20～65 μm。纤维孔沟明显，直径15～35 μm。淀粉粒大多糊化。

沈艳等[3]对莪术的3种基源生药进行显微鉴定，通过显微成像系统观察莪术切片和粉末的显微特征，结果表明3种基源莪术在显微结构上有明显的差异。这些差异（主要包括是否存在表皮细胞、内皮层细胞形状、纤维木化程度是否明显和非腺毛的数量等方面）可作为不同基源莪术的重要鉴别依据。

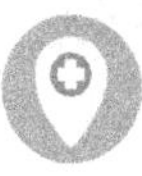

1. 蓬莪术

根茎横切面木栓层细胞多角形，增厚。油细胞多，椭圆形。内皮层细胞多角形呈波状。粉末黄绿色。显微特征：①导管以螺纹、梯纹多见；②纤维少木化，孔沟明显斜缝状；③非腺毛多单细胞中有的壁薄；④淀粉粒糊化；⑤树脂细胞内含棕红色树脂样物质。

2. 广西莪术

根茎横切面表皮细胞多角理化鉴定形，连珠状增厚。木栓层细胞多角形，增厚。油细胞多，圆形。内皮层细胞方形略呈波状。粉末黄棕色至灰黄色。显微特征：①导管以螺纹、梯纹、网纹多见；②纤维微木化，孔沟明显斜缝状，可见较多梭形纤维；③非腺毛少单细胞壁薄；④淀粉粒众多，单粒，卵圆形或圆锥形脐点位于较狭的一端，可见层纹，也可见糊化的淀粉粒团块；⑤树脂细胞众多，内含棕红色树脂样物质。

3. 温莪术

根茎横切面表皮细胞多角形，连珠状增厚。木栓层细胞多角形，增厚。油细胞众多，圆形。内皮层细胞方形或长方形，略呈波状。粉末黄褐色至棕褐色。显微特征：①导管以螺纹多见；②纤维多木化，孔沟斜缝状有的内含有色物质；③非腺毛众多，单细胞；④淀粉粒多，单粒，椭圆形或短杆状脐点位于较狭的一端可见层纹，见图3－6、图3－7。

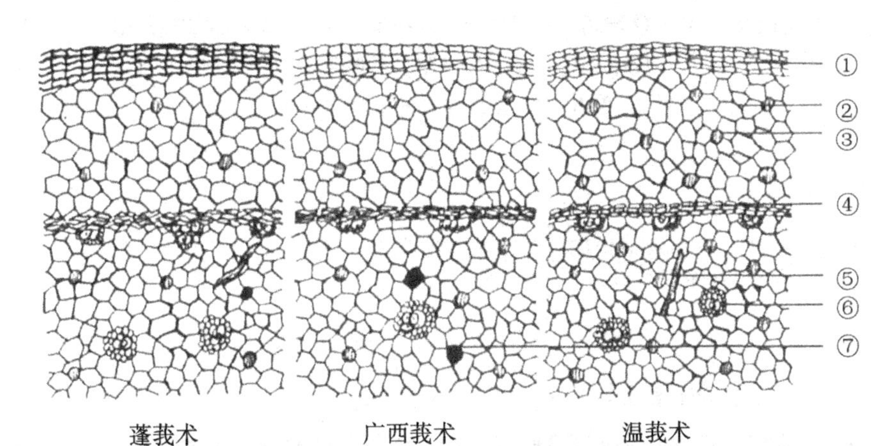

①木栓层；②皮层薄壁细胞；③油细胞；④内皮层；⑤非腺毛；
⑥中柱维管束；⑦树脂细胞。

图3－6　不同基源莪术横切面的显微特征

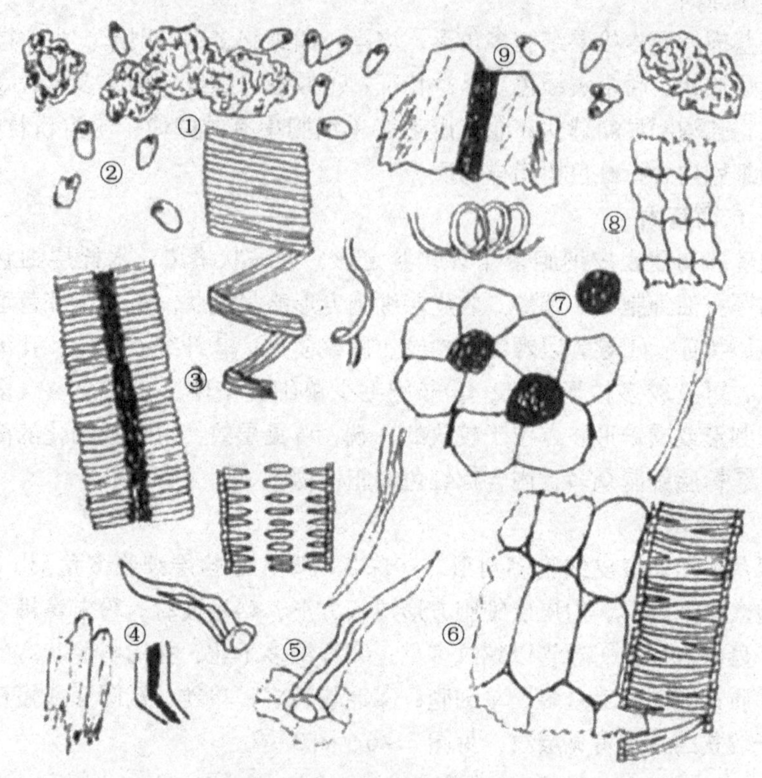

①淀粉粒团块；②淀粉粒；③导管；④纤维；⑤非腺毛；⑥薄壁细胞；
⑦油细胞；⑧木栓细胞；⑨树脂细胞。

图3－7　莪术粉末的显微特征

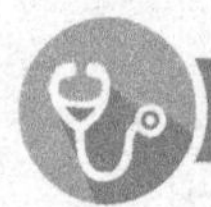

第三节　理化鉴别

一、一般理化鉴别

横切面特征：木栓细胞数列，有时已除去。皮层散有叶迹维管束；内皮层明显。中柱较宽，维管束外韧型，散在，沿中柱鞘部位的维管束较小，排列较密。薄壁细胞充满糊化的淀粉粒团块，薄壁组织中有的含金黄色油状物的细胞散在。

二、色谱鉴别

取本品粉末 0.5 g，置具塞离心管中，加石油醚（30～60 ℃）10 mL；超声处理 20 min，过滤，蒸干；残渣加无水乙醇制成每 1 mL 含 0.4 mg 的溶液，作为对照品溶液。吸取上述两种溶液各 10 μL，分别点于同一硅胶 G 型薄层板上，以石油醚（30～60 ℃）－丙酮－乙酸乙酯（94∶5∶1）为展开剂；展开，取出，晾干，喷以 1% 香草醛硫酸溶液，在 105 ℃加热至斑点显色清晰。供试品色谱中，在与对照品色谱相应的位置，显相同颜色的斑点。

三、光谱鉴别

取本品中粉 30 mg，精密称定，置具塞锥形瓶中，加三氯甲烷 10 mL，超声处理 40 min 或浸泡 24 h，过滤，滤液转移至 10 mL 量瓶中，加三氯甲烷至刻度，摇匀，以紫外－可见分光光度法测定，在 242 nm 波长处有最大吸收，吸光度不得低于 0.45。

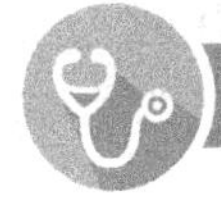

第四节　一般检查

一、杂质

《中国药典》2010 年版一部规定药材和饮片中混存的杂质系指下列各类物质：①来源与规定相同，但其性状或药用部位与规定不符；②来源与规定不同的物质；③无机杂质，如砂石、泥块、尘土等。

检查方法：

（1）取适量的供试品，摊开，用肉眼或借助放大镜（5～10 倍）观察，将杂质拣出；如果其中有可以筛分的杂质，则通过适当的筛，将杂质分出。

（2）将各类杂质分别称重，计算其在供试品中的含量（%）。药材或饮片中混存的杂质如与正品相似，难以从外观鉴别时，可称取适量，进行显微、化学或物理鉴别试验，证明其为杂质后，计入杂质重量中。个体大的药材或饮片，必要时可破开，检查有无虫蛀、霉烂或变质情况。

二、水分

《中国药典》2010 年版一部规定水分不得过 14.0%（通则 0832 第四

法）。取供试品适量（相当于含水量1～4 mL），精密称定，置500 mL的短颈圆底烧瓶中，加甲苯200 mL，必要时加入干燥、洁净的无釉小瓷片数片或玻璃珠数粒，连接仪器，自冷凝管顶端加入甲苯至充满水分测定管的狭细部分。将圆底烧瓶置电热套中或用其他适宜方法缓缓加热，待甲苯开始沸腾时，调节温度，使每秒馏出2滴。待水分完全馏出，即测定管刻度部分的水量不再增加时，将冷凝管内部先用甲苯冲洗；再用饱蘸甲苯的长刷或其他适宜方法，将管壁上附着的甲苯推下，继续蒸馏5 min，放冷至室温；拆卸装置，如有水黏附在水分测定管的管壁上，可用蘸甲苯的铜丝将其推下，放置使水分与甲苯完全分离（可加亚甲蓝粉末少量，使水染成蓝色，以便分离观察）。检读水量，并计算成供试品的含水量（%）。

三、总灰分

《中国药典》2010年版一部规定总灰分不得过7.0%（通则2302）。测定用的供试品须粉碎，使能通过二号筛，混合均匀后，取供试品2～3 g（如需测定酸不溶性灰分，可取供试品3～5 g），置炽灼至恒重的甘埚中，称定重量（准确至0.01 g），缓缓炽热，注意避免燃烧，至完全炭化时，逐渐升高温度至500～600 ℃，使完全灰化并至恒重根据残渣重量，计算供试品中总灰分的含量（%）。

如供试品不易灰化，可将堆埸放冷，加热水或10%硝酸铁溶液2 mL，使残渣湿润，然后置水浴上蒸干，残渣照前法炽灼，至堆埸内容物完全灰化。

四、酸不溶性灰分

《中国药典》2010年版一部规定酸不溶性灰分不得过2.0%（通则2302）。取上项所得的灰分，在坩埚中小心加入稀盐酸约10 mL，用表面皿覆盖坩埚，置水浴上加热10 min，表面皿用热水5 mL冲洗，洗液并入坩埚中用无灰滤纸过滤，坩埚内的残渣用水洗于滤纸上，并洗涤至洗液不显氯化物反应为止。滤渣连同滤纸移置同一坩埚中，干燥，炽灼至恒重。根据残渣重量，计算供试品中酸不溶性灰分的含量（%）。

五、重金属

《中国药典》2010年版一部规定重金属检查（通则0821第二法）。取本品2 g，进行炽灼处理，然后取遗留的残渣，加硝酸0.5 mL，蒸干，至氧化

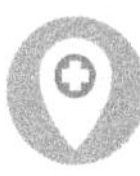

氮蒸气除尽后，放冷，加盐酸 2 mL，置水浴上蒸干后加水 15 mL，滴加氨试液至对酚酞指示液显微粉红色，再加醋酸盐缓冲液（pH = 3.5）2 mL，微热溶液后，移至纳什比色管中，加水稀释成 25 mL，作为乙管；另取配制供试品溶液的试剂，置瓷皿中蒸干后，加醋酸盐缓冲液（pH = 3.5）2 mL 与水 15 mL，微热溶解后，移置纳什比色管中，加标准铅溶液一定量，再加水稀释成 25 mL，作为甲管；再在甲乙两管中分别加硫代乙酰胺试液各 2 mL，摇匀，放置 2 min，同置白纸上，自上而下透视，乙管中显出的颜色与甲管比较，不得更深。

《中国药典》2010 年版一部规定砷盐检查（通则 0822 第二法）。取本品 1 g，置坩埚中，加等量氢氧化钙，搅匀，先缓缓加热炭化；再在 500 ～ 600 ℃灰化，冷却，加盐酸 5 mL，加水 23 mL 使溶解，采用古蔡氏法检测，要求含砷量不得超过 21 mg/kg。

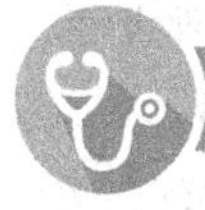

第五节　含量测定

凡已知有效成分、毒性成分及能反映药材内在质量的指标成分的，均应建立含量测定项目。

《中国药典》2010 年版一部规定莪术药材和中药饮片的含量测定，采用挥发油测定法，要求莪术药材挥发油不得少于 1.5%（mL/g）、挥发油不得少于 1.0%（mL/g）。蓬莪术、广西莪术和温莪术的道地产区分别为四川、广西和浙江。地理位置、环境、土壤条件的不同会对中药材的代谢物及次生代谢物产生较大的影响。莪术产地复杂、产地环境相差较大，颜色也有较大的差异，但是在《中国药典》中的质控方式是一样的。莪术在临床中常用的为生莪术饮片和醋莪术饮片，但是《中国药典》对于生醋莪术饮片的质量控制主要是从颜色气味上加以区分，主观性较强。现代学者广泛研究，期望找到专属性强、简单快捷的含量测定标准。目前主要以莪术油中的莪术醇、榄香烯、牻牛儿酮、莪术二酮和吉马酮的含量为依据，结合指纹图谱、测色技术、生物效价评价技术、图像数据库模型和化学计量学制定质量标准。

一、莪术醇

莪术醇作为中药莪术的主要有效成分，其含量历年都被《中国药典》列为莪术质量监控的标准。莪术醇为倍半萜类化合物，具有半缩酮结构，其熔点为 142 ℃左右，比旋度［α］为 40.8°，折光率 n25 为 1.482。

《中国药典》1995 年版采用薄层层析鉴定莪术醇，即在硅胶 G 型薄层板上，以石油醚 - 乙酸乙酯（90∶10）倾斜上行展开，用 1% 香草醛硫酸溶液喷雾显色。有文献报道在硅胶 G 型薄层板上以石油醚 - 乙酸乙酯（85∶15）展开，香草醛硫酸溶液喷雾显色。此外，亦有文献报道在硅胶 G 型薄层板上以己烷和乙烷 - 乙酸乙酯（85∶15）为展开剂，用 10% 磷钼酸显色。《中国药典》2010 年版一部采用薄层色谱法，以硅胶 G 型薄层板为色谱板，石油醚（60～90 ℃） - 乙酸乙酯 - 冰醋酸（60∶5∶0.5）为展开剂，用莪术醇、牻牛儿酮和莪术二酮为对照品进行鉴别；以 5% 香草醛硫酸溶液显色，在 105 ℃加热至斑点显色清晰，结果发现斑点分离。我国现有的莪术醇定量测定方法[4]有以下几种。

1. 分光光度法

该法为《中国药典》1995 年版推荐方法，为莪术醇与香草醛硫酸溶液反应，在 20～25 ℃放置 1 h，在 520 nm 波长处用分光光度法测定吸收度，并以聚山梨酯乙醇溶液作空白对照得到测定值。但这种方法特异性不强，易受多种因素影响，如水分等；同时，莪术醇与挥发油中其他成分没有分离，难免对测量值产生干扰，使结果不太稳定。

2. 红外分光光度法

在硅胶 G 型薄层板上，以石油醚 - 丙酮（96∶4）为展开剂，将挥发油中极性较小的干扰组分层析至高 Rf 值区，而将莪术醇留在原点附近；无须显色标记出其斑点位置，而根据试验中求出 Rf 值，直接将薄层上莪术醇部分刮下洗脱，再以其红外光谱中亚乙基吸收峰为定量谱带，CCl_4为溶剂，基线法测定吸光度，结合标准曲线定量。此法中亚乙基的谱带专属性强，除干扰组分外，其他组分与莪术醇无须进行分离[5]。

3. 薄层扫描法

李静坤[6]在硅胶 G-CMC 上，石油醚 - 乙酸乙酯（95∶5）倾斜上行展开，使莪术醇与其他成分分离；立即使用挥散溶剂后，用香草醛冰草酸醋酸显色，100 ℃下干燥，莪术醇为紫红色斑点，显色后 1 小时用 λ_S = 575 nm、λ_R = 730 nm 双波长薄层扫描仪测定吸收度积分值。由于莪术醇在酸中性质稳定，应在显色后 2 h 内进行扫描。以硅胶 G 型薄层板为固定相，石油乙醚（30～60 ℃） - 丙酮 - 乙酸乙酯（94∶5∶1）为展开剂，10% 硫酸乙醇溶液为显色剂，60 ℃显色 4 min，以反射式锯齿扫描测得温莪术油中莪术醇的平均含量为 7.45%。

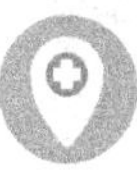

4. 气相色谱法

鉴于挥发油组分复杂，内标物选择困难，袁文娟[7]采用外标法测定莪术醇含量。其选用的色谱条件为：色谱柱是 DB-225（30 m × 0.32 mm × 0.25 μm）（内壁涂布 50% 氰丙基苯基，50% 甲基硅氧烷为固定液）；程序升温条件是初始柱温为 60 ℃，保持 5 min，以 3 ℃/min 的速率升至 100 ℃ 保持 1 min，再以 0.5 ℃/min 的速率升至 120 ℃，再以 10 ℃/min 的速率升至 200 ℃；进样口温度 220 ℃，检测器温度 250 ℃，以氮气为载气再以 0.5 ℃/min的速率升至 120 ℃，再以 10 ℃/min 的速率升至 200 ℃。郑少珠[8]以联苯和氧杂蒽为内标物，采用色谱条件为 3.2 mm × 2 m 玻璃填充柱，柱温 155 ℃，汽化室及检测器温度 220 ℃，载气流量（mL/min）：氮气 50、氢气 50、空气 500，测定莪术油原料药莪术醇的含量。王海坤[9]利用气相色谱法来测定莪术中莪术醇的含量，用高效毛细管气相色谱法结果表明用高效毛细管气相色谱程序升温法分离姜黄属植物根茎挥发油结果较为理想。

5. 液相色谱法

游剑等[10]在莪术油微球的含量测定中，利用香草醛浓硫酸溶液显色，以莪术醇为对照，通过醇油系数 κ 从而计算出微球中总油的含量。运用二极管阵列检测器同时分析制剂中莪术油 3 种指标性成分含量：莪术醇、莪术二酮、吉马酮。从 UV 扫描结果分析及排除测定溶剂的干扰，最终选定莪术醇、吉马酮、莪术二醇测定波长分别为 204 nm、245 nm、227 nm。

6. 紫外 – 可见分光光度法

王婷等[11]报道紫外 – 可见分光光度法是根据莪术醇与香草醛浓硫酸反应后的物质来测量，显色反应的温度和时间难以控制，且香草醛浓硫酸试剂本身不稳定，需临时配制，准确度和精密度都难以保证。其采用高效液相色谱法测定莪术醇的含量，色谱柱为 C18 液相色谱柱（ODS 柱），以乙腈 – 水（15 : 85，V : V）为流动相，流速为 1.0 mL/min，检测波长为 210 nm，柱温为 25 ℃；以外标两点法计算含量。该法简便、准确、快速，可用于莪术醇及其制剂的质量控制。

二、榄香烯

魏福祥等[12]以 SE-30 毛细管色谱柱为分析柱，正十六烷为内标物质，采用程序升温气相色谱法，起始温度 160 ℃，保持 7 min，然后以 20 ℃/min 速率升温至 240 ℃，保持 15 min，氮气流量 1.9 mL/min，分流体积比为 1 : 30，汽化室及检测室温度 240 ℃，测定莪术挥发油中榄香烯的含量。该方法简便、快速，测定结果准确、可靠。

杨威等[13]采用内标法，以水杨酸甲酯作为内标物，通过毛细管气相色谱法测定莪术油中β-榄香烯含量。采用OV 1701为固定相、柱长25 m、内径0.2 mm、液膜厚度0.25 μm的毛细管色谱柱；程序升温：初始温度100 ℃，5 ℃/min，结束温度200 ℃；载气为氮气；流速1.5 mL/min；氢火焰离子化检测器。结果β-榄香烯进样量在0.715～14.300 ng内与峰面积比值（β-榄香烯/水杨酸甲酯）呈良好的线性关系，$r=0.9999$，平均回收率100.4%（$RSD=0.58\%$）。这提示毛细管气相色谱法可作为莪术油中β-榄香烯的含量测定方法。

杜霞等[14]采用HP-5MS色谱柱（30 m×0.25 mm×0.25 μm），初始温度100 ℃，然后以10 ℃/min升温至220 ℃，汽化室温度250 ℃，载气氮气流量1 mL/min，进样量1 μL，不分流进样。用GC-MS对温莪术和广西莪术莪术油中β-榄香烯的含量进行比较，结果表明温莪术的莪术油中β-榄香烯的含量明显高于广西莪术。

三、莪术二酮和牻牛儿酮（吉马酮）

在薄层色谱法中选择莪术油中量较高的倍半烯萜类成分呋喃二烯、牻牛儿酮和莪术二酮作为莪术油的指标成分，更能体现莪术油的质量。从莪术油组成成分性质差异大的角度考虑，由于莪术二酮的极性较大，呋喃二烯极性较小，牻牛儿酮的极性居中，选用呋喃二烯、牻牛儿酮和莪术二酮作为薄层鉴别法的指标成分，可根据3个不同性质的化学指标展示莪术油薄层色谱图的特征并标示主要成分的位置，综合评价莪术油整体的稳定性情况，使鉴定的可靠性更有保证，使评价结果更客观真实。

《中国药典》2005年版一部规定莪术油的含量测定方法为高效液相色谱法以氰基硅烷键合硅胶为填充剂，以乙腈-水（35：65）为流动相进行洗脱，以牻牛儿酮为对照品，检测波长为210 nm进行含量测定。刘慧俊等[15]以莪术油有效成分蓬莪术环二烯、牻牛儿酮和莪术二酮同时作为指标成分，采用Kromasil KRIOO-5C18色谱柱，柱温为25 ℃，流动相为甲醇-水（90：10），测波长为215 nm。结果蓬莪术环二烯、牻牛儿酮和莪术二酮分别在24.12～120.60 μg/mL、8.30～41.52 μg/mL和24.62～123.12 μg/mL范围内线性关系良好，平均回收率分别为97.45%、99.26%和96.71%，RSD分别为2.43%、2.71%和1.88%，即加样回收率良好。莪术油的抗癌、抗病毒物质基础是倍半萜类成分，主要包括蓬莪术环二烯、牻牛儿酮和莪术二酮，三者

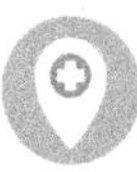

含量占莪术油的42%～50%。试验表明采用蓬莪术环二烯、牻牛儿酮和莪术二酮同时作为指标成分，代替原来的单一指标成分，能更好地控制莪术油的内在质量，确保其临床疗效，减少副作用。

《中国药典》2010年版一部规定莪术油的含量测定方法为高效液相色谱法，以十八烷基硅烷键合硅胶为填充剂，以乙腈－水为流动相进行梯度洗脱，以牻牛儿酮和呋喃二烯为对照品，检测波长为216 nm进行含量测定。

李成网等[16]用高效液相色谱法测定莪术油中莪术二酮的含量。采用K romasil CN柱（150 mm×416 mm），乙腈－水（32∶68）为流动相，检测波长为220 nm。该法简便、快速、重复性好，可作为莪术油及其制剂的定量分析方法。

贾东明等[17]用反相－高效液相色谱法（RP-HPLC）测定莪术油凝胶剂中吉马酮的含量，方法是在ODS-C18色谱柱上采用流动相乙睛－0.025 mol/L磷酸（45∶55）（三乙胺调节pH至4.5）溶液进行梯度洗脱，乙腈（70%）：0～5 min；乙腈（70%→90%）：5～30 min；乙腈（90%）：30～50 min。检测波长213 nm，流速为1.0 mL/min。本法专属性高，可同时测定凝胶剂样品中莪术醇和吉马酮的含量，可用于对莪术油凝胶剂的质量控制。

杨威等[13]以毛细管气相色谱法测定莪术油中吉玛酮和β－榄香烯含量。以水杨酸甲酯为内标物，采用OV-1701为固定液，柱长25 m、内径0.2 mm、液膜厚度0.25 μm的毛细管色谱柱；程序升温：起始温度100 ℃，5 ℃/min，结束温度200 ℃；载气为氮气；流速115 mL/min；氢火焰离子化检测器。

四、莪术油指纹图谱在莪术油化学成分鉴定及含量测定中的应用

指纹图谱一般是指某些中药材或中药制剂经过适当处理后，采用一定的分析手段，得到的能够标识其化学特征的色谱图或光谱图。指纹图谱主要是通过现代的分析检测手段对复杂物质体系特征的一种阐释。近10几年来，世界主要的中药、天然药物强国或组织均采用指纹图谱的方法来检测中药或天然药物的整体化合物特征，包括日本、法国、德国、中国、英国、印度及世界卫生组织（WHO）等。近十年来，莪术油的指纹图谱研究也取得了长足的进步，不仅包括GC指纹图谱、GC-MS指纹图谱、HPLC指纹图谱，而且GC-QTOF-MS指纹图谱的研究也取得了较大的进展[18]。

《中国药典》2010年版一部规定莪术油（温莪术经水蒸气蒸馏提取的挥发油）经高效液相色谱法（通则0512）测定。色谱条件与系统适用性试验

以十八烷基硅烷键合硅胶为填充剂；以乙腈为流动相 A，水为流动相 B，按下表中的规定进行梯度洗脱；检测波长为 216 nm。理论板书按牻牛儿酮峰计算不低于 5000。

参照物溶液的制备：取牻牛儿酮对照品及呋喃二烯对照品适量，精密称定，加无水乙醇制成每 1 mL 含牻牛儿酮 30 μg、呋喃二烯 50 μg 的混合溶液，即得。

供试品溶液的制定：取本品 0.1 g，精密称定，置 50 mL 量瓶中，加无水乙醇至刻度，摇匀，精密量取 5 mL，置 25 mL 量瓶中；加无水乙醇至刻度，摇匀，过滤，取续滤液，即得。

测定法：分别精密吸取参照物溶液和供试品溶液各 5 μL，注入液相色谱仪，测定，记录色谱图，即得。

表 3-1　相关数据

时间/min	流动相 A/%	流动相 B/%
0～20	60→95	40→5
21～35	95	5

五、莪术测色技术在莪术含量测定中的应用

色泽是中药材及中药饮片质量识别的重要指标之一。传统的色泽评价容易受主观个体差异和不敏感性的影响造成偏差，将传统的色泽评价量化，能建立更为客观、高效的质量评价方法。现代研究表明，中药色泽与内在品质也具有一定的相关性，在炮制的过程中，炮制品会发生颜色的变化，测色技术也可用于炮制品的区分。随着测色技术的发展，可以将看到的颜色进行数字化，相对于肉眼的观察更加客观、可控。

3 种莪术饮片呈现不同的外观颜色。蓬莪术饮片为黄棕色；广西莪术饮片为棕色；温莪术饮片为黄棕色至棕褐色。这说明可以对莪术不同饮片进行颜色的测定，然后建立颜色范围，并研究颜色与化学成分的相关性，期望可以通过颜色的不同，反映内在成分的不同。于梦婷[19]采用 CM5 分光光度计（柯尼卡美能达，JPN）对不同产地、不同基原的 30 批莪术饮片进行光谱颜色测量，样本观察脉冲下氙弧灯（D65φ 3 mm）的视角设置 10°；建立了不同基原莪术饮片预测模型，通过初始和交叉验证的方法（leave-one-out cross validation）对所建立模型的预测能力进行了评估；原始验证不同基原莪术判

别函数与交叉验证的正确率均为100%。这证明此模型可以很好地区别不同基原莪术饮片。采用同样的方法分别建立广西莪术不同饮片、蓬莪术不同饮片、温莪术不同饮片的典型判别函数。经验证，所建立的数学模型可以对广西莪术不同饮片、蓬莪术不同饮片、温莪术不同饮片进行区分。将莪术颜色方程与9种倍半萜类成分和3种姜黄素类成分（莪术烯醇、新莪术二酮、莪术二酮、异莪术烯醇、呋喃二烯酮、莪术醇、吉马酮、呋喃二烯、榄香烯、双去甲氧基姜黄素、去甲氧基姜黄素、姜黄素）的含量做相关性分析，明确了外在性状－内在成分的关联性。

六、莪术生物评价技术在莪术含量测定中的应用

生物评价是指在特定的实验条件下，评价供试药物作用于生物体系（整体动物、离体组织、器官、微生物和细胞以及相关生物因子等）所表达出的特定生物效应的方法，可用于定性或定量评价供试药物的质量，具有关联功效的优势。美国食品和药物管理局在《工业植物性药物开发指南》中指出，在质量控制中必须采用生物测定法来测量中药的生物活性。

生物评价以牛血纤维蛋白原（FIB）的变化为指标来考察莪术及其炮制品的活血化瘀功效，当牛血纤维蛋白原与凝血酶相互作用生成纤维蛋白，并形成凝胶，以此为指标来评价莪术及其炮制品体外拮抗凝血酶－牛纤维蛋白原凝胶的反应效果，王建权等人[20]运用此法评价莪术及其炮制品的活血化瘀药效，发现生莪术抗纤维蛋白原的生物效价为2.0 U、醋煮莪术为2.58 U、醋炙莪术为1.72 U。莪术的抗凝血作用主要活性成分是姜黄素，通过高效液相色谱法测定莪术及其炮制品的姜黄素含量。结果表明莪术及其炮制品抗凝效价与姜黄素质量分数之间未见显著性相关。《中国药典》2015年版提出了中药的质量控制标准要逐步由单一性指标成分向活性有效成分及生物活性测定的综合性检测指标过渡，故合理怀疑单一研究姜黄素成分不能作为莪术及其炮制品抗凝效价的标志物。

参考文献

[1] 廖婉. 川产道地药材蓬莪术道地性特征成分及其炮制机理研究［D］. 成都中医药大学，2015.

[2] 国家药典委员会. 中华人民共和国药典：2010 年 一部 [M]. 北京：中国医药科技出版社，2010.

[3] 沈艳，李羿，刘婷婷，等. 3 种基源莪术的显微及理化鉴定 [J]. 化学研究与应用，2014，26 (2)：267－270.

[4] 李校坤，姚崇瞬，黄亚东，等. 现代技术在莪术研究中的应用 [J]. 药物生物技术，2005，(2)：134－137.

[5] 杨树德，陈建民，陈毓亨. 温莪术挥发油中莪术醇的含量测定 [J]. 药学学报，1979 (6)：356－361.

[6] 李静坤. 莪术油中莪术醇的双波长薄层扫描测定法 [J]. 沈阳药学院学报，1984 (2)：147－151.

[7] 袁文娟，高文分，田颂九，等. 柱前衍生化气相色谱法测定莪术油中莪术醇含量 [J]. 药物分析杂志，2009，29 (10)：1692－1695.

[8] 郑少珠，朱维华. 气相色谱法测定莪术醇的含量 [J]. 广东药学院学报，1997 (2)：53－54.

[9] 王海坤. 制备 GC 法分离纯化中药挥发性组分 [D]. 重庆大学，2011.

[10] 游剑，于英伟，李青坡，等. 莪术油微球的含量测定 [J]. 中成药，2005 (1)：29－32.

[11] 王婷，李铁福，林绍强，等. 莪术醇的分离鉴定及含量测定 [J]. 中华中医药学刊，2008 (5)：1018－1020.

[12] 魏福祥，邓小丽，陈晓，等. 气相色谱法测定莪术挥发油中榄香烯含量 [J]. 河北科技大学学报，2005 (3)：219－221.

[13] 杨威，张树和，李庆民. 毛细管气相色谱法测定莪术油中吉玛酮和 β－榄香烯的含量 [J]. 沈阳药科大学学报，2006 (12)：785－787.

[14] 杜霞，吴琳华，赵红光. 气相色谱－质谱联用测定莪术油中 β－榄香烯的含量 [J]. 药物分析杂志，2007 (2)：216－218.

[15] 刘慧俊，崔友，周冲，等. 对中国药典莪术油含量测定方法的商榷 [J]. 中国医药导刊，2009，11 (11)：1981－1982.

[16] 李成网，王唯红. 高效液相色谱法测定莪术油中莪术二酮和牦牛儿酮的含量 [J]. 中国实验方剂学杂志，2007 (3)：12－14.

[17] 贾东明，姜义娜，薛胜霞. 反相高效液相法测定莪术油凝胶剂中莪术醇和吉马酮含量 [J]. 温州医学院学报，2007 (5)：500－501.

[18] 曾建红. 广西莪术挥发油 GC-MS 指纹图谱的构建及其谱效关系的研究［D］. 中南林业科技大学，2012.

[19] 于梦婷. 莪术不同饮片质量和分析技术研究［D］. 江西中医药大学，2021.

[20] 王建权，徐建中，俞旭平，等. 基于生物效价检测和高效液相色谱法的中药莪术及其炮制品品质评价的研究［J］. 中国生化药物杂志，2016，36（3）：176－179.

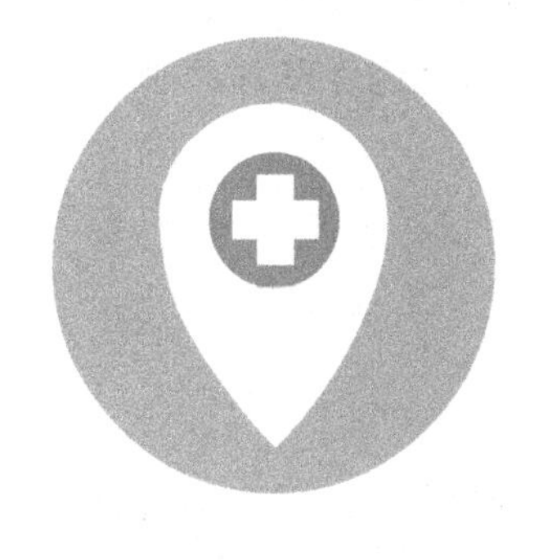

第四章 莪术药理学作用及临床应用研究

现代植物化学研究表明，莪术的化学成分主要含有挥发油、姜黄素类以及多糖类、甾醇类、酚酸类、生物碱类等，莪术挥发油主要成分为莪术醇、β-榄香烯、莪术二酮、吉马酮、莪术酮、莪术烯、呋喃二烯等单萜和倍半萜类化合物。现代药理学研究表明，莪术具有抗肿瘤、抗血小板聚集、抗血栓、调血脂、抗动脉粥样硬化、对卒中的治疗作用及脑神经保护作用、抗肝肾肺组织纤维化、抗炎镇痛、抗菌抗病毒、降血糖、抗氧化等多种药理学作用。

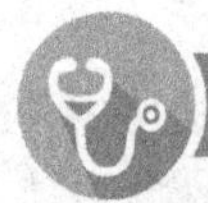

第一节　抗肿瘤作用

恶性肿瘤是全球范围内高死亡率、低存活率的一种致命疾病，在中医学中统称为癌病。其病因与正气不足、外邪侵袭、情志内伤等均有关系[1]，治疗原则以扶正祛邪、攻补兼施为主。中药在抑制肿瘤发生发展、延长生存期、减少化疗和放疗副反应、提高肿瘤患者生活质量等方面发挥重要作用[2]。因此，中药已成为挖掘创新天然成分作为抗肿瘤靶向治疗药物的重要来源。现代药理学研究表明，莪术中的莪术醇、β-榄香烯和姜黄素是抗肿瘤的主要活性成分，具有直接抑制、破坏癌细胞、增强免疫功能、调节免疫反应及升高白细胞等作用[3]。本节就莪术的主要单体成分莪术醇、β-榄香烯和姜黄素的抗肿瘤作用、分子机制及临床应用进行介绍。

一、抗肿瘤作用及分子机制

（一）莪术醇

莪术醇（curculmol）又名莪黄醇、姜黄环氧醇，属于愈创木烷倍半萜类天然产物，是莪术油中的主要活性成分之一。《中国药典》2020年版中收录的莪术油以莪术醇含量作为质量控制指标。大量研究证实莪术醇具有广谱抗癌特性，可治疗肺癌、肝癌、胃癌、乳腺癌、大肠癌、鼻咽癌、卵巢癌等多种癌症，而对正常细胞的作用可以忽略不计，在癌症治疗中具有潜在的治疗作用。

1. 抑制肿瘤细胞增殖、诱导肿瘤细胞凋亡

许多研究表明，莪术醇对细胞增殖与凋亡的影响并非单一的，通常在影响细胞增殖的同时，还会促进细胞凋亡。Tang等[4]研究发现，莪术醇对SPC-1-A人肺腺癌细胞具有时间和浓度依赖性的抗增殖作用，浓度为

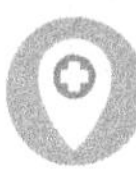

100 μmol/lL 时，即能诱导 SPC-1-A 细胞大量凋亡，并将细胞周期阻滞在 G0/G1 期。该体外抗肿瘤增殖作用在荷瘤小鼠实验中得到证实，60 mg/(kg·d)莪术醇即可显著减小肿瘤体积，且无明显毒性。胰岛素样因子-1受体（IGF-1R）参与许多组织活动，主要调节生长和存活，是公认的恶性细胞的独特因子。因此，IGF-1R 阻断剂可以抑制肿瘤生长、血管生成并增强化疗诱导的细胞凋亡。p38 MAPK 是恶性转化的负调控因子，在肿瘤细胞中具有促凋亡作用[5]。Wang 等[6]发现，莪术醇可抑制大肠癌 Lovo 细胞增殖并诱导其凋亡，其机制主要是通过降低 IGF-1R 水平、上调 p38 丝裂原活化蛋白激酶（MAPK）磷酸化水平，进而上调 Bax 表达、降低 CREB1 和 Bcl-2 表达、触发 PARP 切割来实现的，该结论在体内实验中得到了验证。

据 Huang 等[7]报道，莪术醇能抑制三阴性乳腺癌（TNBC）MDA-MB231 细胞的体内外生长。体外实验表明莪术醇通过上调 p73、PUMA 和 Bak 的表达，下调突变型 p53 触发凋亡来抑制 TNBC MDA-MB231 细胞的生长。体内实验表明，莪术醇剂量为 100 或 200 μg/kg，给药连续 21 d 可显著抑制异种移植瘤的体内生长。有研究表明，药物通过线粒体膜电位（MMP）的缺失和活性氧（ROS）生成的增加诱导细胞凋亡[8]。当体内 ROS 表达增加时，可对恶性细胞造成损害。而异柠檬酸脱氢酶（IDH）依赖的还原羧化作用则可以降低细胞内 ROS 水平[9]，保护癌细胞免受 ROS 损伤。Zang 等[10]研究发现，莪术醇作用于胃癌 GC MGC-803 细胞后 ROS 水平升高、MMP 水平降低、IDH1 水平下调，细胞增殖受到抑制，细胞周期被阻滞于 G2/M 期。

PI3K/Akt 通路是 IGF-1R 最重要的下游信号通路之一，可诱导细胞有丝分裂，细胞生长、转化、迁移、存活和抗凋亡等[11]。GSK-3β 是 PI3K/Akt 通路的重要下游分子，通过激活 Akt 使其 ser9 磷酸化而失去功能[12]。因此，它的磷酸化与肿瘤细胞的生物学恶性行为有关。因此，抑制 PI3K/Akt 通路和 p-GSK-3β 可能是癌症干预中重要的肿瘤抑制机制。Li 等[13]发现，莪术醇以剂量和时间依赖性的方式抑制 IGF-1R 和 p-Akt 的表达，并调控其下游 GSK-3β 在鼻咽癌（NPC）CNE-2 细胞中的活性，进而引发周期蛋白分子（Cyclin D1、Cyclin E、CDK2、CDK4、p21 和 p27）和凋亡相关分子（Bcl-2、Bax 和 p53 以及 MDM2、p53、Bcl-2、Bax 和 cleaved PARP）表达的改变，使细胞阻滞在 G0/G1 期并发生凋亡。该作用可部分被 IGF-1R 激动剂 IGF-1 逆转。以上提示：莪术醇通过抑制 IGF-1R/PI3K/Akt/GSK-3β 通路的激活，调节其下游周期和凋亡相关分子抑制 CNE-2 细胞的生长。

2. 抑制肿瘤细胞侵袭和转移

细胞外基质的蛋白水解是肿瘤转移的必要步骤。蛋白水解酶如 MMPs 的表达和活性的增加有助于肿瘤细胞侵入血流或淋巴系统并扩散到其他器官[14]。Ning 等[15]进行体外实验发现莪术醇可以抑制乳腺癌 MDA-MB-231 细胞中 JNK1/2 的磷酸化和 Akt 的磷酸化，并抑制 NF-κB p65 的核转位和转录活性，而该抑制作用可被 JNK 特异性抑制剂（SP600125）和 Akt 特异性抑制剂（LY294002）增强。进一步研究发现，SP600125、LY294002 和 NF-κB（PDTC）特异性抑制剂可显著增强莪术醇对 MMP-9 和 MDA-MB-231 细胞迁移、侵袭和黏附的抑制作用。体内实验发现莪术醇可降低 NF-κB p65 蛋白在 db/db 小鼠中的表达。以上提示莪术醇对乳腺癌细胞的抗转移作用可能与通过 JNK1/2 和 akt 依赖的 NF-κB 通路抑制 MMP-9 有关，但尚不清楚莪术醇抑制 JNK1/2 和 Akt 的上游途径是什么。

Skp2 是一种 F-box 蛋白和 E3 泛素连接酶，调节许多关键的细胞过程，其过表达与肿瘤的转移相关[16]。Li 等[17]研究表明，莪术醇可以在 mRNA 和蛋白水平上抑制 Skp2，并促进 YAP1 的磷酸化，降低 YAP1 蛋白的表达，破坏 YAP1 和 TEAD 4 在 Skp2 启动子上的结合，抑制 TNBC IV2-1 细胞抗脱落凋亡，从而影响转移性 TNBC 细胞的存活。Yan 等[18]研究表明，莪术醇通过调节 E－钙黏蛋白和 N－钙黏蛋白，诱导 TGF-β1 介导的上皮间充质转化，影响癌细胞的迁移。Li 等[19]发现莪术醇通过上调 E－钙黏蛋白和下调 N－钙黏蛋白的表达，抑制乳腺癌细胞 MDA-MB-231、MDA-MB-468 的生长和侵袭。Zhang 等[20]研究发现莪术醇能抑制 CDKL3，抑制胆管癌细胞 RBE、HCCC-9810 的生长和迁移。

3. 诱导细胞自噬

自噬和凋亡之间的关系是复杂的。根据不同的细胞类型和刺激的作用，自噬参与促进或抑制癌细胞死亡。Zhang 等[21]研究发现，莪术醇处理 MG-63 细胞后，可观察到 cleaved caspase-3 积累，胰酶抑制剂 Z-V AD-FMK 预孵育可降低莪术醇诱导的细胞凋亡，表明莪术醇可诱导 caspase 依赖性细胞凋亡。经氯喹（CQ）预处理，63. 5 mg/L 莪术醇孵育后，cleaved caspase-3 水平降低，LC3Ⅰ/LC3Ⅱ表达水平升高，表明莪术醇可激活细胞自噬。另外，p-JNK 蛋白表达水平也呈时间依赖性上调，用 JNK 抑制剂 SP600125 预处理可抑制 JNK 信号通路的磷酸化和 LC3-Ⅱ的积累，提示莪术醇诱导的自噬涉及 JNK 信号通路。以上结果提示莪术醇通过 JNK 信号通路抑制自噬减弱莪术醇诱导的 MG-63 人骨肉瘤细胞凋亡。

4. 调节线粒体凋亡

组蛋白甲基化转移酶 2（EZH2）在肿瘤的发生、转移和侵袭中发挥重要

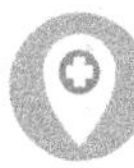

作用。靶向 EZH2 被认为是一种治疗癌症的策略。Zhou 等[22]发现，沉默 EZH2 可增强莪术醇对膀胱癌细胞的生长抑制和细胞凋亡作用，减少 ROS 生成和 MMP 损失；反之，强化 EZH2 表达可改善这些效应。进一步研究发现，EZH2 增加莪术醇暴露后 EJ 和 T24 细胞中 Bcl-2 和 H3K27me3 的积累，降低了 Bax、Bak 和细胞色素 c 的表达，以上结果表明莪术醇通过靶向 ezh2 依赖的线粒体凋亡途径抑制膀胱癌细胞增殖。Zhang 等[23]发现，莪术醇作用于人肺腺癌 ASTC-a-1 细胞后，诱导 Bax 在 6 h 内从细胞质快速转位到线粒体，导致线粒体膜电位（$\Delta\psi m$）快速消散，表明线粒体在莪术醇诱导的细胞凋亡中起重要作用。而广谱 Caspases 抑制剂 Z-VAD-fmk 没有减弱莪术醇诱导的细胞毒性，说明 Caspases 不参与莪术醇诱导的细胞凋亡；进一步监测稳定表达 FRET 质粒 SCAT3 的活细胞内 Caspase-3 的激活情况证实了这一结论。以上结果提示莪术醇通过不依赖于 Caspase 的线粒体途径诱导人肺腺癌 ASTC-a-1 细胞凋亡。

5. 抑制肿瘤细胞耐药

肿瘤细胞对肿瘤坏死因子相关凋亡诱导配体（TRAIL）的耐药性一直是临床肿瘤治疗的关键障碍。据报道，NQO2 可能通过醌代谢过程中产生的 ROS 参与癌症启动和进展的各种过程[24]。Jing 等[25]研究发现，醌氧化还原酶 2（NQO2）为莪术醇的关键靶点，与非小细胞肺癌（NSCLC）细胞总生存率呈负相关，敲除 NQO2 可以在体内和体外抑制 NSCLC 细胞生长。莪术醇直接靶向 NQO2 以引起 ROS 的生成，从而触发内质网应激 c/EBP 同源蛋白（CHOP）死亡受体（DR5）信号，使 NSCLC 细胞对 TRAIL 诱导的凋亡敏感。NQO2 中的 Phe178 是莪术醇结合的关键位点。Phe178 突变完全破坏了 NQO2 的功能，增强了 TRAIL 的致敏作用。而莪术醇对 NQO2 的激活是否能与其他倍半萜类化合物共享，从而获得更高的活性和更好的选择性还有待进一步研究。

6. 抑制肿瘤血管生成

新生肿瘤血管为肿瘤细胞提供营养，也为其侵袭和转移创造条件。血管内皮细胞生长因子（VEGF）是迄今发现的最重要的血管生成调控因子，它能够通过刺激血管的生成、促进内皮细胞的增殖迁移、增加微小血管的通透性、促进基质的降解等机制促进肿瘤新生血管的形成，最终导致肿瘤的增殖、浸润和转移[26]。莪术醇可通过抑制 EGFR/PI3K/AKT 信号通路、HIF-1α/VEGF 信号通路中 EGFR、PI3K、HIF-1α、VEGF 等相关 mRNA 转录及蛋白表达，进而抑制血管内皮细胞增殖及毛细血管样结构形成[27]。池碧霞等[28]研究发现，随着莪术醇剂量的增大，裸鼠移植瘤体积增长趋势变缓，瘤体组织中的 VEGF 的表达量逐渐降低；体内实验表明莪术醇抑制肿瘤的生长可能与下调 VEGF 表达有关。

刘健翔等[29]研究证明，莪术醇能下调人鼻咽癌细胞 NF-κB 蛋白的表达，并且抑制 Bcl-2 的转录激活来实现抑制鼻咽癌细胞的增殖、诱导细胞凋亡；该研究还发现随着莪术醇质量浓度的增加（12. 5、25、50、100 μg/mL），VEGF 表达水平下降越明显，说明莪术醇在下调 NF-κB 表达的同时抑制了 VEGF 表达，进而抑制肿瘤血管生成，且呈剂量相关，在 100 μg/mL 时抑制作用最为明显。莪术醇还能通过下调 VEGF、白细胞介素 - 8（IL-8）、CXC 趋化因子受体 2（CXCR2）等促血管生成相关因子的蛋白表达，上调抑制性血管生成相关趋化因子 CXC 趋化因子受体 3（CXCR3）的蛋白表达，抑制肿瘤血管生成，抑制直肠癌 SW1463 细胞的增殖[30]。

综上可见，莪术醇可将肿瘤细胞周期阻滞在 G0/G1 期或 G2/M 期，抑制肿瘤细胞增殖，诱导肿瘤细胞凋亡；可调节 E - 钙黏蛋白和 N - 钙黏蛋白，诱导 TGF-β1 介导的上皮间充质转化，影响癌细胞的迁移；直接靶向 NQO2 使 NSCLC 细胞对 TRAIL 诱导的凋亡敏感；通过 JNK 信号通路诱导肿瘤细胞自噬；通过抑制 VEGF 表达，上调 CXCR3 蛋白表达来抑制肿瘤血管的生成，从而起到抗肿瘤作用。

（二）β - 榄香烯

β - 榄香烯（β-elemene）是从姜科植物温莪术挥发油中分离的活性单体，是榄香烯萜烯类化合物发挥抗癌作用的主要活性成分。药理学及临床研究证明，β - 榄香烯是一种疗效确切的非细胞毒性的广谱抗肿瘤药物，不同于传统的细胞毒性化疗药物，其在发挥直接抗肿瘤作用的基础上，还能起到逆转肿瘤细胞耐药、抑制转移、提高机体免疫力、与放化疗联用能减毒增效等作用。榄香烯乳注射液是由我国自主开发的二类非细胞毒性抗肿瘤新药，于 1995 年上市，主要成分为 β - 榄香烯，同时含有少量的 γ - 榄香烯和 δ - 榄香烯，具有抗瘤谱广泛、临床疗效确切、毒副作用小、能透过血脑屏障等特点。目前，其在临床上广泛用于治疗恶性胸腹腔积液、多种实体瘤以及脑转移癌。

1. 诱导肿瘤细胞凋亡

（1）阻滞细胞周期。

细胞周期是细胞进行自我增殖的过程，阻断肿瘤细胞的细胞周期能够抑制肿瘤细胞的增殖和生长。β - 榄香烯能阻滞肿瘤细胞从 S 期进入 G2、M 期，

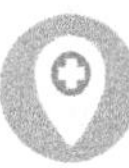

阻止细胞从 G0、G1 期进入 S 期，降低细胞分裂增殖能力。Li 等[31]在研究 β-榄香烯对神经胶质瘤细胞作用时，发现 β-榄香烯能激活膜表面受体 Fas 及配体 Fasl，并且通过上调 Caspase-3、bax 蛋白表达，下调 bcl-2 蛋白表达，使细胞周期停留在 G0/G1 期，从而诱导胶质瘤 U87 细胞凋亡。史晓光等[32]研究 β-榄香烯抑制甲状腺癌细胞增殖及其作用机制的实验表明，β-榄香烯抑制甲状腺癌细胞增殖、促进细胞凋亡作用主要是通过抑制细胞周期调节蛋白 E、CDK2、CDK6 的表达，提高细胞凋亡调节蛋白 Caspases-3 活性，降低 bcl-2 的表达，使细胞周期停滞在 G1 期，诱导甲状腺癌细胞凋亡。Wu B 等[33]发现榄香烯能逆转 GSTP1 抑癌基因甲基化并抑制其激活，细胞周期抑制在 S 期。王斌梁等[34]研究表明榄香烯下调 eIF4E（真核起始因子）表达，降低肺癌 A549 细胞株 G2/M 期细胞比例。以上提示，β-榄香烯可上调 Fas/FasL 和 Bax、下调 Bcl-2 或 eIF4E、逆转抑癌基因甲基化组阻滞细胞周期。

（2）调控基因表达。

细胞凋亡是在基因调控下完成的自我消亡过程，β-榄香烯对细胞凋亡的调控可能存在多个调控点。研究发现，β-榄香烯诱导肿瘤凋亡的作用机制可能与癌症基因 Bcl-2 家族、survivin、C-Myc、核基因-κB 表达降低，促凋亡 p21、p27、p53、bax 等表达增强相关[35]。目前已有研究证实，β-榄香烯在诱导白血病细胞株 K562 和 HL-60、神经脑胶质瘤细胞 U251 和 C6、宫颈癌细胞 HeLa、膀胱癌细胞 BIU-87、乳腺癌细胞 MCF-7、肝癌细胞株 Hca-F25/CL-16A3、人黑色素瘤细胞株 A375、肺癌细胞株 A549 和 H460 以及喉癌细胞株 Hep-2 细胞凋亡的同时，可下调 Bcl-2 基因表达水平，从而促进细胞凋亡[36-38]。刘剑等[39]研究证实，β-榄香烯可加速下调外周血淋巴细胞 cyclinD1 水平，而 p16 蛋白下调的水平则会受到抑制。β-榄香烯可诱导小鼠黑色素瘤 B16 细胞凋亡，作用机制是 Bcl-2 表达降低，抑癌基因 p53 表达增强。同时 β-榄香烯能上调卵巢癌 A2780 细胞中 p21、p27、p53 蛋白表达，使细胞周期阻滞于 G2 期[40]。

（3）抑制酶的活性。

端粒酶是一种核糖蛋白体酶，由 RNA 和蛋白质组成，能利用自身 RNA 为模板合成端粒 DNA，加入到真核细胞染色体末端，从而维持染色体稳定性[41]。端粒酶的活化是直接导致肿瘤细胞无限制生长的关键因素。在 β-榄香烯诱导宫颈癌 HeLa 细胞凋亡过程中，人类端粒酶催化亚单位（hTERT）基因转录表达受到明显抑制，从而降低了端粒酶活性[42]。赵晓晓等[43]研究表明，β-榄香烯对人胃癌细胞株 SGC-7901 有较强的细胞毒作用；且细胞分化程度越高，β-榄香烯对端粒酶活性抑制率也越高。另有学者研究表明，β-榄香烯能抑制人白血病 K562 细胞的端粒酶活性，且抑制作用呈浓度、时间依赖性，提示 β-榄香烯可以作为一种端粒酶抑制剂诱导肿瘤细胞凋亡[44]。

拓扑异构酶 I（TopoI）和拓扑异构酶 Ⅱα（Topo Ⅱα）在 DNA 复制、转录过程中发挥着重要作用，因此，抑制 TopoI 和 Topo Ⅱα 的活性能够抑制肿瘤细胞的增殖。Gong 等[45]研究结果表明，β-榄香烯以剂量和时间依赖性方式显著抑制了 HepG-2 细胞的增殖，诱导了肿瘤细胞的 S 期阻滞和凋亡，并下调了 TopoI 和 Topo Ⅱα 蛋白的表达。Lee 等[46]的实验结果显示，β-榄香烯诱导 A2780 和 A2780/CP 细胞发生持续的 G2/M 期阻滞，这是由细胞周期蛋白和细胞周期蛋白依赖性激酶表达的改变介导的，包括 CDC2、cyclin A 和 cyclin B1 的下调以及 p21WAF1/CIP1 和 p53 蛋白的上调。

（4）促使细胞内 Ca^{2+} 稳态失衡。

细胞内 Ca^{2+} 水平相对稳定是维持细胞正常运转的基础，细胞中 Ca^{2+} 浓度持续升高也是诱发细胞凋亡的主要因素。研究显示，β-榄香烯可促进人膀胱癌 BIU-18 细胞内 Ca^{2+} 释放，使细胞内 Ca^{2+} 浓度升高。DNA 电泳和电镜技术进一步观察到细胞发生凋亡，提示 β-榄香烯可通过调节细胞内 Ca^{2+} 浓度诱导细胞凋亡[47]。β-榄香烯可通过改变 Ca^{2+} 浓度来诱导细胞凋亡在结肠癌 Lovo 细胞[48]及肝癌 HcaF 细胞[49]中也得到了证实。黄春富等[50]在用 β-榄香烯作用于结肠癌 Lovo 细胞 24 h 中，经 Fura-2 荧光复合技术间断检测细胞内游离 Ca^{2+} 浓度的变化，发现在细胞凋亡的早期，胞质游离 Ca^{2+} 浓度明显升高，作用 1 h 为（256.2 ± 5.85）nmol/L，对照组为（127.81 ± 5.18）nmol/L，而后 Ca^{2+} 浓度下降较明显，作用 4 h 为（181.33 ± 3.51）nmol/L，12 h 为（165.4 ± 56）nmol/L。由此说明，Ca^{2+} 参与了 β-榄香烯诱导结肠癌细胞凋亡的信号转导过程，特别是在凋亡启动阶段作用尤为重要。

2. 抑制肿瘤细胞迁移和侵袭

恶性肿瘤的迁移和侵袭是造成肿瘤患者不良预后和临床治疗失败及死亡的主要原因。毛雨秋[51]研究证实，β-榄香烯注射液可有效降低肝癌 HepG-2 细胞的黏附能力，阻碍其后续的侵袭及迁移；Transwell 小室侵袭及迁移实验结果显示 HepG-2 细胞侵袭及迁移数量随 β-榄香烯注射液浓度的增加而呈逐渐降低趋势，且当浓度为 20 μg /mL、30 μg /mL 时，HepG-2 细胞迁移及侵袭细胞数量明显降低，而迁移及侵袭抑制率显著升高，提示 β-榄香烯能有效地降低 HepG-2 肝癌细胞侵袭和迁移，且呈剂量依赖性。李学农等[52]在研究β-榄香烯对人肝癌细胞侵袭转移及相关机制的实验时发现，随着β-榄香烯浓度增大，细胞黏附能力降低，同时侵袭及迁移细胞数目明显减少，β-榄香烯可通过减少MMP-2及MMP-9蛋白的表达来有效抑制人肝癌细胞侵袭及转移能力。β-榄香烯还可通过抑制Sox 2和β-catenin信号转导抑制转化生长因子-β（TGF-β）诱导的宫颈癌SiHa和HeLa细胞的迁移和侵袭能力，且呈剂量依赖性。β-榄香烯作用后β-catenin、TCF7、C-Myc、Cyclin D1、Bcl-2、MMP-2表达下降，p53表达增高[53]。在人乳腺癌细胞研究方面，Transwell侵袭实验结果表明，β-榄香烯对人乳腺癌MDA-MB-231细胞的侵袭能力的抑制具有明显的量效关系，浓度越高，抑制能力越强，且细胞形态发生改变。细胞划痕实验结果表明，β-榄香烯对人乳MDA-MB-231细胞的迁移抑制作用随着浓度的增加以及时间的延长而增强[54]。Zhang等[55]研究显示，β-榄香烯可通过下调Ras/MAPK信号通路，上调雌激素受体α（ER）表达；随着ERα表达增多、锌指转录因子Snail表达下降，进而下调钙黏蛋白E-cadherin的表达；抑制耐三苯氧胺细胞系人乳腺癌MCF-7/TA细胞的迁移和侵袭。

3. 抑制肿瘤血管生成

血管不仅能为肿瘤提供营养和氧气，也是肿瘤细胞进入人体系统循环和转移的主要路径。因此，近年来已有多种药物用于抑制肿瘤血管生成，且此类药物不产生耐药性，是治疗肿瘤的理想药物。有研究表明，β-榄香烯具有抑制血管生成的作用，其机制与抑制血管内皮细胞增殖、抑制VEGF和bFGF的表达以及有效防止血管基底膜的降解等有关[56]。李悦等[57,58]研究表明，β-榄香烯可直接干扰血管内皮细胞的增殖及细胞周期，阻滞细胞从G1期进入S期及G2期，并降低其成血管能力，还可以促进体外培养的血管内皮细胞凋亡，抑制血管内皮细胞的成血管能力，使血管内皮细胞在Matrigel胶中形成的管腔数目减少，同时能够抑制血管内皮细胞中基质金属蛋白酶MMP-2和MMP-9的活性。杨婧等[59]探讨β-榄香烯对肺癌小鼠模型肿瘤生长及组织胰岛素样生长因子结合蛋白（IGFBP）和VEGF表达的影响，研究结果显示，治疗第21天后，顺铂组和顺铂+β-榄香烯组的肿瘤组织IGFBP1与VEGF蛋白相对表达水平低于模型组，顺铂+β-榄香烯组低于顺铂组，说明β-榄香烯在肺癌小鼠模型的应用能抑制IGFBP1与VEGF的表达。β-榄香烯是一种抗血管生成剂，对人肺腺癌细胞SPC-A-1中VEGF及VEGF-3蛋白水平起下调作用[60]，能够通过抑制VEGF介导的血管生成显著抑制黑色素瘤的生长和转移[61]；通过抑制胃癌细胞SGC7901 COX-2基因，进而抑制其下游产物 PGE2 的表达及使 VEGF 表达下调，从而发挥抗肿瘤作用[62]。此外，β-榄香烯可阻断内皮祖细胞（EPC）分化过程中 Notch 信号通路，从而抑制 EPC 参与肿瘤血管的生成[63]。宋颖等[64]得出相同的结论，β-榄香烯可降低 EPC VEGF 及 VEGFR-2 mRNA 的表达水平，从而减少 EPCs 的动员，进一步抑制 EPC 参与肿瘤血管的形成。

4. 调节机体免疫功能

机体的免疫功能在抵御肿瘤过程中发挥重要作用。β-榄香烯能有效调节机体的免疫功能发挥抗肿瘤的作用。其调节免疫功能主要包括：诱导细胞免疫应答（包括提高 T 淋巴细胞转化率及生成率、增强自然杀伤细胞活性、激活巨噬细胞杀瘤活性、联合树突状细胞疫苗激发机体免疫应答），介导体液免疫应答，调节细胞因子如白细胞介素（IL）、干扰素（IFN）和肿瘤坏死因子（TNF）的含量，增强肿瘤细胞免疫原性，促进红细胞免疫功能，等等多条免疫效应[65]。

姚淑娟等[66]的实验结果显示，β-榄香烯具有显著的抑瘤作用，可通过提高体外荷瘤小鼠 T 淋巴细胞转化率，升高 IL2 水平，增强机体的细胞免疫功能，诱导肿瘤细胞凋亡，调节癌基因 p53、bcl-2 的表达而达到治疗肿瘤的目的。倪菲菲等[67]前期研究发现，β-榄香烯可以增强树突状细胞（DC）表面多种免疫相关的共刺激因子的表达，更有利于 DC 呈递外源性抗原以及激活 T 淋巴细胞，使机体更好地发挥免疫监视和免疫应答功能。进一步研究观察 β-榄香烯联合树突状细胞/自噬小体（DC/DRibble）疫苗对小鼠肝癌的治疗作用，发现肿瘤组织病理切片 PBS 对照组可见浸润性生长，血供丰富，而联合组周围结缔组织包裹紧密完整，并有大量炎症细胞浸润。β-榄香烯联合 DC/DRibbl 疫苗激活体内免疫应答的能力优于单独 DC/DRibbl 疫苗，能够增强诱导特异性免疫细胞分泌细胞因子功能，从而发挥抗肿瘤作用；其免疫效应基础可能与增强 DC 抗原递呈功能有关。巨噬细胞（Mφ 细胞）可分泌细胞因子（TNF）直接杀伤肿瘤细胞。林琳等[68]将 β-榄香烯与 J447A.1Mφ 细胞共孵育 24 h 后，用流式细胞术检测细胞表面 MHC Ⅰ、MHC Ⅱ、CD40、CD86 分子的表达情况并采用吞噬中性红实验检测 J447A.1 细胞吞噬能力。结果发现 β-榄香烯可以增强 Mφ 细胞表面多种免疫相关的共刺激因子的表达，更有利于 Mφ 细胞递呈外源性抗原以及激活 T 淋巴细胞，同时还可以增强 Mφ 细胞的吞噬功能。

5. 逆转肿瘤细胞多药耐药

肿瘤细胞多药耐药（MDR）是肿瘤细胞免受化疗药物攻击的最有效细胞

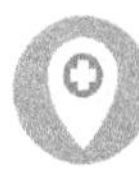

防御机制，也是导致临床化疗失败的主要因素。因此，逆转肿瘤细胞耐药是提高患者临床治愈和控制率的有效手段。P-糖蛋白（P-gp）和多药耐药相关蛋白（MRP）是产生耐药的经典蛋白。β-榄香烯不仅对MDR1基因高表达的耐药细胞株有较强的抑制作用，而且长期作用也未诱导MDRl mRNA的高表达及P-gP的大量产生，说明β-榄香烯与其他化疗药物相比具有抗耐药性。对耐药的BEL-7402/多柔比星（DOX）细胞仍有较强的杀伤作用，同时经榄香烯乳剂的长期作用，未能诱导出NEL-7402细胞的MDR1信使核糖核酸及P-gP的表达，证明已耐药的肿瘤细胞对榄香烯乳剂仍然敏感，同时榄香烯乳剂与MDR1基因表达关系不密切，不易产生多药耐药性[69]。曾晖等[70]采用细胞培养及动物实验方法，分别从体内外研究β-榄香烯逆转肺癌化疗耐药的作用。结果显示，与单独应用β-榄香烯、多柔比星相比较，β-榄香烯与多柔比星组联合应用能显著缩小肿瘤体积（$P<0.01$），提示通过逆转耐药使多柔比星的细胞毒性增强，可进一步提高抑瘤作用。Xu[71]等研究显示，β-榄香烯通过抑制P-gp转运，下调P-gp蛋白表达，增加耐药乳腺癌细胞系MCF-7细胞外阿霉素和罗丹明的积累，进而逆转肿瘤细胞的多药耐药性。Zhang等人[72]通过基因调控网研究了β-榄香烯在人乳腺癌抗阿霉素-MCF-7细胞（MCF-7/ADR）和抗多西紫杉醇-MCF-7细胞（MCF-7/DOC）中对多药耐药的逆转效应，发现β-榄香烯能影响MDR相关miRNA的表达，随后调控靶基因PTEN和P-gp的表达，因而可以影响外泌体的含量并通过外泌体诱导减少抗性的传导。赵海林等[73]研究发现，β-榄香烯能逆转脑胶质瘤U251、H4、MO59J、SW1188耐药细胞株，作用机制是通过诱导G2/M期阻滞，而逆转胶质瘤耐药细胞株对替莫唑胺耐药性。紫杉醇是肺癌治疗常用的化疗药物，其能诱导B细胞淋巴瘤2蛋白磷酸化，增强抗凋亡作用。王峥嵘等[74]应用人肺癌细胞紫杉醇耐药株A549/Taxol，给予β-榄香烯药物干预48 h，对A549/Taxol肺癌活性细胞有显著抑制作用，且呈现剂量依赖性。β-榄香烯逆转紫杉醇耐药性与抑制JAK2/STAT3信号通路有关。

放射治疗是治疗恶性肿瘤的主要手段之一，如何在不损伤正常组织的前提下，在较低放射剂量下实现较高的治疗效果，是临床肿瘤放射治疗面临的最突出问题。增加肿瘤细胞的放射敏感性有利于提高药物的杀伤作用，近年来，β-榄香烯作为放射治疗增敏剂，其临床增敏效果已得到认可。其增敏作用机制主要有：影响细胞含氧量、影响肿瘤细胞周期、诱导细胞凋亡、增强射线引起的DNA损伤和（或）抑制损伤修复、诱导自噬作用等[75]。

佟恩娟[76]研究β-榄香烯对乏氧肺癌细胞的放射增敏作用与雷帕霉素靶

蛋白（mTOR）及HIF-1α/survivin通路的相关性时发现，β-榄香烯通过增加肿瘤细胞的G2/M期阻滞、下调Bcl-2和上调p53基因表达，促进细胞凋亡而发挥放射增敏作用；其增敏机制也与抑制细胞端粒酶活性、诱导细胞DNA双链和单链损伤及抑制损伤修复有关。Li等[77]研究发现，将顺铂与β-榄香烯联合应用于膀胱癌细胞后，与单独使用顺铂的对照组相比，β-榄香烯可显著增强半胱氨酸蛋白酶（Caspase，包括Caspase-3、Caspase-7、Caspase-8、Caspase-9、Caspase-10）的活性，而Caspase-3、Caspase-8、Caspase-9正是调控细胞凋亡过程的关键。β-榄香烯通过Caspase依赖的细胞凋亡通路，触发人膀胱癌T-24细胞凋亡，并促进顺铂诱导的细胞死亡，起到增强化疗效果的作用。黄佳夫[78]通过β-榄香烯作用于A549肺腺癌移植瘤进行实验研究，结果显示单纯用药组的抑瘤能力较弱，而其与放射治疗联合应用时，抑瘤效果得到显著放大，体现出明显的放疗增敏作用；Western blot及免疫组化分析结果显示，单纯放疗后血管内皮生长因子（VEGF）和微血管密度（MVD）表达水平明显提高，而β-榄香烯与放射治疗联合作用时，VEGF和MVD表达水平受到显著抑制；结果证明，β-榄香烯在此移植瘤模型中，通过抑制VEGF的表达和下调MVD，改善肿瘤血管而发挥放射治疗的增敏作用。Zou K等[79]发现β-榄香烯下调DNA PKcs基因表达，诱导细胞DNA损伤，抑制损伤修复，发挥其放疗增敏作用。

综上可知，β-榄香烯可通过阻滞细胞周期、调控基因表达、抑制酶的活性、促使细胞内Ca^{2+}稳态失衡等多种机制诱导肿瘤细胞凋亡；可通过抑制VEGF和MMPs抑制肿瘤血管的生成；通过诱导细胞免疫应答，增强肿瘤细胞免疫原性，促进红细胞免疫功能等多条免疫效应调节机体免疫技能；通过抑制P-gp转运，下调P-gp蛋白表达，逆转肿瘤细胞多药耐药；还可诱导DNA损伤，干扰损伤修复，诱导自噬作用发挥放射增敏机制。

（三）姜黄素

姜黄素（curcumin）是从中药莪术、姜黄等植物的根茎中提取得到的小分子多酚类化合物，具有抗肿瘤、抗炎、抗氧化等作用。目前研究发现姜黄素对膀胱癌、乳腺癌、肺癌、前列腺癌、宫颈癌、卵巢癌、皮肤癌等多种恶性肿瘤具有抑癌作用，且细胞实验证实姜黄素在化疗和放疗中都显示出了良好的协同治疗作用。姜黄素可以通过多种途径发挥抗肿瘤的作用，其机制包括抑制肿瘤的增殖、侵袭和迁移，诱导肿瘤细胞凋亡和抑制多种细胞信号通路等。

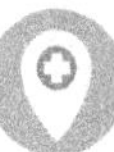

1. 抑制肿瘤细胞增殖、诱导细胞凋亡和自噬

HE 等[80]在有关宫颈癌的体内体外研究中发现，姜黄素可通过下调缺口受体－1（Notch-1）及其下游分子核因子 κB（NF-κB）和 VEGF 的转录和蛋白水平来抑制肿瘤增殖。在结肠癌细胞 SW480 和 HCT-116 中，姜黄素可通过上调微小 RNA-491（miR-491）或下调微小 RNA-4130a（miR-130a）、降低 β－连环素（β-catenin）的表达水平从而抑制 Wnt /β-catenin 信号通路，起到抑制结肠癌细胞增殖的作用[81]。

研究表明，姜黄素在不同肿瘤细胞的凋亡过程中可能发挥一定的作用。Sun 等[82]研究发现，姜黄素通过上调胃癌细胞 miR-33b 的表达，影响靶基因 X 染色体连锁凋亡抑制蛋白（XIAP）的表达，继而抑制胃癌细胞的生长和诱导细胞凋亡。在结直肠癌细胞中，姜黄素诱导活化半胱氨酸天冬氨酸特异性蛋白酶－3（Caspase-3）、过氧化氢酶、凝聚素和细胞色素 C 导致线粒体途径的细胞凋亡[83]。另外，姜黄素可特异性地增加细胞内 Ca^+浓度，引起 Ca^+超负荷并触发人乳腺癌 MCF-7 细胞中线粒体相关的细胞凋亡[84]。

除凋亡外，自噬对于维持细胞一致性也很重要。姜黄素可通过 Beclin-1 依赖和独立于 Beclin-1 途径促进肿瘤细胞自噬。JIA 等[85]报道，姜黄素上调 Beclin-1 蛋白水平及自噬相关轻链蛋白 3-Ⅱ（LC3-Ⅱ）促进人髓性白血病 K562 细胞发生自噬。KIM 等[86]研究表明，姜黄素促进空泡的形成和 LC3-Ⅰ向 LC3-Ⅱ的转化，诱导口腔鳞状肿瘤细胞自噬。姜黄素和吉非替尼联合作用于非小细胞肺癌 H157 细胞和 NCI-H1299 细胞，可通过抑制特异性蛋白（Sp1）并阻断 Sp1 和组蛋白去乙酰化酶 1（HADC1）的相互作用而显著下调 EGFR 活性，并显著抑制受体酪氨酸激酶及细胞外信号调节激酶（ERK）/丝裂原激活蛋白激酶（MEK）和 AKT/S6K 信号通路活性，从而诱发自噬、自噬性细胞死亡和自噬介导的细胞凋亡[87]。

2. 抑制肿瘤细胞迁移和侵袭

上皮间质转化（EMT）是肿瘤引起侵袭转移的第一步。研究报道，姜黄素通过磷脂酰肌醇 3 激酶（PI3K）/蛋白激酶 B（Akt）/NF-κB 途径抑制人胰腺癌细胞系 BxPC-3 和 Panc-1 的 EMT 从而抑制肿瘤转移[88]，通过降低人乳腺癌 MDA-MB-231 细胞中 EMT 的表达，诱导细胞发生形态学变化，进而抑制该细胞迁移和侵袭[89]。β-catenin 在膀胱癌组织中的表达较癌周组织显著上调。Shi 等[90]发现姜黄素（10～30 μmol/L）可通过调节 β-catenin 的表达和逆转 EMT，降低人膀胱癌 T24 和 5637 细胞的迁移和侵袭能力。方园等[91]研究显示，姜黄素（5～40 μmol/L）干预人胶质瘤 SHG44 细胞后，其迁移距离、迁移率、侵袭能力明显降低（$P<0.05$），SHG44 细胞中的基质金属蛋白酶－2（MMP-2）和 MMP-9 表达水平显著下降（$P<0.05$）；提示姜黄素可抑制人胶质瘤 SHG44 细胞迁移及侵袭，且呈时间及浓度依赖性，其机制可能与下调 MMP-2 和 MMP-9 蛋白表达有关。另外，姜黄素还可通过抑制人骨肉瘤 MG-63 细胞中 P-JAK2/-STAT3 通路，抗 MG-63 细胞的迁移和侵袭，提示姜黄素下调 JAK/STAT 信号通路可能是骨肉瘤治疗的新策略[92]。上述研究均表明姜黄素对肿瘤细胞的侵袭迁移具有抑制作用。

3. 抑制肿瘤细胞血管生成

血管生成过程的激活是促进肿瘤生长转移的基本因素。细胞和动物水平实验研究显示，姜黄素通过下调 VEGF、血管生成素 1（Ang-1）、Ang-2、PDGF、COX-2、低氧诱导因子 1α（HIF-1α）、转化生长因子 β1（TGF-β1）和碱性成纤维细胞生长因子（bFGF）的表达来抑制血管生成。它也通过抑制 NF-κB、ERK、丝裂原活化蛋白激酶（MAPK）、蛋白激酶 C（PKC）、磷脂酰肌醇 3－激酶（PI3K）和基质金属蛋白酶而抑制血管生成[93]。在裸鼠宫颈癌移植瘤形成实验中，姜黄素通过 MAPK 途径抑制 VEGF 诱导的 COX-2 和 EGFR 的表达，从而抑制宫颈癌的增殖、迁移和血管生成[94]。Zhang 等[95]以 0.01 mol/L 姜黄素处理神经胶质瘤 U87 细胞系模型小鼠时发现，姜黄素处理组肿瘤重量明显小于对照组。姜黄素显著抑制 U87 细胞血管密度、VEGF 及 Ang-2 的表达，上调血小板反应蛋白 1（TSP-1）表达，提示姜黄素可能通过抑制异种移植胶质瘤小鼠模型中 VEGF/Ang-2/TSP-1 介导的血管生成来发挥抗肿瘤作用。姜黄素对移植肺癌合并缺血的动物模型产生双向调节作用，发现在同一个体、同一种剂量情况下，姜黄素既促进缺血后肢血流重建，又抑制肺癌的发展、转移和血管生成，其作用机制可能是通过对缺血和肿瘤组织双向调节 HIF-1α/mTOR/VEGF/VEGFR 信号途径实现的。进一步采用蛋白质组学研究证实，它可以逆转由中性粒细胞弹性蛋白酶（NE）诱导的肺癌组织血管新生，并可直接与 NE 结合，或通过促进 α1－抗胰蛋白酶的表达而进一步产生对 NE 的抑制作用，提示该化合物对临床缺血合并肿瘤的治疗将可能产生有益的影响[96]。

4. 逆转肿瘤细胞的多药耐药性

细胞的多药耐药性与药物外排泵 P－糖蛋白（P-gp）的过度表达有关。细胞实验证明，姜黄素在一定程度上能阻止阿霉素诱导的 P-gp mRNA 及蛋白上调，从而减少细胞耐药性的产生[97]。姜黄素可下调结肠癌 HCT-8 细胞系 5-FU 耐药细胞株的 P-gp 和 HSP-27 从而逆转其耐药性[98]。也有研究显示，

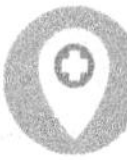

姜黄素类似物通过抑制 ABC 转运蛋白 G2（ABCG2）的功能抑制 K562 人髓系白血病细胞中 ABCG2 介导的多药耐药性[99]。SHAH 等[100]用不同浓度的阿糖胞苷和姜黄素作用于从急性髓系白血病患者骨髓中获得原代白血病细胞，通过逆转录聚合酶链反应方法，观察对多药耐药基因如 MDR1、肺耐药相关蛋白（LRP）和乳腺癌耐药蛋白（BCRP）基因的影响。结果显示，姜黄素使 MDR1、LRP 和 BCRP 的基因表达分别下降了 35.75%、31.30% 和 27.97%，降低了阿糖胞苷细胞耐药性的产生。Si 等[101]报道，30 μmol/L 姜黄素能逆转人骨肉瘤 MDR 细胞系 MNNG/HOS/MTX 中 MDR 的表达，抑制 P-gp 的转运功能，降低其对阿霉素、表柔比星、异环磷酰胺等多种化疗药物的半数抑制浓度及抗药性指数。他们进一步构建了 MNNG/HOS/MTX 细胞移植瘤裸鼠模型，体内研究提示，姜黄素可抑制骨肉瘤耐药细胞的增殖、侵袭和转移，增加其对抗肿瘤药物的敏感性。在小鼠吉西他滨抗性胰腺癌细胞模型中，证实姜黄素通过抑制核心蛋白复合体（PRC2）亚基组蛋白赖氨酸 N－甲基转移酶基因 EZH2 及其相关的长链非编码 RNA（lncRNA）PVT1 的表达增强细胞对化学药物的敏感性，并抑制球体的形成[102]，提示姜黄素具有逆转肿瘤细胞的多药耐药的作用。

5. 免疫调节

肿瘤的免疫逃逸机制中，$CD4^+$ $CD25^+$ $Foxp3^+$ 调节性 T 细胞（Tregs 细胞）具有重要意义。在晚期结肠癌患者中，姜黄素治疗抑制了 Treg 细胞中双叉头转录因子（Foxp3）的表达，增强了其 IFN-γ 的分泌，导致 Treg 细胞转化为 Th1 细胞，表明姜黄素抑制肿瘤的免疫逃逸[103]。在小鼠结肠炎模型中，姜黄素可降低结肠黏膜的炎性损伤，增加 $CD4^+$ $CD25^+$ $Foxp3^+$ Treg 细胞的数量，同时增加 IL-2、IL-12、IL-6、IL-17、IL-21 和 TNF-α 的表达，并减少 CD252、CD54、CD205、CD256、TLR4 和 CD254 的表达[104]。研究发现，姜黄素可促使巨噬细胞表型转换，从促肿瘤相关 M2 型转化为具有抗肿瘤特性的 M1 型。此外，姜黄素还可诱导肿瘤相关巨噬细胞分泌单核细胞趋化蛋白－1（MCP-1）从而损害血脑屏障，募集活化的 NK 细胞并促进其穿过血脑屏障进入胶质母细胞瘤微环境中发挥免疫调节作用[105]。

二、临床应用

（一）原发性肝癌

原发性肝癌（PLC）是发生在肝脏内的恶性肿瘤，临床上多采用经导管肝动脉化疗栓塞术（TACE）治疗，但单纯的 TACE 治疗预后较差。近几年来，国内外很多学者选择抗癌剂复方莪术油肝动脉栓塞治疗肝癌，提高了生存率，取得了满意疗效。程剑华等[106]较早开展中药莪术油肝动脉灌注栓塞治疗原发性肝癌的临床研究，有效率达41.18%，瘤体缩小率为76.47%，其疗效和化疗栓塞相似，但中药介入治疗对肝功能有明显改善作用，且治疗后没有出现明显的肝硬化。此后，程剑华等[107]进一步证实该法干预原发性肝癌无骨髓抑制现象。王国庆[108]使用抗癌剂复方莪术油肝动脉栓塞治疗肝癌患者120例，将患者随机分成对照组和治疗组各60例，对照组给予单纯肝动脉化疗栓塞术，治疗组则采取抗癌剂复方莪术油肝动脉栓塞治疗。结果显示：研究组治疗近期有效率为91.67%，明显高于对照组66.67%的近期有效率；研究组3例出现不良反应，对照组10例出现不良反应，对照组1、3、5年生存率分别为60%、31.67% 和18.33%，研究组分别为81.67%、55%和41.67%，说明抗癌剂复方莪术油肝动脉栓塞治疗肝癌疗效显著、安全可靠。章莹[109]研究发现莪术油灌注栓塞能显著提高中晚期患者的累计生存率，延长患者生存时间，降低患者的死亡危险度，显著优于莪术油微球及莪术油组的介入治疗。对于不能手术切除的中晚期患者，如能在辨证施治的同时配合中药莪术油灌注碘油栓塞局部治疗，可能是使其获得较长生存期的治疗方案。

临床上单独应用β-榄香烯，或联合其他化疗药物肝动脉灌注，或经皮肝内注射治疗原发性肝癌，能获得满意的疗效。榄香烯注射液联合TACE可以提高患者的生活质量，改善中医证候；可减缓骨髓抑制、肝功能损害的发生率，肾功能损害方面无明显差异；可减轻患者的疼痛、发热、乏力等介入的不良反应；可提高患者的免疫功能，提高肿瘤的缓解率[110]。孙静等[111]观察榄香烯注射液联合索拉非尼对肝癌转移患者免疫力及生存期的影响，发现研究组患者影像学客观缓解率、疾病控制率、中医证候总有效率、总生存时间和无进展生存时间均显著高于对照组，表明榄香烯注射液联合索拉非尼可有效增强肝癌转移患者免疫力，并延长其生存期。王明龙等[112]发现在TACE基础上应用榄香烯注射液联合莲芪胶囊治疗中晚期PLC 30例，并与单纯应用TACE治疗30例对照，发现治疗组总有效率26.67%、控制率96.67%、改善率73.33%、不良反应发生率6.67%；对照组总有效率10.00%、控制率80.00%、改善率46.67%、不良反应发生率26.67%；治疗组临床疗效、中医证候疗效、功能状态疗效均优于对照组，且治疗组患者血清中的血管内皮生长因子（VEGF）、胰岛素样生长因子2（IGF-2）和胰岛素样生长因子结合蛋白2（IGFBP-2）的水平降低幅度高于对照组；说明榄香烯注射液联

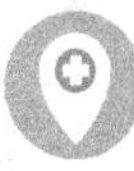

合莲芪胶囊可有效缓解中晚期PLC临床症状，降低不良反应，提高生活质量，而且患者血清VEGF、IGF-2、IGFBP-2水平可能与肝癌进展及预后相关。

（二）胃癌

胃癌是临床常见的消化系统恶性肿瘤，具有较高的发病率和病死率。王冬等[113]使用莪术油葡萄糖注射液在围术期对胃癌患者进行治疗。治疗组术前三天给予莪术油葡萄糖注射液0.2 g 1次/天，至手术后第六天，共给药10天；对照组给予等量葡萄糖注射液。结果发现与对照组相比，应用莪术油的胃癌患者肿瘤细胞的G0/G1期比例明显升高、G2/M期细胞的比例明显降低，说明莪术油对胃癌细胞的增殖有抑制作用，而且治疗组肿瘤细胞凋亡率明显高于对照组。术后第7 d治疗组患者血清IL-2、TNF-α、CRP水平均明显低于对照组。这说明围术期莪术油可抑制胃癌细胞生长、促进凋亡，并可减轻手术导致的炎症反应，且无明显不良反应。使用莪术醇自体瘤苗对胃癌患者进行自体特异性主动免疫治疗，发现可以有效地帮助胃肿瘤患者重建受损的T细胞网络，恢复其细胞免疫功能，从而达到消灭微小转移灶及隐匿灶，防止或延缓肿瘤的复发和转移的效果[113,114]。高冬冬等[115]使用蟾皮莪术汤辅助治疗胃癌（瘀毒内阻证）患者80例，对照组采用奥沙利铂联合替吉奥化疗治疗，治疗组在对照组基础上采用蟾皮莪术汤辅助治疗。治疗9周后，治疗组总有效率17.50%、疾病控制率77.50%、不良反应发生率15.00%；对照组总有效率5.13%、疾病控制率51.28%、不良反应发生率41.03%。治疗后两组患者血清相关蛋白（VEGF、MMP-9、内皮抑制素）、血清肿瘤标志物（CEA、CA199、CA724）及免疫功能（IgA、IgG、IgM）含量均较治疗前明显降低，且治疗组较对照组降低幅度大。这说明蟾皮莪术汤辅助化疗治疗可有效改善胃癌患者的中医证候积分、免疫功能及病情发展状况，具有良好的临床疗效及药物安全性。

不同剂型的β-榄香烯和不同的抗癌药物联合使用，对于不同的胃癌患者，治疗效果均有不同程度的提升。榄香烯注射液联合曲妥珠单抗及卡培他滨方案治疗进展期胃癌，客观有效率（ORR）为70.00%，提高了30.00%，疾病控制率（DCR）提高了26.67%，达到86.67%[117]，表明治疗效果提高了。β-榄香烯联合替吉奥及奥沙利铂方案治疗进展期伴转移胃癌患者，其ORR及DCR分别为61.76%、94.11%[118]，延长了患者生存时间。榄香烯口服乳联合替吉奥胶囊治疗老年晚期胃癌，不仅有效控制了药物不良反应，且ORR达到61.76%，DCR为94.11%[119]，改善了患者的生活质量。此外，β-榄香烯联合多西他赛、顺铂和5-氟尿嘧啶（DCF）方案治疗30例晚期胃癌患者，发现治疗组患者白细胞减少、血小板减少、贫血和胃肠反应的发生率均低于对照组患者，可有效降低 MMP-2 和 VEGF 水平。这说明榄香烯注射液联合化疗治疗晚期胃癌临床效果显著，且不良反应发生率较低，利于患者预后[120]。

（三）非小细胞肺癌

肺癌是目前全球发病率最高的恶性肿瘤，非小细胞肺癌（NSCLC）约占所有肺癌的 80%。β-榄香烯常作为晚期 NSCLC 常规治疗的辅助用药，研究发现，β-榄香烯在联合药物治疗时能够显著提高有效率，减少治疗过程中不良反应的发生[121]。贺广珍等[122]使用榄香烯注射液联合多西他赛+顺铂方案（DP 方案）治疗晚期非小细胞肺癌患者（对照组 31 例，治疗组 31 例），对照组患者给予 DP 方案化疗，治疗组患者在对照组的基础上给予榄香烯注射液 600 mg/d。治疗 2 个周期后，治疗组患者的客观有效率是 64.5%，临床获益率是 83.8%，均优于对照组的客观有效率 38.7% 和临床获益率 61.2%。治疗组患者治疗后的 KPS 评分显著高于治疗前的 KPS 评分，且高于对照组。在不良反应方面，治疗组患者在治疗期间Ⅲ—Ⅳ度白细胞及血小板减少等骨髓抑制和恶心、呕吐等消化道反应的发生率明显低于对照组。β-榄香烯配合常规放射治疗、支气管动脉灌注化疗或立体定向照射技术治疗晚期 NSCLC 患者可以明显缩小病灶大小，有效改善患者临床症状，提高其生存质量，起到增效减毒的作用。李雪等[123]用榄香烯注射液辅助治疗肺癌脑转移患者（对照组 61 例、治疗组 61 例），对照组患者应用放疗，治疗组加用榄香烯注射液治疗。连续治疗 2 个疗程后，治疗组总缓解率为 55.74%，对照组总缓解率为 34.43%。实验组生理状况评分、社会/家庭状况评分、情感状况评分和功能状况评分均高于对照组，不良反应发生率为 37.70%，低于对照组不良反应发生率（72.13%）。β-榄香烯注射液的使用也可以提高不能耐受放化疗的晚期 NSCLC 患者姑息治疗及对症治疗的治疗疗效。席素娟等[124]的随机对照实验显示，对于不能耐受放化疗药物的晚期 NSCLC 患者，在进行对症治疗的同时加用榄香烯注射液的中位生存期为（31.2 ± 0.8）周、肿瘤控制率为 45.45%，而对照组中位生存期为（23.3 ± 0.4）周、肿瘤控制率为 9.09%。在不良反应方面，试验组仅有 40.91% 发生了骨髓抑制，而对照组的发生率为 90.91%。

（四）乳腺癌、宫颈癌和卵巢癌

1. 乳腺癌

乳腺癌是一种严重影响妇女身心健康甚至危及生命的常见恶性肿瘤，发

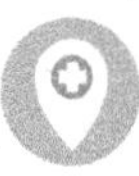

病率居女性恶性肿瘤首位[125]。β-榄香烯能够通过调节机体的免疫功能发挥抗肿瘤作用。

许可等[126]用β-榄香烯联合多西紫杉醇（TAC化疗）治疗中晚期乳腺癌患者（对照组42例、观察组42例），其中，对照组使用TAC化疗，观察组使用TAC化疗+榄香烯注射液。治疗持续6个周期后，结果显示观察组治疗有效率83.33%、不良反应发生率7.14%，对照组治疗有效率为61.90%、不良反应发生率19.05%，且与对照组相比，观察组CD_3^+、CD_4^+及CD_4^+/CD_8^+显著上升。这说明β-榄香烯能够有效改善中晚期乳腺癌患者化疗效果及免疫功能。在比较含铂方案足量化疗与减量化疗联合β-榄香烯在老年复发、转移性乳腺癌患者的疗效及不良反应中，常规组患者完全缓解（CR）率为10.81%、部分缓解（PR）率为37.84%、病情稳定（SD）率为24.32%、病情进展（PD）率为27.03%，联合组CR率为11.43%、PR率为34.28%、SD率为22.86%、PD率为31.43%，两组差异无统计学意义。联合组白细胞减少的发生率为45.71%，低于常规组（70.27%），消化道不良反应主要是恶心、呕吐，联合组和常规组发生率分别为80.00%和97.30%。结果表明老年复发、转移性乳腺癌患者减量化疗联合β-榄香烯治疗，与常规足量化疗疗效相近，但安全性更佳[127]。介入治疗为乳腺癌患者提供了新的治疗手段，孟凡喆等[128]将60例晚期乳腺癌患者随机分为治疗组（β-榄香烯组）30例，对照组（THP组）30例，治疗组和对照组分别用β-榄香烯100 mL和THP 50 mg/m^2经过股动脉、内乳区动脉注射于患瘤乳房，共1次，评价两组疗效及不良反应发生率。结果术后7 d、3个月两组有效率差异无统计学意义（$P>0.05$），术后6个月两组有效率分别为80%和66.7%，治疗组KPS高于对照组，不良反应发生率明显低于对照组。结果表明，β-榄香烯持续灌注对乳腺癌在缩小乳腺肿块上有显著疗效，且能提高乳腺癌患者的生活质量，不良反应发生率低，值得临床推广。

2. 宫颈癌

宫颈癌是仅次于乳腺癌的女性常见的恶性肿瘤，由于早期诊断困难，病死率较高，严重威胁女性健康。miRNA是一类分子量较小的非编码RNA，检测组织或血清中miRNA的表达有助于宫颈癌的早期诊断和治疗。朱琳姝等[129]将78例早期宫颈癌（ⅠA1—ⅡA期）患者随机分为对照组和干预组，每组39例。对照组在手术治疗前后分别静脉滴注等容量的0.9%氯化钠注射液（连续7 d），干预组在手术治疗前后分别静脉滴注莪术油1个疗程（每日0.3 g，连续7 d）。结果干预组患者在治疗2个疗程后，血清中miR-106b和

miR-21 的相对表达量较入院时降低，与对照组同期比较，差异有统计学意义；干预组术后住院天数少于对照组，QoR-40 评分高于对照组。这说明莪术油可通过 miRNA 途径发挥抗宫颈癌作用，加快患者术后康复，改善康复质量。高雅丽等[130]临床研究榄香烯注射液对局部中晚期宫颈癌患者预后的影响，将患者随机分为对照组 54 例（同步放化疗）、治疗组 53 例（在对照组基础上给予静脉滴注榄香烯注射液），结果显示，与对照组比较，治疗组近期有效率显著升高，且患者在 2 年、3 年的生存时间明显延长，说明对局部晚期宫颈癌患者在同步放化疗基础上给予静脉注射榄香烯有良好耐受性，并可改善患者预后，延长患者生存时间。复方莪术油栓在宫颈疾病治疗中具有明确的抗炎、抗菌、抑制病毒、免疫保护及抗癌作用，其单独应用或与其他药物（方法）联合使用具有良好的前景。陈露漪等[131]探讨局部应用复方莪术油栓对宫颈人乳头状瘤病毒（HPV）感染的治疗效果，将 196 例宫颈炎合并高危 HPV 感染患者随机分为实验组（100 例）和对照组（96 例），实验组和对照组分别使用复方莪术油栓（每枚含硝酸益康唑 50 mg、莪术油 0.2 mL、冰片 3 mg）和甲硝唑泡腾片（每片 0.2 g），阴道给药，每次 1 片，每日 1 次，6 d 为 1 个疗程，共治疗 3 个疗程。两组患者均在治疗结束后，停药1 个月进行复诊。结果显示，实验组总有效率和 HPV 转阴率分别为 85.0% 和 78.0%，均显著高于对照组的 74.0% 和 68.8%（$P < 0.05$）；实验组 TCT 结果异常有 1 例，而对照组有 7 例，差异显著（$P < 0.05$）。

3. 卵巢癌

卵巢癌是目前早期诊断率低而死亡率最高的妇科肿瘤，且对抗肿瘤药物极易产生耐药性，已成为严重威胁女性健康及生命的恶性疾病。中药注射剂辅助化疗治疗卵巢癌不仅能提高总有效率、改善患者生活质量，还能减轻化疗的毒副作用。梁丹等[132]将 62 例早期卵巢癌患者随机分为对照组（多西紫杉醇 + 顺铂）31 例，治疗组（莪术油注射液 + 多西紫杉醇 + 顺铂）31 例，结果发现治疗组食欲增加 18 例、体质量增加 21 例、Karnofsky 评分升高 10 分以上者 17 例，总有效率为 74.19%，均高于对照组。在不良反应方面，治疗组的胃肠道反应、骨髓抑制发生率低于对照组。梁贵文等[133]研究发现晚期卵巢癌合并腹腔积液老年患者联合应用高频深部热疗及榄香烯注射液进行腹腔灌注，可显著提高临床疗效，升高自噬基因指标 Beclin1、LC3-Ⅱ 及 PTEN 表达量水平，降低相关血清肿瘤标记物指标癌抗原 125（CA125）、癌胚抗原（CEA）及人附睾蛋白（HE4）水平。姚睿嫔等[134]观察榄香烯单药腔内注射治疗难治性卵巢恶性胸腹水 12 例，结果显示，总有效率为 75%，

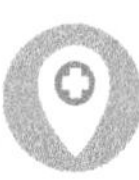

其中完全缓解 6 例、部分缓解 3 例、无效 3 例。安全性评价中患者出现轻微发热、恶心呕吐等不良反应症状，对症处理后均好转。这表明榄香烯乳胸腹腔单药注入对于晚期、体弱、铂类耐药的卵巢癌患者安全有效。

（五）白血病

郑翠苹等[135]用榄香烯乳联合高三尖杉酯碱 + 阿克拉霉素 + 阿糖胞苷方案（HAA 方案）治疗急性难治性白血病患者（对照组 121 例、治疗组 120 例），对照组单用联合化疗 HAA 方案，治疗组在对照组的基础上加榄香烯乳液 300 mg/(m^2 · d）静滴。治疗 2 个疗程后，治疗组完全缓解（CR）85 例、部分缓解（PR）12 例、无变化（NR）23 例，总有效率 80.8%；对照组 CR 53 例、PR 11 例、NR 57 例，总有效率 52.9%。β-榄香烯对难治性急性非淋巴细胞白血病有肯定疗效，比单用联合化疗效果好，且不良反应少，无血象和骨髓抑制。用榄香烯乳联合高三尖杉酯碱 + 阿糖胞苷 + 粒细胞集落刺激因子方案（HAG 方案）治疗初治老年急性髓系白血病患者（对照组 40 例，治疗组 40 例），结果显示，治疗组 CR 35.9%、总有效率 82.1%、对照组 CR 26.3%、总有效率 65.8%。在不良反应反面，治疗组患者的Ⅲ—Ⅳ期感染和消化道症状发生率较对照组降低，肝肾毒性和心脏毒性等发生率也有比对照组减少的趋势。榄香烯乳联合 HAG 方案治疗初治老年急性髓系白血病的临床疗效显著，安全性好[136]。榄香烯联合化疗治疗难治性老年白血病[137]和小儿急性淋巴细胞白血病[138]也取得了满意的临床疗效。

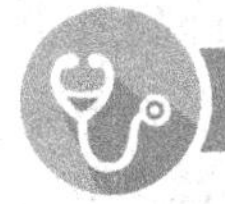

第二节　心脑血管疾病的防治

心脑血管疾病是目前全球发病率和病死率较高的非传染性疾病之一，其发病机制主要与氧化应激反应、炎症反应、细胞凋亡、心肌能量代谢失常及血管内皮功能障碍等有关。莪术具有行气破血、消积止痛的功效，在《开宝本草》《大明本草》等早期的本草著作中就有莪术治疗心腹痛、消瘀血及内损恶血的记载。现代药理研究表明，莪术具有抗血栓、抗血小板、保护血管内皮、抗氧化、改善血管弹性和降血压等对心血管有益的作用，在心血管疾病的治疗上潜力巨大。

莪术作为传统的活血散结中药，以其“破血不留瘀、活血不伤正”的特点，被广泛用于治疗癥瘕积聚。本节将对莪术在心脑血管疾病方面的药理作用和临床应用进行综述。

一、药理作用

（一）抗血小板聚集及抗血栓

周曙光等[139]通过网络药理学发现莪术中29个主要活性成分，如莪术二酮、β-榄香烯、吉马酮、姜黄酮等，可能通过作用于凝血通路（靶点为F2、F3、F9、F7、F10、FGA、PROC、PROS1、TFPI）、血小板聚集通路（靶点为FGA、PTGIR、PTGS1）干预凝血级联反应和血小板激活聚集过程，从而发挥抗血栓作用。毛春芹等[140]实验结果证实莪术不同炮制品均具较强的抗血小板聚集及抗凝血作用，醋制后化瘀作用明显增强，其中以醋炙莪术作用最强。陈晓军等[141,142]发现广西莪术50%乙醇和70%乙醇洗脱部位具有明显的抗血栓作用，能明显延长电刺激致大鼠实验性颈总动脉血栓形成时间、明显减轻大鼠动-静脉旁路血栓湿重、明显减轻 $FeCl_3$ 诱导体内血栓模型大鼠血栓湿重；其作用机制与调节一氧化氮、内皮素-1（ET-1）、6-酮-前列腺素 $F_{1\alpha}$（6-ketoPGF1α）、血栓素 B_2（TXB_2）水平及NO/ET-1、6-keto-PGF1α/TXB_2 比值，降低全血黏度和血浆黏度，抑制血小板聚集有关。

莪术二酮为莪术中含有量最高的倍半萜类化合物，研究发现其能抑制体内血栓形成、延长小鼠凝血时间（CT）、部分活化凝血活酶时间（APTT）和凝血酶时间（TT）、提高血浆NO含量、降低血浆P-选择素（P-selectin）水平和 TXB_2/6-keto-$PGF_{1\alpha}$ 比例、通过内源性凝血途径发挥抗凝血作用，而其抗血栓作用可能与改善血液流变学和抑制血小板功能有关。课题组进一步研究发现，莪术二酮能抑制PAF诱导的血小板聚集，其作用机制与其抑制血小板活化标志物胞内钙[Ca^{2+}]i的释放、胞外 Ca^{2+} 内流和升高c AMP水平有关[143]。乔文豪等[144]研究发现400 μmol/L的莪术二酮可以有效地抑制0.3 U/mL凝血酶诱导的大鼠血小板的聚集，50、100 μmol/L的莪术二酮可以显著抑制[Ca^{2+}]i上升和P-selectin（CD62p）的表达，抑制磷脂酶C（PLC_{β}3）、蛋白激酶Cθ（PKCθ）和丝裂原活化蛋白激酶（MAPKs）蛋白的磷酸化，通过PLC-PKC-MAPKs通路抑制凝血酶诱导的血小板活化和聚集。方卉[145]还发现莪术二酮通过调节AMPK-vinculin/talin-整合素αⅡbβ3信号通路发挥抗血小板聚集的作用。

β-榄香烯可通过影响花生四烯酸（AA）的代谢途径而促进前列腺素 PGI_2 合成或减少 TXA_2 生成发挥抗血栓作用。研究发现，大鼠连续每天口服β-榄香烯40～160 mg/kg，10 d后，可显著抑制二磷酸腺苷（ADP）、凝血酶和AA诱导的血小板聚集，并使血浆6-ketoPGF1α含量增加、TXB_2 含量减

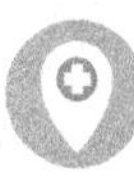

少。结果提示，β-榄香烯可通过抑制血小板聚集和 TXA_2 的释放发挥抗血栓作用[146]。另外，β-榄香烯可有效延长凝血时间，具有一定的抗凝血作用[147]。采用新西兰兔体外抗凝血法、血浆复钙时间实验及体外血栓法、全血块法研究β-榄香烯的体外抗凝血、溶血栓作用；采用皮下注射盐酸肾上腺素和冰水刺激复制大鼠急性寒凝血瘀证模型，通过观察凝血酶原时间（PT）、凝血酶时间（TT）以及二磷酸腺苷 ADP 和 AA 诱导血小板最大聚集率，研究β-榄香烯口服制剂对血瘀大鼠体内凝血功能的影响。结果发现，β-榄香烯各剂量组均能延长新西兰兔血浆复钙时间，加快体外血栓及全血凝块的溶解；β-榄香烯各给药组与模型组相比，寒凝血瘀大鼠的 PT（$P<0.05$）和 TT（$P<0.01$）显著降低，说明β-榄香烯对内源性和外源性凝血系统均有抑制作用，且β-榄香烯对外源性凝血系统的抑制作用较强[148]。

（二）对血液流变性的影响

徐天娇等[149]研究发现，莪术水煎液能降低血瘀证模型大鼠和血瘀证孕大鼠不同切变率下全血黏度、血浆黏度，改善血液流变学指标。醋莪术有改善气滞血瘀证大鼠血液流变学的作用，醋莪术指纹图谱中的 7 个色谱峰为体现醋莪术破血作用的生物信息峰簇[150]。蓬莪术水提物和蓬莪术 95% 乙醇提取物可显著降低急性血瘀症模型大鼠的全血高切、中切、低切黏度，降低血浆黏度，降低急性血瘀症模型大鼠血液流变学指标；且醇提物的作用强于水提物，醇提物的成分是倍半萜类及姜黄素类化合物[151]。张季等[152]研究显示，莪术油能改善血瘀证大鼠血液流变学，降低急性血瘀症模型大鼠全血黏度，改善红细胞聚集能力、变形能力，改善凝血功能。另外，莪术二酮对血瘀模型大鼠全血黏度及血浆黏度的变化也具有有益作用，其可以减低 D－二聚体（DD）水平，从而改善血瘀模型大鼠全血黏度和血浆黏度，改善血液循环[153]。急性血瘀模型大鼠经腹腔注射β-榄香烯后，可明显降低血瘀模型大鼠的全血黏度、血浆黏度、血沉、血细胞比容、纤维蛋白原，并可使红细胞电泳时间缩短、红细胞变形指数和聚集指数降低，从而有效地改善血瘀大鼠的黏、凝、滞状态。此外，小剂量的β-榄香烯即能明显改善急性血瘀大鼠的血液流变学异常，且疗效不随剂量增加而增加，提示临床应用时小剂量β-榄香烯即可满足要求[154,155]。

（三）抗动脉粥样硬化作用

动脉粥样硬化（AS）是缺血性心血管病的主要病理基础，其发生发展涉及脂质代谢紊乱、炎症反应、内皮功能障碍、平滑肌细胞增殖迁移等。莪术油可降低 AS 模型大鼠血清总胆固醇（TC）、甘油三酯（TG）、低密度脂蛋白胆固醇（LDL-C）水平，提高高密度脂蛋白胆固醇（HDL-C）水平，改善动脉粥样硬化模型大鼠血脂水平，降低炎性因子白细胞介素-2（IL-2）、高敏C反应蛋白（hs-CRP）、肿瘤坏死因子α（TNF-α）等血清炎症因子水平，发挥抗AS作用[156]。姜黄素具有较好的降血脂和抗炎活性，抗氧化能力突出，可有效降低脂质的过氧化和氧化低密度脂蛋白的生成，延缓或逆转炎症反应和动脉粥样硬化的进展[157]。

姜黄素可通过调节多种炎症信号通路抑制各种刺激如基因编码、活性氧（ROS）、TNF-α、大气细颗粒物（PM2.5）、内毒素（LPS）、氧化的低密度脂蛋白等引起的血管炎症。其调节作用包括抑制核因子κB（NF-κB）激活、减少Toll样受体4（TLR4）表达、抑制丝裂原激活蛋白激酶MAPK（ERK、p38MAPK、JNK）和Janus激酶（JAK/STAT）的磷酸化，从而减少促炎细胞因子和酶的分泌，大幅度减轻AS各阶段的炎症反应[158-161]。冯莹等[162]研究发现高浓度姜黄素组可以下调Caspase-1水平，起到抗焦亡作用，抑制机体炎症反应，达到延缓AS进展的效果。破血药（莪术、三棱）能抑制AS大鼠主动脉增殖细胞核抗原（PCNA）蛋白、VEGF mRNA、血管内皮生长因子受体（VEGFR）VEGFR-2 mRNA的表达，抑制血管内皮细胞（VEC）的增殖，抗动脉粥样硬化[163]。对载脂蛋白E（ApoE）基因缺陷复制的AS模型小鼠，能抑制AS小鼠主动脉VEGF、VEGFR-2蛋白的表达，减少内皮细胞增殖，抑制AS斑块内血管新生，延缓AS斑块进展，从而抗AS[164]。对ApoE基因敲除制备的AS模型小鼠，能显著上调AS小鼠主动脉Bcl-2、下调Bcl-2相关蛋白基因（Bax）表达水平，抑制VEC的异常凋亡，保持血管内皮的完整性，发挥抗AS的作用[165]。

（四）对缺血性脑卒中的保护作用

缺血性脑卒中即脑梗死，属于中医学“中风”范畴，指各种原因所致脑部血液供应障碍，导致脑组织缺血、缺氧性坏死，出现相应的神经功能缺损症状。莪术作为传统的活血散结中药，能不同程度地降低大脑中动脉梗阻大鼠脑梗死体积百分比与脑含水量，且明显地降低脑匀浆中丙二醛（MDA）、一氧化氮的含量，升高超氧化物歧化酶（SOD）的活性，说明莪术能有效降低脑水肿，有较强的抗自由基及抗氧化作用，并能有效保护缺血区脑组织，改善缺血区血流供应，降低脑梗死体积，对缺血性脑卒中有一定的治疗及预防作用[166]。黄瑀莘等[167]研究发现，莪术在一定剂量下能明显降低局灶性脑缺血模型大鼠血清中乳酸脱氢酶（LDH）、肌酸激酶（CK）、谷氨酸（Glu）含量，明显降低局灶性脑缺血模型大鼠脑含水量、脑梗死体积百分率。这表

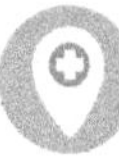

明莪术可保护缺血区脑组织、减轻脑水肿、抗氧自由基、减少兴奋性氨基酸毒性，对局灶性脑缺血模型大鼠具有一定的神经保护作用。

另外，莪术能够通过调控 SIRT1 /FoxO1 通路，以及抗炎和抗凋亡，从而保护大鼠脑缺血再灌注损伤。莪术能够有效改善脑缺血再灌注（MCAO）大鼠的神经功能评分，显著减少 MCAO 大鼠脑含水量和脑梗死率，并且降低脑组织中炎症因子的含量，减少 MCAO 大鼠海马 CA1 区神经元病理学改变，降低脑组织细胞凋亡水平，上调 SIRT1 蛋白表达，下调 FoxO1 蛋白表达[168]。莪术二酮对脑缺血再灌注损伤小鼠的认知功能及神经功能有较好的保护作用，其机制可能与降低血栓素 B2（TXB2）含量，升高 6 - 酮 - 前列腺素 F1α（6-keto-PGF1α）、6-keto PGF1α/TXB2 比值、cAMP 和 CREB 的水平，从而改善 MCAO 小鼠微循环障碍以及激活 cAMP/CREB/BDNF 信号通路有关[169]。研究还发现莪术醇通过调节 JNK1 通路、抑制氧化应激反应、降低海马神经细胞凋亡可缓解大鼠脑缺血再灌注损伤[170]。

（五）抑制经皮冠状动脉介入治疗（PCI）术后血管再狭窄

血管平滑肌细胞（VSMCs）异常增殖是 PCI 术后血管再狭窄的主要病理过程。莪术化学成分具有保护血管内皮、减轻血管局部炎症、抑制 VSMCs 增殖和迁移等作用，在维持血管开放和预防血管狭窄中具有重要的作用。研究发现颈动脉 PCI 术后大鼠在术前 1 d 至术后 28 d 使用 0.5 mg/kg、2.5 mg/kg 莪术提取物灌胃后，内膜面积、中膜面积及内膜/中膜面积比均降低，血管组织中炎症相关指标因子［肿瘤坏死因子 α（TNF-α）、白介素 - 1β（IL-1β）］和血管增殖相关指标［转化生长因子 β1（TGF-β1）、基质金属蛋白酶 - 2（MMP-2）、内皮生长因子（VEGF）、血管紧张素Ⅱ（Ang-Ⅱ）］水平降低，差异具有统计学意义；说明莪术提取物可抑制颈动脉 PCI 术后血管平滑肌细胞进行血管纤维化与重构，预防颈动脉 PCI 术后血管再狭窄的发生，其作用机制可能与抑制 PKC/ERK 信号通路，抑制血管异常增生、炎症反应相关[171]。赵军礼等[172]研究发现莪术油支架可以减少新生内膜厚度，新生内膜面积、管腔面积狭窄率，增加管腔面积，具有明显抑制内膜增生的作用。术后 4 周血管壁未见出血和坏死、无附壁血栓、无炎性细胞浸润，重要器官组织也无病理性损害；扫描电镜显示内皮完整未见血栓形成及白细胞黏附。证明莪术油支架生物相容性好，在一定的剂量范围内无明显不良反应，不但抑制了内膜增生，而且不延迟内皮愈合。Zhao 等[173]以球囊损伤小型猪建立支架后再狭窄模型，将其随机分为莪术组分涂层支架（ZES）组、雷帕霉素涂层支架（SES）组以及裸金属支架（BMS）组。与 BMS 组相比，术后 30 d

及 90 d ZES 组、SES 组平均管腔面积、管腔直径均明显大于 BMS 组，ZES 组与 SES 组差异无统计学意义，提示 ZES 具有良好的抑制内膜增生的作用，其效果与 SES 类似，其机制可能与抑制 VSMCs 增殖相关。Wu 等[174]观察腹腔注射 β-榄香烯［40 mg/(kg · d)］对大鼠颈动脉血管球囊损伤后内膜增生的抑制作用，结果发现，处理 14 d 后，与模型组相比，腹腔注射 β-榄香烯组新生内膜面积减小、管腔面积增大，能有效降低因内膜增生导致的血管狭窄程度，且无血栓形成，提示 β-榄香烯在预防内膜增生和血管再狭窄方面具有潜在价值。

二、临床应用

（一）病毒性心肌炎

莪术油有抗菌、抗病毒、增强免疫作用，用于治疗病毒性心肌炎，能有效缩短疗程、控制症状、促进心肌酶谱及心电图的恢复。丁晓玲等[175]用莪术油葡萄糖注射液治疗小儿病毒性心肌炎患者 61 例（对照组 29 例、治疗组 32 例），对照组用利巴韦林，治疗组用莪术油注射液静脉滴注，其他治疗方法相同。结果治疗组显效 20 例、有效 11 例、无效 1 例，总有效率 97%；对照组显效 18 例、有效 9 例、无效 2 例，总有效率 86%；且两组心肌酶学与心功能变化比较也有显著性差异（$P<0.01$）。李俊生[176]将 93 例小儿病毒性心肌炎患儿随机分为 2 组，对照组（44 例）给予维生素 E、能量合剂、辅酶 Q1B 等对症治疗，治疗组（49 例）在对照组的基础上给予地奥黄芪注射液 2 g/(kg · d) 加入 10% 葡萄糖 100～200 mL 内静点，莪术油葡萄糖注射液每次 10 mg/kg，7～10 d 为 1 个疗程，共 2 个疗程，每个疗程间隔 7 d。结果显示，治疗组治愈 12 例、显效 18 例、有效 14 例、无效 5 例；对照组治愈 8 例、显效 12 例、有效 11 例、无效 12 例。治疗组治愈率明显提高，病程明显缩短，且治疗中未发现明显毒副作用及不良反应。

（二）冠心病稳定型心绞痛

李建明[177]将 60 例冠心病患者随机分为两组，对照组（30 例）给予口服消心痛 10 g，3 次/天，肠溶阿司匹林 75 mg，1 次/天，治疗组（30 例）在上述治疗基础上采用三棱莪术汤，1 剂/天，水煎服，分 2 次口服。两组观察治疗期间，对心绞痛发作频繁、经常服用硝酸甘油患者治疗组 22 例，对照组 20 例，记录停减用药量，治疗 28 d 为 1 个疗程。治疗后治疗组临床总有效率、心电图总有效率、中医证候总有效率、硝酸甘油停减率均优于对照组。说明三棱莪术汤治疗冠心病稳定型心绞痛临床疗效显著。

（三）血栓

董莹[178]使用榄香烯乳注射液防治化疗引起易栓状态的血瘀证患者60例（对照组30例、治疗组30例），对照组予化疗+健脾益肾方，治疗组予化疗+健脾益肾方+榄香烯乳注射液。治疗14 d后治疗组红细胞数量、血红蛋白量及血细胞比容、血小板数量、血小板比容、纤维蛋白原均明显下降，具有统计学意义（$P<0.05$）。两组中医证候总疗效比较，对照组总有效率为30.4%、治疗组总有效率为66.7%；两组中医单项症状疗效比较、对照组血瘀证各项治疗前后证候疗效比较，均无统计学意义（$P>0.05$），治疗组血瘀证各项治疗前后证候疗效比较，均有统计学意义（$P<0.05$），说明榄香烯乳注射液对改善血瘀证患者的中医临床症状和体征有较好疗效。

（四）动脉粥样硬化

临床研究证实，AS患者持续28 d隔日服用10 mg姜黄素，能显著降低血中LDL-C水平并升高HDL-C水平[179]。健康人持续7 d每日服用500 mg姜黄素，血中脂类氧化物及TC水平分别降低33%和11.63%、HDL-C升高29%[180]。一项为期6个月的随机对照双盲临床试验也证实，姜黄素能显著降低2型糖尿病患者AS风险。与对照组相比，姜黄素能显著提高脂联素水平，改善胰岛素抵抗，降低TC、尿酸、瘦素、内脏及全身脂肪水平[181]。

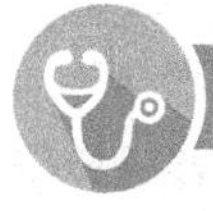

第三节　抗菌、抗病毒作用

莪术油是从中药莪术中提取的挥发油，主要成分有莪术醇、莪术二酮、β-榄香烯等，具有抗菌、抗炎、抗病毒、提高机体免疫力等作用。莪术醇在试管内能抑制金黄色葡萄球菌、β-溶血性链球菌、大肠杆菌、伤寒杆菌等的生长，对呼吸道合胞病毒（RSV）有直接抑制作用，对流感病毒A1、A3型有直接灭活作用，同时莪术油能活血化瘀、改善循环、解除局部炎症缺血状态、疏通阻塞炎症局部的淋巴管和血管腔、改善循环、增加机体对局部的抗病毒能力、促进局部对炎症渗出物的吸收、消除炎性肿胀、加强组织修复，从而达到缩短疗程的作用。莪术油葡萄糖注射液作为抗病毒药物在临床上已使用多年，适用于上呼吸道感染、病毒性肺炎、病毒性肝炎、病毒性肠炎、病毒性角膜炎、流行性腮腺炎、新型冠状病毒感染引起的疾病。

一、抗菌作用

莪术油对金黄色葡萄球菌（MRSA）、大肠埃希菌、沙门菌、枯草芽孢杆菌等有抑菌和抗菌作用[182]。莫峥嵘等[183]研究了海南莪术挥发油的抑菌活性，结果表明海南莪术挥发油对白色念珠菌、白色葡萄球菌、四联球菌、MRSA、蜡状芽孢杆菌、大肠杆菌及枯草芽孢杆菌都有抑制作用，而浙江温莪术挥发油只对白色念珠菌、MRSA、蜡状芽孢杆菌及大肠杆菌有抑制作用。张丹媚[184]研究了莪术油对6种植物病原真菌的抑制作用，结果发现莪术油对松赤枯病菌和玉米纹枯病菌的抑制活性最高，其次是玉米弯胞杆菌、胶胞炭疽杆菌和水稻稻瘟病菌，对小麦赤霉病菌的抑制活性最低。从孢子萌发抑制率和半抑制浓度（IC_{50}）值看，抑制孢子萌发的IC_{50}值略高于抑制菌丝生长的IC_{50}值，说明莪术油对菌丝生长的抑制作用比对孢子的抑制作用强。研究结果表明，莪术油对几种真菌作用的抑制浓度差异不大，在某种意义上反映了其抗菌的广谱性。徐建泓等[185]研究发现莪术油对50株革兰阳性菌最低抑菌浓度（MIC_{90}）和最低杀菌浓度（MBC）值分别为128 μg/mL和256 μg/mL，对100株革兰阴性菌的MIC_{90}和MBC值分别为64～512 μg/mL和128～512 μg/mL。

郑爽等[186]使用复方莪术油栓剂和甲硝唑治疗需氧菌阴道炎（AV），AV患者阴道中主要致病菌是大肠杆菌，其次是粪肠道球菌和棒状杆菌，再次是MRSA。复方莪术油栓剂和甲硝唑治疗AV的总有效率分别为92%和77%，差异具有显著性（$P<0.05$），且复方莪术油栓剂较甲硝唑能明显改善AV患者的白带增多、白带异味、性交痛和外阴灼烧，总体疗效优于甲硝唑。王贺等[187]考察了莪术油复配消毒剂对医院常见耐药菌的抑菌和抗菌效果，通过检测重金属和理化等指标考察莪术油复配消毒剂的安全性。研究表明，莪术油与聚六亚甲基胍盐复配消毒剂对医院常见耐药菌如铜绿假单胞菌、鲍曼不动杆菌、肺炎克雷伯菌、MRSA有较强的抑菌和抗菌作用，抑菌及杀菌率均达到99.99%，表明该复配消毒剂有较强的杀菌作用。根据安全性指标检测结果，该复配消毒剂安全性较高，有望被开发成一种安全、环保、杀菌性能强的消毒产品。

二、抗病毒作用

（一）呼吸道病毒

急性上呼吸道感染中70%～80%均由病毒引起，主要有流感病毒

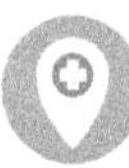

(IV)、副流感病毒、呼吸道合胞病毒（RSV）、腺病毒和柯萨奇病毒等；另外，病毒性肺炎是由上呼吸道病毒感染，向下蔓延所致的肺部炎症[188]。实验研究表明，莪术油对5种病毒（RSV、腺病毒Ad3型、柯萨奇B3型、甲型流感病毒H1N1、亚甲型鼠肺适应株FM1）感染的细胞病变都具有明显的抑制作用[189]。其对细胞病变的平均抑制率（CPI）和抗病毒的治疗指数（TI）均高于利巴韦林注射液对照组，TI值是治疗药物疗效的综合判断指标，值越大说明药物的毒性越小，抑制病毒的有效浓度越低。刘菊华等[190]以棉鼠和小白鼠感染RSV作为动物模型，用0.5%莪术油腹腔注射治疗患鼠，观察肺组织光学病理和超微病理的改变，并用RSV感染体外培养的Hep-2传代细胞株，计算其治疗指数。结果发现莪术油治疗的患鼠肺组织中RSV空壳病毒数量明显增多，说明莪术油有阻断RSV病毒组装为成熟病毒颗粒的作用。同时，肺泡腔内嗜酸性粒细胞数量和肥大细胞脱颗粒现象均明显减少，说明莪术油有抑制机体过敏反应的作用，从而减轻或缓解RSV性肺炎患鼠的喘息症状。体外试验证明，莪术油对RSV病毒所致的细胞病变有抑制作用，其半数有效浓度（IC_{50}）为0.0116 mg/mL、治疗指数为82.129。以上实验结果提示莪术油是一种抗呼吸道病毒效果好、毒副作用小的药物，适合应用于临床的呼吸道病毒疾病。

王新生等[191]报道莪术油葡萄糖注射液治疗病毒性肺炎，以病毒唑治疗为对照，结果表明两组在退热时间、喘憋和咳嗽消失方面均有明显差异，莪术油治疗组明显优于病毒唑组。邢军等[192]给40例病毒性肺炎患儿静脉滴注莪术油葡萄糖注射液，对照组给予阿昔洛韦36例，并发感染者加用青霉素或红霉素。结果表明，治疗组平均退热时间为2.2 d、肺部啰音吸收平均7.0 d，显著优于对照组。叶茂[193]报道给32例婴幼儿间质性肺炎患儿静脉滴注莪术油葡萄糖注射液，对照组30例给予利巴韦林，同时两组均给予青霉素或氨苄西林抗感染等综合治疗。结果表明，治疗组总有效率90.62%、对照组总有效率66.67%，显著优于对照组。陈敏等[194]报道莪术油葡萄糖注射液治疗小儿柯萨奇B组病毒呼吸道感染的疗效优于阿昔洛韦。赵登清等[195]用莪术油葡萄糖注射液治疗101例急性呼吸道感染患儿，对照组95例用病毒唑进行治疗；结果治疗组显效92例、有效8例、无效1例，对照组显效37例、有效47例、无效11例；莪术油葡萄糖注射液治疗组明显优于病毒唑对照组。从以上相关的临床报道中可以看出莪术油葡萄糖注射液治疗病毒性呼吸系统疾病疗效是肯定的。

（二）病毒性肝炎

姜黄素具有显著的抑制肝脏损伤、纤维化和炎症反应的作用。季楠等[196]采用健康SD大鼠尾静脉感染乙型肝炎病毒制备乙肝模型，研究发现姜黄素治疗组中代表肝功能的相关指标丙氨酸转氨酶（ALT）、天冬氨酸转氨酶（AST）及肝脏纤维化的指标透明质酸（HA）、层粘连蛋白（LN）的表达量均显著下降；血清中的肿瘤坏死因子（TNF-α）、白介素-6（IL-6）等炎症性细胞因子的表达亦明显降低，说明姜黄素在乙型病毒性肝炎中具有显著的抗纤维化的作用。其机制可能是通过激活PPAR-γ、c-Ski的表达，抑制TGF-β/Smads信号通路的活化来实现的。

姚乃礼认为，慢性乙型病毒性肝炎、早期肝硬化的始动因子及持续因素是湿热疫毒，发病之本是正气不足；病机在于"毒损肝络"，疾病渐进深入；瘀、毒、湿、热是主要致病因素；治以化瘀通络、扶正解毒之法。其自拟芪术颗粒用于治疗乙型病毒性肝炎后肝纤维化，由黄芪、白术、莪术、丹参、柴胡、茵陈、甘草等组成，经过药理实验及多年临床用药，疗效较好[197]。有一患者自幼患有慢性乙型肝炎病毒，姚乃礼采用健脾调肝、活络化浊、软坚散结处方治疗。处方为当归20 g、赤芍15 g、白芍15 g、丹参20 g、醋莪术10 g、茵陈30 g、太子参20 g、茯苓20 g、炒白术15 g、法半夏12 g、炒杏仁10 g、姜厚朴15 g、黄芩15 g、醋鳖甲（先煎）45 g、灵芝10 g、甘草6 g，水煎服，14剂，每日1剂，早晚温服；二诊、三诊仍以健脾调肝，活络化浊、软坚散结为大法，根据具体病情，辨证加减用药，取效较好，患者病情稳定[198]。张穗等[199]治疗小儿急性甲型病毒性肝炎，治疗组39例给予莪术油注射液，对照组给予能量合剂（ATP、辅酶A、肌苷、维生素C），两组均服栀黄口服液（茵陈、栀子、大黄）；结果治疗组治愈率95%、有效率100%，对照组治愈率86%、有效率100%；治愈天数治疗组较对照组少1.39 d，临床症状如身黄、目黄、尿黄、厌油等有所改善，治疗组明显优于对照组。

（三）病毒性肠炎

病毒性肠炎俗称秋季腹泻，多发生于10—11月份，90%以上是由轮状病毒感染引起的。以往应用抗生素治疗秋季腹泻易产生耐药性，导致肠道菌群失调，而莪术油不仅可以抑制病毒，且能活血化瘀、消积止痛、芳香开胃，进而改善微循环，促进受损上皮细胞的再生，促进肠道对水和电解质的回吸收，已成为临床上治疗小儿病毒性肠炎的理想药物之一。

季丽珠等[200]将65例小儿轮状病毒肠炎患者随机分为两组，对照组33

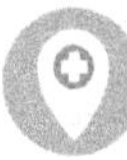

例，给予鱼腥草注射液 2 mL/(kg · d)，治疗组 32 例，给予莪术油葡萄糖注射液 10 mg/(kg · d)，每日静滴 1 次，止泻即停药。结果治疗组止泻时间和总疗程（发病到止泻天数）均短于对照组，证实莪术油葡萄糖注射液对小儿轮状病毒肠炎的疗效优于鱼腥草注射液。还有研究表明[201]，采用更昔洛韦联合莪术油注射液对轮状病毒性肠炎婴幼儿进行治疗，并将其治疗效果同采用病毒唑的对照组进行对比，结果显示，治疗组的总有效率为 92.5%，对照组的总有效率为 70%，治疗组总有效率明显高于对照组，两组间具有统计学差异。马瑞军等[202]还比较了莪术油注射液灌肠和静脉治疗轮状病毒肠炎的临床疗效，将 140 例轮状病毒性肠炎患儿随机分为两组，治疗组 79 例，采用莪术油注射液灌肠治疗，对照组 61 例，采用莪术油注射液静脉治疗，两组同时进行饮食调整，根据脱水性质和程度给予补液；结果治疗 72 h 后对照组、治疗组总有效率分别为 93.67%、62.3%，治疗组疗程为（1.91 ± 0.73）d，对照组疗程为（4.64 ± 1.33）d，两组比较，治疗组明显优于对照组（$P < 0.01$）；说明莪术油注射液灌肠治疗轮状病毒肠炎优于静脉治疗，可以在有效确保安全性的基础上达到良好的治疗效果。

（四）病毒性角膜炎

单纯疱疹病毒性角膜炎（HSK）是眼科常见病毒感染性疾病，易复发，病程迁延。临床常用阿昔洛韦治疗，但其抗病毒谱较窄，长期反复使用易产生耐药性和角膜上皮毒性。莪术油有抗多种病毒的作用，还有消肿止痛、活血化瘀的功效，可在短时间减轻感染引起的炎症反应。崔友等[203]采用单纯性疱疹病毒 HSV-I 感染家兔角膜，建立体内病毒感染模型，家兔分别用莪术油眼用凝胶、阿昔洛韦、生理盐水治疗 10 d；结果与模型组相比，莪术油眼用凝胶和阿昔洛韦组均能有效地治疗 HSK，其可减轻角膜病变程度，缩短平均治愈时间，其疗效与阿昔洛韦组相似（$P > 0.05$），证实莪术油眼用凝胶对 HSK 有明显的治疗作用。有研究发现引起病毒性角膜炎的病原体不仅有单纯疱疹病毒，腺病毒引起的角膜炎也有发生，这种类型的角膜炎大多为深层角膜炎，而且会引起虹膜炎，致盲率很高。曹高忠等[204]考察莪术油眼用凝胶用于兔腺病毒性角膜炎的疗效，用药后第十天，阿昔洛韦眼用凝胶治疗组可见角膜上皮修复，但细胞层次、细胞间连接和细胞器的病理损害仍存在；莪术油眼用凝胶治疗组减轻了病理损害的发生，显著缩小角膜病变面积，角膜上皮细胞修复完整，说明莪术油眼用凝胶对兔腺病毒 3 型角膜炎有明显的治疗作用，其作用优于阿昔洛韦眼用凝胶。

张辉等[205]用莪术油滴眼液治疗 HSK 患者 33 例，治愈 24 例、好转 6 例，总有效率90.9%，均未见不良反应。马慧香等[206]将68例上皮型HSK患者随机分为治疗组34例和对照组34例，治疗组给予莪术油眼用凝胶治疗，对照组给予阿昔洛韦眼膏治疗，两组用药频率均为4次/天，疗程均为2周；结果治疗组治愈率为94.12%、有效率达100%，对照组分别为88.24%和94.12%，疗程治疗组平均为（9.77 ± 2.03）d、对照组为（13.44 ± 3.31）d，两组均无不良反应发生；证实莪术油眼用凝胶治疗HSK治愈率高且无毒副作用、见效快、疗程短、消炎止痛、活血化瘀，在临床推广上有明显的经济效益和社会效益，为临床抗HSV病毒提供了较为理想的抗病毒药物。

（五）流行性腮腺炎

流行性腮腺炎是一种常见的小儿急性传染病，由腮腺炎病毒引起。临床上其除引起发热、腮腺肿痛外，还可引起多种并发症，目前多采用病毒唑治疗，但疗效欠佳。莪术能行气破血、散结止痛、缓解腮腺及颌下腺肿痛，对腮腺炎病毒可能有抑制作用或灭活作用，在儿童流行性腮腺炎的治疗中发挥了良好的疗效。

李正凡[207]采用莪术油葡萄糖注射液治疗流腮42例，并与单用病毒唑治疗的31例患儿进行对照观察，结果治疗组患儿消除腮腺肿痛及尿淀粉酶恢复正常时间短于对照组，并且对照组的并发症发生率及流行性腮腺炎脑病发生率高于治疗组。林建华等[208]用莪术油葡萄糖注射液治疗流行性腮腺炎56例，治疗组用0.04%莪术油葡萄糖注射液，对照组用病毒唑，两组均采用10 mg/kg剂量静脉滴注，每日1次，连用4～5 d；治疗效果显示，治疗组的腮腺肿痛消退时间、退热时间和总疗程时间均缩短，与病毒唑对照组比较有显著性差异；提示莪术油葡萄糖注射液治疗流腮优于病毒唑，并且副作用小。陆康佑[209]采用莪术油葡萄糖注射液合并六神丸口服加外敷的方法治疗流行性腮腺炎32例，收到满意的效果，其中显效28例，有效4例；腮腺肿大消失时间最快为2 d，最慢为4 d，止痛时间最快为4 h，最慢为1 d。另外，使用莪术油葡萄糖注射液治疗流行性腮腺炎并脑膜炎，可迅速退热，改善症状，缩短病程，且神经系统症状及脑电图异常改变者恢复率较高，值得临床推广应用[210]。

（六）人乳头状瘤病毒

人乳头状瘤病毒（HPV）是一种具高度种属特异性和特殊嗜上皮性的小分子质量DNA病毒，具有将正常细胞永生化的能力。已有研究证明，99%以上的宫颈癌标本中均检出HPV感染。张小燕等[211]以不同浓度的含莪术油

培养液体外培养宫颈癌细胞 SiHa、CaSki 和宫颈永生化细胞 H8，发现莪术油作用于 SiHa 细胞，G1 期细胞减少，G2、S 期细胞增加，细胞阻滞于 G2、S 期；莪术油作用于 CaSki、H8 细胞，G1 期细胞减少，S 期细胞增加，使细胞阻滞于 S 期；加药组 SiHa、CaSki 和 H8 细胞凋亡率高于对照组（$P<0.01$，$P<0.01$，$P<0.05$）；3 种细胞 HPV16E6E7 基因片段 mRNA 表达均明显低于对照组（$P<0.01$），且存在剂量依赖关系；说明莪术油可能通过抑制 HPV16E6E7 表达而抑制 SiHa、CaSki 和 H8 细胞增殖。

陈露漪等[212]将 196 例宫颈炎合并高危 HPV 感染患者随机分为实验组（100 例）和对照组（96 例），实验组和对照组分别使用复方莪术油栓（每枚含硝酸益康唑 50 mg、莪术油 0.2 mL、冰片 3 mg）和甲硝唑泡腾片（每片 0.2 g），阴道给药，每次 1 片，每日 1 次，6 d 为 1 个疗程，共治疗 3 个疗程。两组患者均在治疗结束后，停药 1 个月进行复诊。结果实验组总有效率和 HPV 转阴率分别为 85.0% 和 78.0%，均显著高于对照组的 74.0% 和 68.8%；实验组 TCT 结果异常有 1 例，而对照组有 7 例，差异显著。李勇莉[213]选取宫颈人乳头状瘤病毒感染患者 102 例，依据治疗方法不同分为治疗组和对照组各 51 例，对照组使用甲硝唑泡腾片进行治疗，观察组使用复方莪术油栓进行治疗，比较两组临床疗效；结果治疗后观察组总有效率 98.04%，高于对照组 78.43%，差异有统计学意义；说明复方莪术油栓治疗宫颈人乳头状瘤病毒感染的效果优于甲硝唑泡腾片治疗效果；研究所用的复方莪术油栓虽然偶有局部刺激反应，少数患者有瘙痒和灼烧感，但临床疗效显著。

（七）抗新型冠状病毒

新型冠状病毒感染（COVID-19）由严重急性呼吸综合征冠状病毒 2（SARS-CoV-2）引起，已成为全球突发公共卫生事件[214]。目前对于 COVID-19 主要采用中西医结合治疗方法，临床效果显著，凸显中医药在抗病毒方面的优势。国家卫健委先后发布了多版诊疗方案，推荐使用安宫牛黄丸和醒脑静注射液，其组方中均含莪术油[215]。莪术根茎提取的莪术油为莪术油注射液的主要成分，具有显著抗病毒（如流感病毒、呼吸道合胞病毒等）功效，《浙江省抗新冠肺炎临床诊疗用药推荐目录》推荐其为抗新冠肺炎药物。秦宇雯等[216]总结中药莪术抗病毒的作用机制，发现其治疗 COVID-19 机制可能是通过抑制病毒 NP 蛋白，调控 PI3K/Akt /mTOR 信号通路，直接灭活病毒，抑制相关炎症因子，抗肺纤维化等途径实现；推测莪术可降低新冠肺炎患者炎症水平，改善患者咳嗽、发热、肺部啰音等体征，同时在抑制病毒复制和感染、提升机体免疫力和改善患者肺功能损伤程度等方面发挥作用，且无激素类药物的不良反应。

周园园等[217]从细胞水平和临床研究两方面探讨了莪术油注射液抗 COVID-19 作用。通过体外制备 SARS-CoV-2 类病毒细胞株，用 9 组不同浓度的莪术油进行处理，结果随着莪术油浓度增加，相对荧光值逐渐降低，半数有效抑制浓度（IC_{50}）为 0.26 μg/mL［黄芪醇提取物的体外抗柯萨奇病毒效果与利巴韦林接近，其 IC_{50} 值为（6.4 ± 0.5）μg/mL］，表明莪术油对 SARS-CoV-2 类病毒活性有较强抑制作用，且具有浓度依赖性。临床纳入新型冠状病毒感染患者 4 例，对照组和试验组各 2 例，对照组常规治疗，试验组在常规治疗的基础上联用莪术油注射液，结果 COVID-19 在常规治疗的基础上联用莪术油注射液可改善患者因 SARS-CoV-2 感染引起的咳嗽、促进 SARS-CoV-2 转阴及肺部病灶吸收，降低肺损伤，且未产生明显的不良事件。

（八）脑心肌炎病毒

脑心肌炎病毒（EMCV）属于小 RNA 病毒科心病毒属，是一种无囊膜，单股正链 RNA 病毒。EMCV 感染可以引起母猪繁殖障碍、仔猪急性心肌炎并诱发猝死，也可以感染人导致发热、头痛等症状，但大多数属于亚临床症状，无明显症状，少数能导致脑炎和心肌炎病症。郑剑纲[218]在 EMCV 感染 BHK-21 仓鼠肾细胞模型上，从 16 种具有抗炎和抗病毒的中药单体化合物中，筛选出了莪术醇、苦参碱和黄芩苷，并发现其具有体外抗 EMCV 作用，其中莪术醇效果最好。莪术醇在 HEK-293T 细胞上最大安全浓度（MNTC）和半数安全浓度（CC_{50}）值分别为 25 μg/mL 和 124 μg/mL，其最大抑制率（MIR）为 89%，高于阳性药物利巴韦林（80%）。qPCR 和 ELISA 结果显示，莪术醇能够缓解 EMCV 对 TANK 蛋白的降解，提升 p-IRF3 的表达，从而增加 IFN-β 的表达，增强细胞抗病毒能力。

（九）嗜淋巴细胞性疱疹病毒

徐霖等[219]治疗嗜淋巴细胞性疱疹病毒（EB）感染患者，治疗组 68 例用莪术油葡萄糖注射液，对照组 60 例用利巴韦林、聚肌胞和干扰素等，部分用激素、抗生素。治疗组体温恢复时间为 3 ～14 d、平均为 4.9 d，对照组体温恢复时间为4 ～40 d、平均为 12.5 d，表明治疗组体温恢复时间明显优于对照组。

（十）禽流感病毒

禽流感是由 A 型流感病毒引起的全身性或呼吸器官性传染病，到目前为止，所有高致病性禽流感均是由 H5 或 H7 亚型禽流感病毒引起的。黄亚东

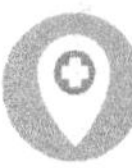

等[220]对复方莪术油溶液在流感病毒的 MDCK 细胞上和在非免疫鸡肉抗禽流感 H5N1 亚型病毒上的作用进行了研究。结果发现，在体外实验中，4 种浓度的复方莪术油溶液及其有效成分莪术醇和金丝桃素对 H5N1 亚型禽流感病毒均具有较好的直接杀伤作用，经药物预处理的细胞对病毒侵入 MDCK 细胞具有很好的阻滞预防作用，对同时加入的病毒具有较好的抑制吸附细胞作用，对已被病毒侵入的细胞具有较好的治疗作用。在体内实验中，复方莪术油溶液对染毒鸡具有较好的预防保护作用，可延长染毒鸡的平均存活天数，与病毒对照组比较具有显著性差异。药效学方面显示，复方给药的效果优于单方，并且主要在预防病毒感染环节发挥抑制作用。

（十一）伪狂犬病毒

伪狂犬病是由伪狂犬病毒（PRV）引起的多种动物共患的一种急性传染病，可引起妊娠母猪繁殖障碍、流产、死胎以及呼吸困难等症状。刘志昌等[221]采用四甲基偶氮噻唑蓝比色法（MTT 法）测定莪术油在幼年仓鼠肾细胞（BHK 细胞）上的毒性和对 PRV 的灭活作用、对病毒感染的阻滞作用以及对被病毒入侵细胞的治疗作用。结果发现莪术油对 BHK 细胞的毒性较阳性对照药物金刚烷胺和金刚乙胺低；莪术油对 PRV 的抑制效果方面，预防作用（63.7%）优于直接杀灭作用（55.2%）和治疗作用（48.7%）；可以认为，莪术油主要在预防 PRV 病毒感染环节上发挥作用。

（十二）猪细小病毒

猪细小病毒（PPV）是目前动物病毒中最小最简单的一类自主复制型单链线状 DNA 病毒，在细胞核内增殖，对外界因素有强大的抵抗力，能耐受脂溶剂和较高温度的处理，且不失其感染性，主要致妊娠母猪流产、死胎等繁殖障碍症状。研究发现莪术油注射液对 PPV 7909 标准毒株的半数抑制浓度为 1.865 μg/mL，半数阻断浓度为 3.75 μg/mL，半数直接杀灭浓度为 81.2 μg/mL。与作为阳性对照药物的利巴韦林相比较，莪术油注射液和莪术油葡萄糖注射液毒性明显低于利巴韦林，低浓度时即可抑制细小病毒的增殖，但直接杀灭作用不明显[222]。

（十三）新城疫病毒

新城疫也称亚洲鸡瘟或伪鸡瘟，是由新城疫病毒（NDV）引起的急性高度传染性疾病。王学理等[223]用鸡胚培养法和血凝试验，测定莪术油对鸡 NDV 增殖的抑制作用；结果发现莪术油对鸡胚无毒性作用，能明显抑制新城疫 $F_{48}E_9$ 毒株的增殖、降低鸡胚病死率，且效果明显高于盐酸金刚烷胺。

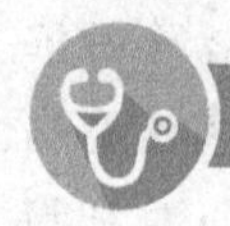

第四节 对呼吸系统的作用

一、抗肺纤维化

肺纤维化（PF）是以肺泡上皮细胞进行性损伤和异常修复为病理过程的纤维化疾病。发病过程中伴随巨噬细胞、淋巴细胞等炎症细胞在肺间质浸润、成纤维细胞增生及纤维结缔组织沉积于肺间质，使得实质性肺细胞减少、纤维结缔组织增生、肺功能减退甚至衰竭。根据其临床症状，中医将肺纤维化归属为“肺痹”“肺痿”“咳嗽”等范畴，其基本病机为虚实夹杂，以肺气虚为主，兼杂痰凝、血瘀。研究发现，益肺散结方中的主要活性成分莪术醇和姜黄素可通过多个靶点调控 PI3K/AKT 信号通路、TGF-β1/Smad 信号通路、NF-κB 信号通路、MAPK 信号通路等，发挥免疫调节、抗炎等作用，抑制成纤维细胞增殖和促进凋亡，减少胶原沉积，干预肺纤维化的发生发展[224]。在博来霉素诱导的肺纤维化大鼠模型中，莪术醇可抑制肺纤维化大鼠肺组织中转化生长因子 - β1（TGF-β1）和纤溶酶原激活物抑制因子 1（PAI-1）的表达，降低肺组织中胶原特有的羟脯氨酸（HYP）含量，缓解大鼠肺纤维化[225]。莪术醇还能通过将细胞周期阻滞于 G0/G1 期，减少 DNA 复制，抑制人胚肺成纤维细胞 MRC-5 的增殖，抑制胶原的生成及积聚从而发挥抗肺纤维化的作用[226]。

另外，有害物质产生的氧化自由基导致的氧化应激以及炎性反应贯穿整个肺纤维化的过程。在百枯草诱导的肺纤维化小鼠模型中，姜黄素一方面通过降低肺组织中 HYP、丙二醛（MDA）含量，增加肺内超氧化物歧化酶（SOD）的活性来增强抗氧化能力，减少肺内氧化应激损伤，从而减少肺部胶原的过度沉积。另一方面通过抑制 NF-κB 通路的激活，降低肺纤维化小鼠血清中 TNF-α、IL-6、MMP-9 等炎症反应相关因子水平，从而缓解肺泡炎症反应，减轻肺纤维化[227]。宋楠楠[228]发现姜黄素干预用药可显著降低染矽尘小鼠肺组织中炎症因子 IL-1β、IL-18 和纤维化指标 TGF-β1、HYP 的含量，进而改善小鼠肺纤维化病变；姜黄素可抑制 SiO_2 诱导的肺泡巨噬细胞分泌 IL-1β、IL-18 等炎性因子，其机制除通过抑制 SiO_2 刺激的肺泡巨噬细胞 NF-κB 通路活化，从转录水平下调 NLRP3 炎性小体相关基因的表达外；更重要的是姜黄素可以直接阻断 NLRP3 炎性小体的活化、组装及下游分子剪切，

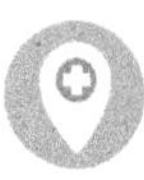

从而高效地介导姜黄素抑制 SiO_2 诱导的肺泡巨噬细胞 NLRP3 炎性小体活化的药理作用。

二、支气管哮喘

支气管哮喘是由多种炎症细胞参与的气道慢性炎症性疾病，伴随着气道炎症浸润、黏液分泌过多和气道高反应性。姜黄素是莪术的主要活性成分，具有抗炎和抗氧化的作用，能通过抑制核因子 κB（NF-κB），以及 Notch1-GATA3、MAPK 等炎症相关信号通路来抑制气道和肺组织的急慢性炎症及气道高反应性。薛海英等[229]研究发现，给予姜黄素干预后，哮喘小鼠 BALF 中细胞总数及嗜酸粒细胞数显著降低、肺组织 IL-4 浓度明显下降，而 IFN-γ 则明显上升。姜黄素组小鼠肺组织 NO_2/NO_3 浓度及 NOS 活性、iNOS 蛋白表达的平均光密度值与嗜酸粒细胞数显著降低，提示姜黄素通过降低 iNOS 蛋白表达、降低哮喘小鼠体内 NO 表达，抑制哮喘炎性反应，继而降低嗜酸性细胞等浸润气道，增强对哮喘小鼠的抗炎作用。氧化应激会加大患者哮喘严重度，并重塑气道。研究发现，姜黄素能够抑制 NO 的水平，减轻哮喘小鼠氧化应激，抑制气道炎症[230]。姜黄素还可通过减少 H_2O_2、NO 产生，减轻脂质过氧化等发挥抗氧化功能，起到平喘作用[231]。

辅助性 T 细胞 1/辅助性 T 细胞 2（Th1 /Th2）失衡是导致哮喘严重程度的关键因素。研究表明，姜黄素能够通过抑制 MAPK 和 NF-κB 通路，抑制树突细胞中糖原合成酶激酶－3β（GSK-3β），活化 Wnt/β 连环蛋白（Wnt/β-catenin）信号通路，活化 PPAR γ 通路，抑制 Notch1-GATA3 信号通路等多种信号通路来调节 Th1/Th2 失衡，发挥抗炎、抗氧化、抗过敏作用，减轻气道炎症，降低气道高反应，减少气道黏液分泌，从而达到哮喘治疗和保护作用[232]。尹正海[233]发现，姜黄素可显著抑制 OVA 致敏哮喘大鼠嗜酸性粒细胞、中性粒细胞和淋巴细胞的分泌，降低 IL-5、IL-13 水平，提高 IFN-γ 的分泌，姜黄素高、低剂量组肺组织内的 NF-κBp65 和 p-p38MAPK 的蛋白表达均显著低于模型组。研究提示，姜黄素对哮喘大鼠发挥的抗炎作用是通过调控 NF-κB/MAPK 信号通路来调节 Th1/Th2 平衡而实现的。

哮喘的发病过程还涉及 Treg/Th17 失衡。调节性 T 细胞（Treg）和辅助性 T 细胞 17（Th17）被描述为 Th1 和 Th2 细胞中两个不同的亚群，在体内起相反的作用。Treg 表达 Foxp3，通过分泌抗炎因子 IL-10 发挥抗炎作用；Th17 细胞表达孤独核受体 γ t（RORγ t）通过分泌促炎因子 IL-17A、TNF-α、IL-6 发挥促炎作用[234]。研究发现姜黄素能够增加 Treg、减少 Th17，平衡

Treg /Th17 比例，增加支气管肺泡灌洗液（BALF）中 IL-10 水平、降低 IL-17A 水平，减少炎症细胞浸润，减轻哮喘气道阻力。

一项Ⅱ期、双盲、随机、对照试验中，34 例中到重度哮喘的儿童和青少年除了接受标准治疗外，分别接受了姜黄根部粉末（含有姜黄素和去甲氧基姜黄素）胶囊（30 mg/kg，2 次/d，$n=17$）或安慰剂（麦芽糊精，$n=17$）治疗6 个月，两组对 FEV1 均无明显影响，但姜黄组患者夜间醒来频率更低，短效 β 受体激动剂使用频率更低，并在 3 个月和 6 个月后有更好的疾病控制，无不良反应报道。一项关于哮喘的临床试验中，60 例轻到中度哮喘患者被分为 A 组（标准治疗，$n=30$）和 B 组（标准治疗 + 姜黄素胶囊 500 mg，2 次/d，$n=30$），研究时长为 30 d，观察终点为临床症状、肺功能和血清学指标。B 组较 A 组能够显著提高 FEV1，白细胞总数、嗜酸细胞、血沉的降低均高于 A 组，A 组患者中性粒细胞增多幅度大于 B 组，但两组临床症状的改善无统计学意义。

三、慢性阻塞性肺病

慢性阻塞性肺病（COPD）简称慢阻肺，是以不完全可逆的持续呼吸道症状和持续气流受限为特征的可防可治的慢性气道炎症性疾病，其发病机制与慢性炎症反应、氧化应激、蛋白酶/抗蛋白酶失衡等有关。

施婵妹[235]以熏烟联合 LPS 构建慢阻肺大鼠模型，发现姜黄素干预后模型大鼠一般情况、肺功能及肺组织损伤均得以改善，炎症程度得以抑制，并且其抗氧化能力提高了，这表明姜黄素对慢阻肺大鼠发挥了抗氧化、抗炎的保护作用；其同时还发现姜黄素能够提高 Nrf2、HO-1 在肺组织中的表达，表明姜黄素可能激活 Nrf2 表达和活性，启动下游Ⅱ相解毒酶转录，从而使 HO-1 表达增加；结合第一部分实验结果，表明姜黄素对慢阻肺大鼠的抗氧化、抗炎保护作用部分原因可能与 Nrf2/HO-1 的上调有关。姜黄素还可通过抑制 NF-κB 的表达，下调 IL-1、IL-5、IL-6、IL-8 及肿瘤坏死因子 - α 等炎症因子，上调 IL-10 等抗炎因子的表达，发挥对慢阻肺的保护作用[236]。Yuan 等[237]通过烟熏联合脂多糖法建立慢阻肺大鼠模型，同时设置姜黄素治疗组，发现姜黄素治疗组支气管肺泡灌洗液中中性粒细胞及淋巴细胞数量明显降低，同时肺泡上皮细胞 BASE-2B 增生减弱，表明姜黄素在一定程度上可抑制慢阻肺患者的气道炎症及气道重塑，其分子机制可能与姜黄素抑制 NF-κB 信号通路和下调 COX-2 的表达相关。

糖皮质激素抵抗是 COPD 治疗中存在的难点，组蛋白去乙酰化酶 2

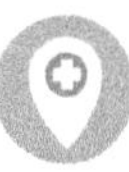

(HDAC2)是糖皮质激素治疗 COPD 患者关键的组成部分且与 COPD 的严重程度相关。Chung 等[238]指出 COPD 患者存在氧化应激，体内体外实验研究都证明氧化应激导致 HDAC2 活性下降，对糖皮质激素治疗的敏感性下降。Meja 等[239]研究发现，姜黄素可以特异性地改善由香烟烟雾、氧化应激所致的 HDAC2 的活性降低，逆转糖皮质激素治疗的不敏感，恢复皮质激素的抗炎作用。Suzuki 等[240]研究发现姜黄素能够抑制胰蛋白酶和烟雾诱导的中性粒细胞向 BALF 中的聚集，减轻其所致的气腔增大，增加抗氧化基因的表达，缓解胰蛋白酶和烟雾所致的肺气肿和气道炎症。秦柯[241]选取 COPD 患者外周血单个核细胞建立体外细胞模型，通过实验发现姜黄素 + 地塞米松组较单用地塞米松组能明显减少炎症因子的分泌，提高 IL-8、IL-6 及 MMP-9 炎症因子的抑制率，进一步证明了姜黄素对 COPD 患者糖皮质激素抵抗的改善作用；且实验结果显示与单用姜黄素相比较，姜黄素 + 地塞米松组中 IL-8、IL-6 及 MMP-9 的抑制率明显提高，故考虑两者联合用药对 COPD 患者抗炎效果更佳。

一项随机双盲安慰剂对照临床研究将硫芥诱导所致的慢性肺部并发症病人分为两组，一组给予姜黄素（500 mg，3 次/d，$n = 45$）进行治疗，另一组给予安慰剂（$n = 44$）进行治疗，疗程为 4 周；结果显示，姜黄素能够提高 FEV1/FVC，明显降低患者血中 IL-6、IL-8、TNF-α、TGF-β、P 物质、超敏 C 反应蛋白、降钙素基因相关肽（CGRP）和单核细胞趋化蛋白 1 (MCP-1)等炎症介质的表达[242]。

四、急性肺损伤

急性肺损伤（ALI）是由肺内外致病因素引起的以肺弥散功能障碍为特征的疾病，ALI 破坏肺血管内皮细胞和肺泡上皮细胞，引起低氧血症，并可进一步发展为更严重的急性呼吸窘迫综合征。其病理过程有多种促炎细胞、促炎因子、炎症因子和炎性细胞参与，涉及多条氧化应激通路。张国立等[243]分别制备莪术油粉雾剂和莪术醇粉雾剂，经大鼠气管给药后，比较两者对脂多糖（LPS）致 ALI 的治疗作用。结果发现两者均能减少 ALI 大鼠肺组织出血，并且显著降低肺组织中炎症因子（肿瘤坏死因子 α、IL-6 和总蛋白）的含量（$P < 0.001$），说明两者对 ALI 均有明显治疗作用，并且无显著性差异，原因可能是莪术油中非莪术醇成分同时有治疗作用。

研究显示，姜黄素对多种原因引起的 ALI 有很好的缓解作用。姜黄素能明显增加百草枯处理的小鼠肺组织中的超氧化物歧化酶（SOD）和过氧化氢酶活性，降低丙二醛（MDA）、乳酸脱氢酶（LDH）水平和肺湿/干重比，减少支气管肺泡灌洗液（BALF）中的总细胞数、髓过氧化物酶（MPO）水平以及嗜中性粒细胞浸润，降低肿瘤坏死因子 α（TNF-α）和一氧化氮（NO）等水平，降低小鼠死亡率[244]。姜黄素能抑制 NF-κB 的激活，从而抑制 NO 和前列腺素 E2（PGE2）的合成，减少肺部炎症反应和氧化应激，并最终缓解糖尿病引起的肺损伤[245]。

姜黄素能有效治疗或缓解脓毒症诱导的 ALI，使 ALI 模型大鼠的存活率提高 40%～50%[246]。基质金属蛋白酶（MMPs）是在肺损伤早期由多种促炎细胞（淋巴细胞、巨噬细胞、中性粒细胞、成纤维细胞和内皮细胞）分泌的因子。姜黄素能抑制基质金属蛋白酶 9（MMP-9）活性，并使 α－平滑肌肌动蛋白（α-SMA）分泌减少，从而抑制肺损伤早期的肺纤维化、减少蛋白沉积和小支气管损伤、抑制活性氧（ROS）水平[247]。上述研究表明姜黄素既能抑制 ALI 病程中的炎症反应，也能减轻氧化应激水平，从而对早期肺损伤产生治疗作用。

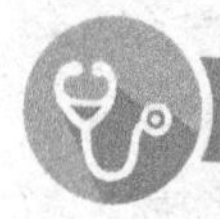

第五节 对消化系统的作用

一、肝纤维化

肝纤维化（HF）是指肝脏细胞外基质（ECM）弥漫性的过度沉积。它不是一个独立的疾病，而是许多慢性肝病的共同病理过程，是“慢性肝炎→肝纤维化→肝硬化”这一发展过程中的枢纽环节。肝纤维化以胁痛、胁下肿块、黄疸等为主要临床表现，可归属于中医学“胁痛”“黄疸”“肝着”“积聚”“痞块”“鼓胀”“肝痹”等范畴[248]。莪术对肝纤维化的干预作用，可能通过抑制肝星状细胞（HSC）的增殖和细胞外基质的合成而实现。张季等[249]采用大鼠腹腔注射猪血清 14 周后，制作大鼠肝纤维化模型，观察生、醋莪术对大鼠血清谷丙转氨酶（ALT）、谷草转氨酶（AST）、肝纤四项和肝组织羟脯氨酸（HYP）、丙二醛（MDA）的表达水平，对大鼠 HSC 增殖的影响及 α－平滑肌肌动蛋白（α-SMA）和 Procollenag Ⅰ表达情况的影响；结果显示 ALT、AST、PC Ⅲ、Ⅳ型胶原（Ⅳ-C）、LN、HA 表达水平均下降、HSC-T6 的增殖受到抑制及 HSC-T6 中 α-SMA 和 Procollagen Ⅰ表达水平降低；表明生、醋莪术都可减轻肝组织病变，减少细胞外基质的生成并促进其降

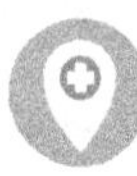

解，降低肝纤维化的程度。

莪术醇是莪术的主要活性成分，具有保肝、抗炎、利胆、抗氧化等多种功效。研究发现莪术醇通过抑制 Rho-ROCK 信号通路[250]、PI3K/AKT/mTOR 信号通路[251]、TGF-β1/Smad 信号通路[252]、miR-125b/NLRP3 信号通路[253]的活动，诱导 HSC 的凋亡，发挥抗 HF 的作用。江远等[254]发现莪术醇通过抑制 HSC-T6 细胞 TGFβ1、P450a 表达，降低氧应激和脂质过氧化反应，抑制肝星状细胞活化和细胞外基质生成，从而达到抗肝纤维化作用。孙苏敏[255]发现莪术醇通过激活 Sirt1 使 Atg5 去乙酰化进而诱导 HSC 自噬与坏死性凋亡。

莪术另一活性成分 β-榄香烯能使 HSC 分泌血管紧张素Ⅱ（ANGⅡ）及 HSC 内 AGT mRNA 表达降低，同时抑制下游信号 RhoA、ROCK-1、ROCK-2 mRNA 的表达，抑制 ANGⅡ的生物学效应，从而延缓肝纤维化及门脉高压的发生[256]。胡胜军等[257]发现 β-榄香烯对四氯化碳肝纤维化大鼠具有拮抗作用，主要是通过抑制肝星状细胞激活，降低 TGF-β1、α-SMA 在肝组织中的表达，减少细胞外基质在肝脏中的沉积，从而延缓肝纤维化的进程。

复方鳖甲软肝片由鳖甲、赤芍、三七、莪术、当归、紫河车等中药组成，具有益气养血、软坚散结及化瘀解毒等功效，是我国第一个专治肝纤维化及肝硬化的新药。孙燕燕等[258]研究通过复方鳖甲软肝片联合恩替卡韦治疗慢性乙型肝炎纤维化，观察两组患者肝功能指标及肝纤维化情况；结果显示，天门冬氨酸氨基转移酶（AST）、总胆红素（TBIL）、ALT 均明显低于治疗前，C 反应蛋白（CRP）、层粘连蛋白（LN）、Ⅲ型前胶原氨基末端肽（PⅢNP）、透明质酸（HA）明显低于对照组；结果表明复方鳖甲软肝片联合恩替卡韦对慢性乙型肝炎纤维化临床疗效显著，对肝纤维化有预防作用。聂莹莹[259]将 148 例肝纤维患者随机分成两组（对照组 74 例，联合组 74 例），对照组患者给予保肝、降酶、维持水电解质平衡等方式进行治疗，并给予低脂饮食、戒酒干预；联合组在对照组上述临床治疗的基础上口服复方鳖甲软肝片，4 片/次，3 次/天，并口服九味肝泰胶囊，4 粒/次，3 次/天；两组共治疗 6 个月；结果发现对照组显效 29 例、有效 31 例、无效 14 例、总有效率 81.08%，联合组显效 49 例、有效 23 例、无效 2 例、总有效率 97.30%；与对照组相比，治疗后联合组甲胎蛋白（AFP）、AST、TBIL、HA、LN、Ⅲ型前胶原（PCⅢ）、Ⅳ型胶原蛋白（CV-Ⅳ）水平更低，而肝功能白球比例（A/G）水平更高；说明给予肝纤维化患者复方鳖甲软肝片联合九味肝泰胶囊治疗后，疗效显著提升，生化指标和血清肝纤维化指标明显改善，安全性较高。

二、功能性消化不良

功能性消化不良（FD）是临床上常见的一种消化系统功能性疾病，目前认为FD主要与胃肠动力障碍和内脏感觉过敏等有关。中医认为肝气郁结、脾虚失运、胃失和降是FD的主要病机。莪术性温，味辛、苦，归肝、脾经，临床上可用于食积气滞较重者，有较强的行气止痛消胀作用，其所治之症与FD表现相吻合。研究证实，中药可能通过影响FD患者血清中神经递质而发挥其作用[260]。陈兴玲等[261]使用不同剂量莪术对FD大鼠胃窦组织乙酰胆碱酯酶（AchE）、一氧化氮、血管活性肠肽（VIP）的含量进行考察，发现25%莪术组、50%莪术组大鼠胃窦组织的AchE水平均升高，而VIP和NO水平均降低，推断莪术对FD有改善作用。魏兰福等[262]以不规则进食加稀盐酸喂养制作大鼠功能性消化不良模型，并将实验所用大鼠随机分成组，分别给予生理盐水、25%莪术水煎剂、50%莪术水煎剂、0.1%吗丁啉混悬液进行喂养，28 d后发现25%莪术水煎剂对模型大鼠的胃排空率、慢波频率变异系数和异常节律指数有明显改善，对功能性消化不良有改善作用。

临床上莪术为消食化积的常用药，在临床上使用时，应根据患者疾病的轻重缓急，结合舌脉，四诊合参，辨证准确，明确剂量，才能发挥更好的疗效，减少不良反应。冯五金治疗痞满、脾虚湿阻证患者，治法燥湿健脾、行气和胃。用药：柴胡12 g、黄芩10 g、白芍15 g、党参15 g、半夏10 g、厚朴15 g、苍术15 g、陈皮30 g、佛手12 g、草豆蔻6 g、连翘12 g，7剂，水煎服，日1剂；1周后复诊，自诉食欲稍好转，余症状同前，于前方加莪术10 g，7剂，用法同前；1周后复诊，患者大喜相告诸症好转。冯五金治疗郁证（气郁），治法疏肝行气解郁。用药：香附12 g、川芎12 g、苍术15 g、栀子10 g、神曲15 g、合欢花10 g、玫瑰花12 g、柴胡12 g、白芍15 g、枳壳12 g，7剂，水煎服，日2剂，早晚各1次；1周后复诊，患者诉咽喉不适感好转，心烦、胡思乱想略有减轻，但胃脘仍满闷胀痛、嗳气，时泛酸，偶心烦，舌苔厚腻，脉细滑。于前方加莪术10 g，7剂，煎服法同前；患者半年里每当不适，便服之，屡屡奏效[263]。

三、消化性溃疡

消化性溃疡为消化道的常见病、多发病，主要系指发生在胃和十二指肠的慢性溃疡，即胃溃疡和十二指肠溃疡，具有易复发、病程长等特点。临床主要表现为慢性、周期性、节律性的上腹部疼痛，或伴有嗳气、反酸、恶

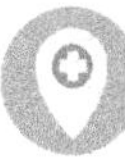

心、腹胀等症状[264]。

在动物实验性胃溃疡模型方面，梅雪婷等[265]证实莪术的主要功效成分姜黄素有类似于雷尼替丁的作用，通过抑制胃酸分泌、降低胃液的酸度、抑制胃蛋白酶活性，促进溃疡面愈合，达到抗胃溃疡的效果。蒋丽君等[266]的实验进一步证实，在大鼠体内姜黄素可以抑制壁细胞 H^+、K^+ – ATP 酶活性和 mRNA 基因表达，减少胃酸分泌，减轻胃黏膜损伤，对胃溃疡有良好的防治作用。

消化性溃疡属中医“胃脘痛”“嘈杂”“痞满”等范畴[267]，以肝郁脾虚、气滞血瘀为主要病机。《本草备要》中提到“莪术，消瘀通经，开胃化食”“治心腹诸痛，冷气吞酸”。临床采用莪术为主治疗消化性溃疡，取得了满意的疗效[268]。杨桂平、丁济民共收治消化性溃疡患者 62 例，其中胃溃疡 16 例、十二指肠溃疡 34 例、复合溃疡 12 例。以莪术为主药，用量 15 ~ 30 g。辨证加减：胃寒者加良姜、香附、豆蔻、砂仁等，气滞血瘀者加丹参、三七粉、川芎、当归等，饮食停滞者加枳实、厚朴、木香、降香等，肝气犯胃者加柴胡、枳壳、白芍、香附等，湿热中阻者加黄芩、黄连、白头翁等。每日 1 剂，水煎分 3 次服，7 d 为 1 个疗程。临床治愈（主症与次症全部消失，胃镜示溃疡面愈合）45 例，显效（主症与次症消失或有明显改善，胃镜示溃疡面缩小达 50%，局部黏膜充血水肿改善表面分泌物减少）11 例，有效（主症、次症均有改善，或主症虽未改善，但次症全部消失，胃镜示溃疡面缩小达 50% 以上，局部黏膜充血水肿有明显消退，表面分泌物减少）5 例，无效（主症、次症均无改善，胃镜示无明显变化）1 例；治疗时间最短为 1 个疗程，最长为 12 个疗程，总有效率为 98. 39%；以上 45 例治愈患者，随访 2 年，只有 1 例复发。说明莪术结合辨证用药不仅能有效治疗消化性溃疡，还具有抗消化性溃疡复发的作用。尤龙[269]将 46 例十二指肠溃疡穿孔患者随机分为 2 组，灌洗组与对照组均同时采用禁食、水，持续胃肠减压，应用 H2 受体阻滞剂、抗生素、静脉高营养等常规非手术治疗的方法，灌洗组在无腹腔灌洗禁忌证的前提下加用莪术油等中西药腹腔灌洗；结果发现采用莪术油等中西药腹腔灌洗，能明显缩短腹膜炎减轻时间、肠功能恢复时间及住院时间，能明显减少腹腔粘连、残余脓肿及中转手术的发生率，是非手术治疗胃十二指肠溃疡穿孔行之有效的方法。

四、溃疡性结肠炎

溃疡性结肠炎（UC）是一种易复发的慢性炎症性肠病，其主要症状是腹泻、腹痛和便血，同时伴有发生结直肠癌的风险。UC 的发病机制与遗传、环境、肠上皮屏障功能缺陷以及免疫失调等因素有关[270]，因此抑制肠道炎症、保护肠道屏障的完整性和调控肠道内免疫细胞是防治 UC 的重要因素。姜黄素具有良好的抗炎、抗氧化、抗肿瘤的药理作用，大量研究显示姜黄素对实验性 UC 有良好的治疗作用。

维持辅助性 T 细胞 17（Th17）/调节性 T 细胞（Treg）分化平衡是维持肠道免疫稳定状态的重要因素[271]。徐磊等[272]采用不同剂量姜黄素干预右旋葡聚糖硫酸钠（DSS）诱导法建立的 UC 小鼠模型，结果发现不同剂量姜黄素治疗后，小鼠的精神状态、进食量、体质量、黏液血便等均较模型对照组有不同程度的好转，行疾病活动度指数（DAI）、行结肠大体形态损伤指数（CDMI）、组织损伤指数（TDI）评分均明显下降，病理组织学的损伤程度明显减轻；其中姜黄素高剂量组的效果优于低剂量组，结果说明姜黄素能有效减轻 UC 小鼠的临床症状，改善结肠炎症。此外，姜黄素治疗组小鼠结肠组织中的白介素 6（IL-6）、白介素 17（IL-17）、维 A 酸相关孤儿核受体 γt（RORγt）、信号传导及转录激活因子 3（STAT3）和磷酸化 STAT3（p-STAT3）含量均较模型对照组明显降低，β 转化生长因子（TGF-β）含量明显升高，结果说明姜黄素可能是通过抑制下调 IL-6 及下游分子表达水平、上调 TGF-β 表达水平，调节小鼠 Th17 分化，调控 Thl7/Treg 平衡，从而改善结肠炎症，发挥治疗效果。朱天翔等[273]发现姜黄素可使结肠组织炎症因子 NOD 样受体热蛋白结构域（NLRP3）、IL-6、肿瘤坏死因子－α（TNF-α）和环氧合酶－2（COX-2）的 mRNA 表达水平降低，肠道屏障相关因子基质金属蛋白酶 9（MMP-9）的 mRNA 表达水平降低，MUC-2 和 ZO-1 的 mRNA 表达水平增加以及肠系膜淋巴结中 $CD3^+CD4^+$ T 细胞显著增加、$CD3^+CD8^+$ T 细胞显著减少；说明姜黄素可以抑制 DSS 诱导的炎症反应，保护肠道屏障功能，调控肠系膜淋巴结 T 细胞的平衡，从而达到治疗溃疡性结肠炎的目的。

抑制炎症介质和氧化应激的过表达也是治疗 UC 的方案。杨坤等[274]使用姜黄素联合阿托伐他汀对 UC 小鼠进行干预，发现与模型组和单独用药组比较，联合组小鼠 DAI 评分明显降低，结肠长度明显增加，血清中 TNF-α、IL-1β、IL-6 含量明显降低，IL-10 含量明显升高，结肠组织中髓过氧化物酶（MPO）、丙二醛（MDA）水平明显降低，而超氧化物歧化酶（SOD）、谷胱

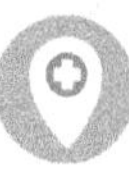

甘肽过氧化物酶（GPX-Px）水平明显升高，可以观察到自噬体的数量增加、p62 蛋白表达水平明显降低、Beclin1 蛋白水平和 LC3 Ⅱ/LC3 Ⅰ 明显升高，差异均有统计学意义；说明姜黄素联合阿托伐他汀可以通过调控自噬相关蛋白表达水平，控制氧化应激水平，对 UC 小鼠起到治疗和保护作用。

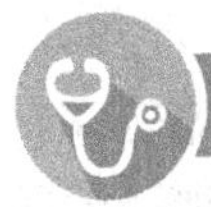

第六节　对神经系统的作用

姜黄素是莪术的主要活性成分，具有抗氧化、抗炎、神经保护作用以及调节神经递质和细胞内信号传导途径等药理作用，还可以增强神经可塑性、促进神经修复。这些药理作用使得姜黄素在神经退行性疾病以及情绪障碍方面的疾病中发挥了重要作用，目前可以作为阿尔茨海默病、帕金森、抑郁症、脑缺血再灌注损伤等中枢神经系统疾病的控制与治疗的药物。姜黄素还有抑制肿瘤细胞增殖的作用，临床也可用于脑胶质瘤的治疗和预防。研究表明，姜黄素是通过诱导自噬来抑制脑胶质瘤 U87 细胞的增殖。姜黄素还具有有效性和安全性，毒副作用小，并且在临床试验中，姜黄素的安全剂量甚至可以达到每日 12 g。

一、阿尔茨海默病

阿尔茨海默病（AD）是一种发生于老年及老年前期的进行性记忆缺陷和认知功能障碍的神经系统退行性疾病。其典型病理特征是脑部出现 β－淀粉样蛋白（Aβ）沉积和神经纤维缠结（NFT）。姜黄素是莪术的主要有效成分，研究发现其有抑制淀粉样蛋白沉积、抗氧化、神经保护、抗炎等多种功效[275]。Yang 等[276]用姜黄素喂养具有晚期淀粉样蛋白积聚的老年 Tg2576 小鼠时，发现姜黄素可以直接结合 Aβ 在体内阻断原纤维形成；水迷宫行为测试显示，与对照组相比，实验组小鼠的记忆和空间探索能力显著提高。张向荣等[277]通过脑立体定位注射 Aβ25—35，建立 AD 大鼠模型。腹腔注射姜黄素证明，姜黄素可通过减轻氧化应激导致的神经细胞损伤，改善 AD 大鼠的学习记忆能力。商华等[278]发现 AD 小鼠经过姜黄素药物治疗后，可以显著缩短其潜伏期，达到与野生型对照组小鼠相同的水平，AD 小鼠的学习记忆能力可以通过姜黄素来进行有效的改善；同时结果表明，姜黄素可以明显减少神经损伤的现象，也可以有效地降低 IL-1β 以及 TNF-α 的表达，进而改善 AD 的症状；同时研究结果提示，AD 小鼠的神经发生凋亡可能与 Bax/Bcl 的表达平衡被破坏等情况有关，而 Bax/Bcl 水平平衡可以通过姜黄素进行维持。AD 的病理机制还涉及线粒体应激反应（MSR），表现为线粒体蛋白失衡相关的线粒体功能障碍，可能由 Aβ 聚集诱发[279]。刘艳秋等[280]使用姜黄素对 APP/PS-1 双转基因 AD 小鼠和 APPsweSH-SY5Y 细胞株进行动物模型和细胞水平的研究，结果发现，中、高剂量姜黄素［200 mg/(kg · d)，300 mg/(kg · d)］可通过调控 JmjC 结构域包含蛋白 3（JMJD3）-组蛋白 H3 第 27 位赖氨酸三甲基化（H3K27me3）-脑源性神经营养因子（BDNF）轴（JMJD3-H3K27me3-BDNF）显著改善 AD 动物模型脑组织病理形态，抑制 Aβ 累积与细胞凋亡，维护 MSR 平衡。

二、帕金森病

帕金森病（PD）又称原发性震颤麻痹，以静止性震颤、肌僵直、运动减少和姿势调节障碍为主要临床特征，是一种多发于中老年人的中枢神经系统退行性疾病。PD 的主要病理特征是黑质致密部（SNpc）中多巴胺能神经元逐渐丧失、路易小体（LBs）的神经元内包涵体中存在由 α-突触核蛋白（α-syn）组成的不可溶性纤维聚集物。研究表明，姜黄素可以通过保护多巴胺能神经元、抗炎、抗氧化、抗细胞凋亡、抗线粒体损伤、调节自噬等多种途径在帕金森病中发挥神经保护作用[281]。增强细胞自噬功能从而促进 α-syn 的自噬性清除是姜黄素对 PD 发挥神经保护作用的主要机制之一。吴优等[282]选用姜黄素（40 μmol/L）和 PI3K 通路抑制剂 LY294002 对诱导剂 1-甲基-4-苯基-1 2 3 6-四氢吡啶（MPTP）所建立的帕金森病细胞模型进行处理；结果发现，姜黄素可抑制 PI3K/Akt/mTOR 信号通路的活化，从而增强细胞自噬功能，继而促进 α-syn 的清除。Jiang 等[283]以表达 A53T 突变型或野生型 α-syn 的 SH-SY5Y 细胞为帕金森病细胞模型，发现姜黄素通过下调 mTOR/p70S6K 信号传导和恢复被抑制的巨自噬来有效减少 A53T 突变型 α-syn 在 SH-SY5Y 细胞中的过度积累。朱江等[284]研究姜黄素对 PD 模型大鼠学习记忆能力的影响及相关作用机制，经过姜黄素干预后，大鼠逃避潜伏期缩短，旋转圈数减少，穿越平台次数增加，提示姜黄素能显著提高 PD 模型大鼠学习记忆能力。研究还显示，姜黄素通过提高黑质-纹状体系统代偿作用，减轻 6 羟基 DA 对帕金森病模型大鼠神经元的毒性作用，促进其多巴胺（DA）、二羟基苯乙酸（DOPAC）、高香草酸（HVA）水平升高，从而控制 PD 大鼠病情发展。姜黄素还能促进定纹状体单胺氧化酶（MAO-B）、α-syn 表达下调，磷酸化酪氨酸羟化酶（p-TH）表达上调，起到保护神经元的作

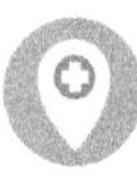

用。潘静等[285]用不同剂量姜黄素干预治疗后，发现姜黄素可以有效地减少MPTP诱导的PD小鼠模型的黑质多巴胺能神经元丢失，其机制可能与姜黄素降低黑质多巴胺能神经元活性氧含量以及抑制炎症反应等作用有关。

三、多发性硬化症

多发性硬化症（MS）是神经系统中的一种慢性自身免疫性神经退行性疾病。其基本发病机制是免疫系统攻击有髓鞘纤维，导致神经传导延迟，对神经纤维和神经元造成永久性损伤。主要症状为疲劳、长时间双视或视力模糊、行走困难、身体不同部位麻木或刺痛感、协调和平衡困难、肌肉僵硬、肌肉痉挛等。在自身免疫性脑脊髓炎（EAE）实验大鼠模型中，姜黄素可降低炎症细胞对脊髓的渗透，减少髓鞘碱性蛋白（MBP）反应淋巴细胞的积累，下调TGF-β、IL-6、IL-17、IL-21、RAR相关孤儿受体γ（RORγt）、STAT3的表达[286]。姜黄素通过抑制线粒体和内质网应激来保护线粒体并抑制细胞凋亡，从而降低caspase-12和细胞色素C的表达，并且姜黄素的抗氧化能力能显著降低神经元的死亡[287]。星形胶质细胞的激活促进神经炎症和多发性硬化的发展，姜黄素通过抑制抗炎介质如PGE2、NO和促炎细胞因子如IL-6、IL-1β和TNF-α来抑制星形胶质细胞的活化。姜黄素可降低iNOS和COX-2的表达，抑制NF-κB通路[288]。轴突变性是多发性硬化症的病理特征，主要由NO的过量产生、MyD88/p38 MAPK信号通路的激活和JNK磷酸化引起。TEGENGE等[289]研究表明，姜黄素通过抑制NO和JNK磷酸化的产生来保护神经元轴突。

Naeimi[290]等人通过将姜黄素包封在壳聚糖－海藻酸钠－三聚磷酸钠纳米颗粒中来提高姜黄素的水溶性，在溶血卵磷脂（LPC）诱导的局灶性脱髓鞘模型中评估了负载姜黄素的NPs的抗炎和髓鞘保护作用。结果表明，NPs给药后姜黄素的血浆浓度更高；组织学评价表明，在接受负载姜黄素的NPs治疗的动物中，脱髓鞘区域的范围减少了；此外，用负载姜黄素的NPs治疗可有效减轻LPC诱导的脱髓鞘模型中的神经胶质活化和炎症。这些发现表明用姜黄素负载的NPs治疗可通过在脱髓鞘的情况下改善神经胶质的活化和炎症而保留髓鞘的轴突。

四、癫痫

癫痫是一种由大脑神经元异常放电所引起的突然、短暂、反复发作的中枢神经系统功能异常的综合征，表现为肌肉抽搐和意识障碍。研究表明，莪术油对脑部神经元异常放电有抑制作用，并可明显延长小鼠回苏灵、氨基脲惊厥潜伏期，可能通过提高大脑皮层兴奋性阈值达到抗癫痫作用[291]。姜黄素的抗癫痫机制包括减少炎症细胞因子、阻断 NO 合酶的作用、减少神经胶质细胞的活化、减轻氧化应激、激活腺苷 A1 受体等。Kaur 等[292]通过体内试验发现，在戊四唑诱发的癫痫大鼠模型中，姜黄素可以减少海马和皮层中的促炎性物质白细胞介素－1β、白细胞介素－6、肿瘤坏死因子－α 和趋化因子人巨噬细胞趋化蛋白－1 的水平，减弱星形胶质细胞和小胶质细胞的表达，进而改善大鼠的认知功能障碍。廖婕等[293]利用戊四氮干预大鼠乳鼠构建癫痫幼鼠模型，使用不同浓度姜黄素进行干预，结果发现姜黄素对癫痫幼鼠的学习记忆能力有显著提高作用，能减轻海马区神经元凋亡的情况，并显著降低 Cleaved-caspase-3 蛋白的表达，说明姜黄素对癫痫幼鼠的神经元具有保护作用。研究还发现姜黄素通过调节 TLR4/NF-κB 信号通路来改善癫痫小鼠神经元损伤[294]。姜黄素和双乙酰姜黄素与锰的结合物在对用海人酸（KA）诱导下的癫痫动物模型中，能抑制癫痫的发作并能减少 NO 的生成，其机制可能是通过姜黄素的抗氧化和 NO 清除活性而发挥的神经保护作用[295]。随后这些研究者又发现姜黄素与锰的结合物组和双乙酰姜黄素与锰的结合物组均能够延迟癫痫发作和延长其潜伏期，并且能抑制海人酸诱导的 c-jun、COX-2、脑源性神经营养因子（BDNF）和 iNOS 的表达；而姜黄素不能延长潜伏期，仅能减少的 iNOS 表达；并发现在 50 mg/kg 剂量下的姜黄素不能充分有效发挥抗癫痫作用，其生物利用率不高，而与锰离子结合能提高姜黄素的生物利用率[296]。Mansoor 等[297]在慢性癫痫试验模型中发现，癫痫中神经元细胞死亡与 Klotho 蛋白和促红细胞生成素（EPO）表达之间存在相关性；实验结果显示，壳聚糖－海藻酸钠－三聚磷酸钠粒子负载姜黄素治疗癫痫后，Klotho 蛋白和 EPO 的表达显著上调，神经元细胞死亡率显著衰减，延长了癫痫阵挛发作的潜伏期，缩短了癫痫发作的持续时间，取得了良好的治疗效果。

五、抑郁症

抑郁症是以情绪低落、精神萎靡和自主活动减少为临床特征的一类精神疾病。

多项动物实验证明，姜黄素能够改善小鼠的抑郁行为，刺激神经中枢神经递质的表达，并在临床试验中发挥良好的抗抑郁效果[298]。姜黄素治疗抑郁症的作用机制包括抑制脑单胺氧化酶(MAO)－A/B 活性，调节 5－羟色胺

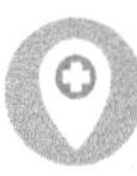

受体，改善脑多巴胺、5－羟色胺和去甲肾上腺素水平，增加神经营养因子，促进神经元生长，增加神经保护，减少神经炎症、细胞凋亡和氧化应激[299]。在动物研究中，姜黄素治疗可通过多种机制减轻慢性应激状态下的抑郁表型，即降低肾上腺与体质量的比例、降低血清皮质酮水平、降低肾上腺皮质厚度以及上调 BDNF 与 COX-2 在脑中的表达和 pCREB /CREB 水平的降低。Cur 可抑制突触体中谷氨酸的释放并诱导 N－甲基－D－天冬氨酸受体（NMDAR）亚基 GluN2B 的活化，从而产生类似抗抑郁药的作用[300]。ZHANG 等[301]通过给小鼠添加 MAPK /ERK 信号通路的特异性抑制药后，结果发现，姜黄素诱导的 BDNF 表达明显减弱，推测 ERK 下游的信号通路可能是姜黄素诱导杏仁核神经营养的原因。西罗莫司靶蛋白（mTOR）属于 ERK 下游的信号通路，是抗抑郁药作用的重要靶点。汪燕等[302]发现经西罗莫司预处理后，阻断 mTOR 的激活，降低细胞存活率和小鼠急性应激时累计不动时间，改变细胞神经元的形态，逆转了姜黄素的抗抑郁作用。姜黄素还可以改善脂多糖诱导的小鼠抑郁行为，减轻神经细胞的损伤，其可能与抑制 JNK 磷酸化，降低促凋亡蛋白 Bax、Caspase-3，提高抑凋亡蛋白 Bcl-2 的表达有关[303]。

在一项随机双盲的安慰剂对照的试验中，以姜黄素治疗 4～8 周可以使重度抑郁症患者的症状得到部分改善[304]。王卿[305]将 60 例抑郁症患者随机分为姜黄素组（30 例）和对照组（30 例），姜黄素组初始剂量为 50 mg/d，根据病情情况，1 个月后逐渐增至 120～160 mg/d，对照组按照患者病情需要采取本院传统的常规治疗，两组疗程均为 3 个月，每 1 个月评价一次治疗效果；结果第 3 个月姜黄素组达最大剂量时姜黄素组恢复 1 例、显著有效 21 例、有效 8 例、无效 1 例，对照组恢复 8 例、显著有效 16 例、有效 6 例、无效 0 例。姚金香[306]将 59 例产后抑郁症产妇随机分为观察组（36 例）和对照组（23 例），对照组采取心理干预治疗，观察组在心理干预的基础上配合姜黄素治疗，两组疗程均为 12 个月，每 3 个月评价一次治疗效果；结果发现两组患者在治疗后的汉密尔顿抑郁量表（HAMD）评分与治疗前相比均有所降低，观察组在干预后的评分下降大于对照组，差异具有统计学意义；说明姜黄素联合心理干预的综合治疗方法优于单纯心理干预疗法，且不会对患者及婴幼儿造成不良影响。所以，姜黄素联合心理干预的综合治疗方法在今后抗产后抑郁的治疗中应给予推广。

六、神经胶质瘤

神经胶质瘤是中枢神经系统最常见的原发性恶性肿瘤，具有极强的侵袭性，占恶性脑肿瘤的81%。姜黄素可抑制多种肿瘤细胞的增殖，同时还能抑制肿瘤细胞的发生、发展和转移。基质金属蛋白酶（MMPs）与肿瘤侵袭性有关。有研究发现经不同浓度姜黄素处理的胶质母细胞瘤（GBM）显示MMP-2、MMP-9、MMP-14、MMP-15、MMP-16、MMP-17、MMP-24和MMP-25的表达降低，表明姜黄素可以通过降低MMPs基因表达来抑制其侵袭而展现其抗癌潜力[307]。肝癌衍生的生长因子（HDGF）是一种促进血管生成的生长因子，在GBM中被上调，最终从Wnt途径与β-catenin形成复合物，姜黄素可通过降低HDGF/β-catenin复合物抑制GBM细胞协同抑制上皮-间充质转化（EMT）信号，从而降低GBM细胞的迁移和侵袭能力[308]。刘国安等[309]使用姜黄素处理人脑胶质瘤U87细胞，发现姜黄素通过提高细胞NADPH氧化酶活性促进ROS产生，引起细胞内总氧化力（T-AOC）降低、丙二醛（MDA）含量升高、谷胱甘肽（GSH）含量下降、超氧化物歧化酶（SOD）活性升高，使细胞处于氧化胁迫，并可能通过ROS的升高触发细胞信号通路、下调NF-κB/p65蛋白的表达，最终通过凋亡执行分子Caspase-3促进细胞凋亡。Karmarker等[310]发现姜黄素通过受体和线粒体双重途径介导蛋白水解诱导胶质母细胞瘤细胞凋亡。Aoki等[311]在体内和体外研究中，均证实了姜黄素抑制Akt/mTOR/P7056K通路并激活ERK1/2通路诱导自噬，抑制了胶质细胞的增生。

参考文献

[1] 王颖，柯龙珠，吴群，等. 莪术-猫爪草药对治疗肿瘤疾病的研究进展［J］. 中华中医药学刊，2021，39（11）：62-65.

[2] 毕启瑞，李运，高敏，等. 抗肿瘤中药研究进展［J］. 中医肿瘤学杂志，2021，3（4）：1-11.

[3] 陈晓军，韦洁，苏华，等. 莪术药理作用的研究新进展［J］. 药学研究，2018，37（11）：664-668，682.

[4] TANG Q L，GUO J Q，WANG Q Y，et al. Curcumol induces apoptosis in APC-A-1 human lung adenocarcinoma cells and displays anti-neoplastic effects in tumor bearing mice［J］. Asian Pacific journal of cancer prevention：APJCP，2015，16（6）：2307-2312.

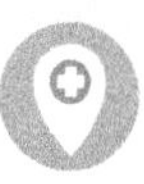

[5] ZHANG Y, LI H Y, ZHANG Z H, et al. Garlic-derived compound S-allylmercaptocysteine inhibits cell growth and induces apoptosis via the JNK and p38 pathways in human colorectal carcinoma cells [J]. Oncology Letters, 2014, 8 (6): 2591-2596.

[6] WANG J, HUANG F X, BAI Z, et al. Curcumol inhibits growth and induces apoptosis of colorectal cancer LoVo cell line via IGF-1R and p38 MAPK pathway [J]. International Journal of Molecular Sciences, 2015, 16 (8): 19851-19867.

[7] HUANG L Z, LI A, LIAO G Z, et al. Curcumol triggers apoptosis of p53 mutant triple-negative human breast cancer MDA-MB 231 cells via activation of p73 and PUMA [J]. Oncology Letters, 2017, 14 (1): 1080-1088.

[8] WANG S Q, WANG C, WANG J W, et al. Geridonin, a novel derivative of oridonin, inhibits proliferation of MGC 803 cells both in vitro and in vivo through elevating the intracellular ROS [J]. Journal of Pharmacy and Pharmacology, 2017, 69 (2): 213-221.

[9] JIANG L, SHESTOV A A, SWAIN P, et al. Reductive carboxylation supports redox homeostasis during anchorage-independent growth [J]. Nature, 2016, 532 (7598): 255-258.

[10] ZANG S L, TANG Q L, DONG F RI, et al. Curcumol inhibits the proliferation of gastric adenocarcinoma MGC-803 cells via downregulation of IDH1 [J]. Oncology Reports, 2017, 38 (6): 3583-3591.

[11] GUO X F, ZHU X F, CAO H Y, et al. A bispecific enediyne-energized fusion protein targeting both epidermal growth factor receptor and insulin-like growth factor 1 receptor showing enhanced antitumor efficacy against non-small cell lung cancer [J]. Oncotarget, 2017, 8 (16): 27286-27299.

[12] LI J, WU F, SHENG F, et al. NOK/STYK1 interacts with GSK-3β and mediates Ser9 phosphorylation through activated Akt [J]. FEBS Letters, 2012, 586 (21): 3787-3792.

[13] LI X M, LIU H W, WANG J, et al. Curcumol induces cell cycle arrest and apoptosis by inhibiting IGF-1R/ PI3K/Akt signaling pathway in human nasopharyngeal carcinoma CNE-2 cells [J]. Phytotherapy Research, 2018, 32 (11): 2214-2225.

[14] DERYUGINA E I, QUIGLEY J P. Matrix metalloproteinases and tumor metastasis [J]. Cancer and Metastasis Reviews, 2006, 25 (1): 9-34.

[15] NING L, MA H, JIANG Z Y, et al. Curcumol suppresses breast cancer cell metastasis by inhibiting MMP-9 via JNK1/2 and Akt-dependent NF-κB signaling pathways [J]. Integrative Cancer Therapies, 2016, 15 (2): 216-225.

[16] ZHANG W W, CAO L L, SUN Z J, et al. Skp2 is overexpressed in breast cancer and promotes breast cancer cell proliferation [J]. Cell Cycle, 2016, 15 (10): 1344-1351.

[17] LI C L, HUANG C W, KO C J, et al. Curcumol suppresses triple-negative breast cancer metastasis by attenuating anoikis resistance via inhibition of Skp2-mediated transcriptional addiction [J]. Anticancer Research, 2020, 40 (10): 5529-5538.

[18] YAN D Z, DENG S S, GAN W G, et al. Curcumol attenuates epithelial-mesenchymal transition of nasopharyngeal carcinoma cells via TGF-β1 [J]. Mol Med Rep, 2018, 17 (6): 7513-7520.

[19] LI Z Y, SUN X H, LIU X M, et al. Antitumor effects of ruyiping on cell growth and metastasis in breast cancer [J]. Cancer Biother Radio, 2019, 34 (5): 1-9.

[20] ZHANG J D, SU G, TANG Z W, et al. Curcumol exerts anticancer effect in cholangiocarcinoma cells via down regulating CDKL3 [J]. Front Physiol, 2018, 9 (3): 234-245.

[21] ZHANG C, WANG L M. Inhibition of autophagy attenuated curcumol-induced apoptosis in MG-63 human osteosarcoma cells via Janus kinase signaling pathway [J]. Oncology letters, 2017, 14 (6): 6387-6394.

[22] ZHOU L, WEI E D, ZHOU B T, et al. Antiprolifer ative benefit of curcumol on human bladder cancer cells via inactivating EZH2 effector [J]. Biomedicine & Pharmacotherapy, 2018, 104: 798-805.

[23] ZHANG W W, WANG Z P, CHEN T S. Curcumol induces apoptosis via caspases-independent mitochondrial pathway in human lung adenocarcinoma ASTC-a-1 cells [J]. Medical Oncology, 2011, 28 (1): 307-314.

[24] HUSSEIN B, IKHMAIS B, KADIRVEL M, et al. Discovery of potent 4-ami-

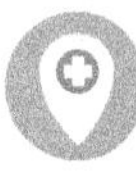

noquinoline hydrazone inhibitors of NRH: quinoneoxidoreductase-2 (NQO2) [J]. European Journal of Medicinal Chemistry, 2019, 182: 111649.

[25] ZHANG J, ZHOU Y, LI N, et al. Curcumol overcomes TRAIL resistance of non-small cell lung cancer by targeting NRH: quinone oxidoreductase 2 (NQO2) [J]. Advanced Science, 2020, 7 (22): 2002306.

[26] FERRARA N. Role of vascular endothelial growth factor in physiologic and pathologic angiogenesis [J]. Semin Oncol, 2002, 29 (6): 10.

[27] 杨倩宇，闫梓乔，李潇，等. 黄芪总皂苷与莪术醇抑制肿瘤血管生成及其对 EGFR/PI3K/AKT 和 HIF-1α/VEGF 信号通路的影响 [J]. 世界中西医结合杂志，2022，17 (6)：1115－1120，1125.

[28] 池碧霞，王娟，白准，等. 莪术醇对结直肠癌细胞裸鼠移植瘤生长及其 VEGF 和 COX-2 表达的影响 [J]. 中国实验方剂学杂志，2016，22 (8)：121－125.

[29] 刘健翔，王娟，蒋晓山，等. 莪术醇诱导鼻咽癌 CNE-2 细胞凋亡作用及其抗肿瘤机制探讨 [J]. 时珍国医国药，2012，23 (6)：1339－1341.

[30] 朱诗国，许政旭，罗俊，等. 黔产莪术油对人直肠癌细胞血管生成因子表达的影响 [J]. 中国实验方剂学杂志，2017，23 (4)：152－158.

[31] LI CL, CHANG L, GUO L, et al. β-elemene Induces caspase-dependent apoptosis in human glioma cell in vitro through the upregulation of Bax and Fas/FasL and downregulation of Bcl-2 [J]. Asian Pac Asian Pac J Cancer Prev, 2014, 15 (23): 10407－10412.

[32] 史晓光，高芸，滕卫平. β－榄香烯抑制甲状腺癌细胞增殖及其作用机制体外实验研究 [J]. 中国实用内科杂志，2009，29 (6)：557－558.

[33] WU B, JIANG Y, ZHU F, et al. Demethylation effects of elemene on the GSTP1 gene in HCC cell line QGY7703 [J]. Oncol Lett, 2016, 11 (4): 2545－2551.

[34] 王斌梁，蔡媛媛，张蓉映. 榄香烯对肺癌 A549 细胞凋亡影响及分子机制研究 [J]. 上海预防医学，2015，27 (11)：690－693.

[35] 邓恒，束樱子，张珺. β－榄香烯在抗耐药机制中的研究进展及临床展望 [J]. 辽宁中医杂志，2017，44 (7)：1558－1561.

[36] 蒋革，吴艳华，罗锋，等. β－榄香烯诱导人黑色素瘤 A375 细胞凋亡的研究 [J]. 生命科学研究，2017，21 (1)：55－58.

[37] 周洪语，侯菊生，罗其中. 榄香烯抗肿瘤作用机制的研究进展［J］. 中国肿瘤临床，2000，27（5）：392－394.

[38] 吴稚冰，马胜林. β－榄香烯抗肿瘤作用的研究进展［J］. 中华中医药学刊，2011，29（10）：2255－2257.

[39] 刘剑，吉浩明，刘春桂，等. 术后化疗联合榄香烯与单纯手术治疗对食管癌的干预效果及其与患者外周血淋巴细胞 cyclinD1、p16 的表达水平变化的关联分析［J］. 实用癌症杂，2017，32（8）：270－1272.

[40] 花文峰，李校堃，谭毅，等. 榄香烯诱导小鼠黑色素瘤 B16 细胞凋亡的实验研究［J］. 中药材，2006，29（12）：1322－1326.

[41] Wang Y Q，Feigon J. Structural biology of telomerase and its interaction at telomeres［J］. Curr Opin Struct Biol，2017，47（8）：77－87.

[42] 马东礼，童善庆 ，肖家祁，等. 榄香烯对 HeLa 细胞端粒酶催化亚单位基因表达的作用［J］. 中国癌症杂志，2001（1）：10－14.

[43] 赵晓晓，张蕾，史天陆，等. β－榄香烯对人胃癌细胞 SGC7901 的抑制作用及部分机制［J］. 安徽医科大学学报，2016，51（12）：1717－1722.

[44] 陆羡，向金峰. β－榄香烯对 K562 细胞周期与细胞凋亡的影响及其机制探讨［J］. 中国小儿血液与肿瘤杂志，2008，13（4）：149－152.

[45] GONG M，LIU Y，ZHANG J，et al. β-Elemene inhibits cell proliferation by regulating the expression and activity of topoisomerases I and Ⅱ alpha in human hepatocarcinoma HepG-2 cells［J］. Biomed Res Int，2015，153987.

[46] LEE R X，LI Q Q，REED E，et al. β-Elemene effectively suppresses the growth and survival of both plantinum-sensitive and resistant ovarian tumor cells［J］. Anticancer Res，2012，32（8）：3103－3113.

[47] LI J Y，YU J，LIU A，et al. β-elemene against human lung cancer via up-regulation of P53 protein expression to promote the release of exosome［J］. Lung Cancer，2014，86（2）：144－150.

[48] 汪国玉，张蕾，耿亚迪，等. β－榄香烯诱导人结肠癌细胞 DLD-1 的增殖抑制和凋亡研究［J］. 安徽医科大学学报，2018，53（4）：491－497.

[49] CHEN W X，LU Y，WU J M，et al. Beta-elemene inhibits melanoma-growth and metastasis via suppressing vascular endothelial growthfactormedi-ated angiogenesis［J］. Cancer Chemother Pharmacol，2011，67（4）：799－808.

［50］黄富春，范钰，林庚金，等. β-榄香烯诱导结肠癌 Lovo 细胞凋亡的作用［J］. 复旦学报（医学版），2003，30（1）：49-51.

［51］毛雨秋. β-榄香烯注射液对人肝癌 HepG-2 细胞侵袭、迁移的作用及其相关机制［J］. 实用癌症杂志，2018，33（5）：700-703.

［52］李学农，庄将协. β-榄香烯对人肝癌细胞侵袭转移及相关机制的实验研究［J］. 福建医药杂志，2012，34（3）：70-73.

［53］王路芳. β-榄香烯通过介导 β-catenin/TCF7/Sox2 信号通路抑制宫颈癌细胞的增殖、迁移、侵袭及上皮间质变的转化［D］. 中国医科大学，2018.

［54］郭婷婷，黄炜平，胡晨霞，等. β-榄香烯对人乳腺癌细胞侵袭和迁移作用的研究［J］. 中药药理与临床，2018，34（1）：76-80.

［55］ZHANG X，ZHANG Y，LI Y. β-elemene decreases cell invasion by up-regulation E-cadherin expression in MCF-7 human breast canc-er cells［J］. Oncol Rep，2013，30（2）：745-750.

［56］曹薇，李丹，杨向红. 榄香烯在抑制肿瘤血管生成中的作用［J］. 国际肿瘤学杂志，2011，38（6）：430-432.

［57］李悦，杨向红，刘政操. β-榄香烯对血管内皮细胞增殖及成血管能力的影响［J］. 山西医药杂志，2009，38（10）：870-871.

［58］李悦，杨向红，刘云鹏. β-榄香烯对血管内皮细胞成血管能力、细胞凋亡及 MMP-2 和 MMP-9 活性的影响［J］. 中国医科大学学报，2012，41（7）：618-621.

［59］杨婧，赵鹏，刘冬，等. β-榄香烯对肺癌小鼠模型肿瘤生长及组织 IGFBP1 和 VEGF 表达的影响［J］. 临床和实验医学杂志，2021，20（23）：2465-2468.

［60］LIU J S，CHE X M，CHANG S，et al. β-elemene enhances the radiosensitivity of gastric cancer cells by inhibiting Pak1 activation［J］. World J Gastroenterol，2015，21（34）：9945-9956.

［61］CHEN W，LU Y，WU J，et al. Beta-elemene inhibits melanoma growth and metastasis via suppressing vascular endothelial growth factor-mediated angiogenesis［J］. Cancer Chemother Pharmacol，2011，67（4）：799-808.

［62］曹丽萍，沈洪，刘丽，等. 黄芪甲苷、β-榄香烯对 SGC7901 胃癌细胞 COX-2 及 PGE2 表达的影响［J］. 现代中西医结合杂志，2010，19

(7): 798-800.

[63] 孟晓. β-榄香烯对大鼠骨髓来源内皮祖细胞分化及分化过程中 Notch 信号通路的影响 [D]. 中国医科大学, 2010.

[64] 宋颖, 孟晓, 刘云鹏, 等. β-榄香烯对肿瘤细胞上清液诱导的大鼠骨髓来源内皮祖细胞 VEGF 及 VEGFR-2 表达的影响 [J]. 中国医科大学学报, 2014, 43 (10): 917-920.

[65] 沈洪, 倪菲菲. β-榄香烯抗肿瘤免疫效应的研究进展 [J]. 分子诊断与治疗杂志, 2014, 6 (1): 57-61.

[66] 姚淑娟, 刘伯阳, 钟照华. 榄香烯抗肝癌作用的实验研究 [J]. 齐齐哈尔医学院学报, 2006, 27 (3): 257-258.

[67] 倪菲菲, 刘亚军, 周浩, 等. β-榄香烯联合 DC/DRibble 疫苗治疗小鼠肝癌免疫机制研究 [J]. 中国中西医结合杂志, 2013, 33 (2): 214-219.

[68] 林琳, 沈洪, 王立新. 黄芪甲苷、β-榄香烯增强小鼠巨噬细胞免疫功能的体外实验研究 [J]. 临床检验杂志, 2011, 29 (2): 129-131.

[69] 王宝成, 郭军, 狄剑时, 等. 榄香烯乳剂与肿瘤多药耐药的基础研究 [J]. 中国肿瘤临床, 1996, 34 (2): 143-146.

[70] 曾晖, 张永军, 张爱琴, 等. 榄香烯逆转肺癌化疗药物耐药的实验研究 [J]. 新中医, 2016, 48 (6): 271-273.

[71] XU H, LI L, FU J, et al. Reversion of multidrug resistance in a chemoresistant human breast cancer cell line by β-Elemene [J]. Pharmacology, 2012, 89 (5-6): 303-312.

[72] ZHANG J, ZHANG H D, YAO Y F, et al. β-Elemene reverses chemoresistance of breast cancer cells via regulating MDR-related microRNA expression [J]. Cell Physiil Biochem, 2014, 34 (6): 2027-2037.

[73] 赵海林, 王璐璐, 罗冬冬, 等. 替莫唑胺耐药胶质瘤细胞株的构建及榄香烯逆转其耐药性的研究 [J]. 立体定向和功能性神经外科杂志, 2020, 33 (5): 271-274.

[74] 王峥嵘, 范焕芳, 张倩, 等. β-榄香烯阻断 JAK2-STAT3 信号通路促进紫杉醇对肺癌细胞增殖和凋亡作用研究 [J]. 中华中医药学刊, 2019, 37 (7): 1600-1604.

[75] 吴文博, 段国辰. 榄香烯放射治疗增敏作用机制的研究进展 [J]. 河北医药, 2021, 43 (17): 2684-2688.

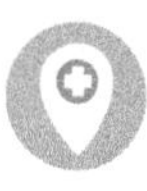

[76] 佟恩娟. 榄香烯对乏氧肺癌细胞的放射增敏作用与 mTOR 及 HIF-1α/Survivin 通路的相关性研究 [D]. 大连医科大学，2013.

[77] LI Q Q，WANG G D，LIANG H S，et al. β-elemene promotes cisplatin induced cell death in human bladder cancer and other carcinomas [J]. Anticancer Res，2013，33 (4)：1421 - 1428.

[78] 黄佳夫. β-榄香烯的放疗增敏作用与肿瘤血管形成的关系 [J]. 河北医科大学学报，2016，37 (12)：1391 - 1393.

[79] ZOU K，LIU C，ZHANG Z，et al. The effect of elemene on lung adenocarcinoma A549 cell radiosensitivity and elucidation of itsmechanism [J]. Clinics (Sao Paulo)，2015，70 (8)：556 - 562.

[80] HE G，MU T，YUAN Y，et al. Effects of notch signaling pathway in cervical cancer by curcumin mediated photodynamic therapy and its possible mechanisms in vitro and in vivo [J]. J Cancer，2019，10 (17)：4114 - 4122.

[81] LI B，SHI C，LI B，et al. The effects of Curcumin on HCT-116 cells proliferation and apoptosis via the miR-491/PEG10 pathway [J]. J Cell Biochem，2018，119 (4)：3091 - 3098.

[82] SUN Q，ZHANG W，GUO Y，et al. Curcumin inhibits cell growth and induces cell apoptosis through upregulation of miR-33b in gastric cancer [J]. Tumour Biol，2016，37 (10)：13177 - 13184.

[83] CHUNG S S，DUTTA P，CHARD N，et al. A novel curcumin analog inhibits canonical and non-canonical functions of telomerase through STAT3 and NF-κB inactivation in colorectal cancer cells [J]. Oncotarget，2019，10 (44)：4516 - 4531.

[84] WANG C，YU F，LIU X，et al. Cancer-specific therapy by artificial modulation of intracellular calcium concentration [J]. Adv Healthc Mater，2019，9 (8)：8 - 18.

[85] JIA YL，LI J，QIN ZH，et al. Autophagic and apoptotic mechanisms of curcumin-induced death in K562 cells [J]. J Asian Nat Prod Res，2009，11 (11)：918 - 928.

[86] KIM JY，CHO TJ，WOO BH，et al. Curcumin-induced autophagy contributes to the decreased survival of oral cancer cells [J]. Arch Oral Biol，2012，57 (8)：1018 - 1025.

[87] CHEN P, HUANG H P, WANG Y, et al. Curcumin overcome primary gefitinib resistance in non-small-cell lung cancer cells through inducing autophagy-related cell death [J]. J Exp Clin Cancer Res, 2019, 38 (1): 254.
[88] LI W, JIANG Z, XIAO X, et al. Curcumin inhibits superoxide dismutase-induced epithelial-to-mesenchymal transition via the PI3K/Akt /NF-κB pathway in pancreatic cancer cells [J]. Int J Oncol, 2018, 525 (5): 1593 – 1602.
[89] GALLARDO M, CALAF G M. Curcumin inhibits invasive capabilities through epithelial mesenchymal transition in breast cancer cell lines [J]. Inter J Oncol, 2016, 49 (3): 1019 – 1027.
[90] SHI J, WANG Y, JIA Z, et al. Curcumin inhibits bladder cancer progression via regulation of β-catenin expression [J]. Tumour Biol, 2017, 39 (7): 1010428317702548.
[91] 方园，樊欣鑫，张世荣，等. 姜黄素对人胶质瘤 SHG44 细胞侵袭、迁移的影响 [J]. 中国临床神经外科杂志，2018，23 (6): 416 – 418.
[92] SUN Y, LIU L, WANG Y, et al. Curcumin inhibits the proliferation and invasion of MG-63 cells through inactivation of the p-JAK2/p-STAT3 pathway [J]. Onco Targets Ther, 2019, 12: 2011 – 2021.
[93] NAGARAJU GP, ZHU SJ, KO JE, et al. Antiangio? genic effects of a novel synthetic curcumin analogue in pancreatic cancer [J]. Cancer Lett, 2015, 357 (2): 557 – 565.
[94] YOYSUNGNOENCHINTANA P, BHATTARAKOSOL P, PATUMRAJ S. Antitumor and antiangiogenic activities of curcumin in cervical cancer xenografts in nude mice [J/OL]. Biomed Res Int, 2014: 817972.
[95] ZHANG Z, LI C, TAN Q, et al. Curcumin suppresses tumor growth and angiogenesis in human glioma cells through modulation of vascular endothelial growth factor/an giopoietin-2/thrombospondin-1 signaling [J]. CNS Neurol Disord Drug Targets, 2017, 16 (3): 346 – 350.
[96] FAN S J, XU Y, LI X TIE L, et al. Opposite angiogenic outcome of curcumin against ischemia and Lewis lung cancer models: in silico, in vitro and in vivo studies [J]. Biochim Biophys Acta, 2014, 1842 (9): 1742 – 1754.
[97] XU D, TIAN W, SHEN H. P-gp urpregulation may be blocked by natural

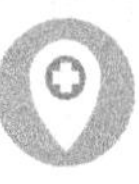

curcuminoids, a novel class of chemoresistance preventing agent [J]. Mol Med Rep, 2013, 7 (1): 115 -121.

[98] HE W T, ZHU Y H, ZHANG T, et al. Curcumin reverses 5-fluorouracil resistance by promoting human colon cancer HCT-8/5-FUcell apoptosis and down-regulating heat shock protein 27 and P-glycoprotein [J]. Chin J Integr Med, 2019, 25 (6): 416 -424.

[99] MURAKAMI M, OHNUMA S, FUKUDA M, et al. Synthetic analogs of curcumin modulate the function of multidrug resistance linked ATP-binding cassette transporter ABCG2 [J]. Drug Metab Dispos, 2017, 45 (11): 1166 -1177.

[100] SHAH K, MIRZA S, DESAI U, et al. Synergism of curcumin and cytarabine in the down regulation of multi-drug resistance genes in acute myeloid leukemia [J]. Anticancer Agents Med Chem, 2016, 16: 128 -135.

[101] SI M, ZHAO J, LI X, et al. Reversion effects of curcuminon multidrug resistance of MNNG/HOS human osteosarcoma cells in vitro and in vivo through regulation of P-glycoprotein [J]. Chin Med (Engl), 2013, 126 (21): 4116 -4123.

[102] YOSHIDA K, TODEN S, RAVINDRANATHAN P, et al. Curcumin sensitizes pancreatic cancer cells to gemcitabine by attenuating PRC2 subunit EZH2, and the lncRNA PVT1 expression [J]. Carcinogenesis, 2017, 38 (10): 1036 -1046.

[103] XU B, YU L, ZHAO L Z. Curcumin up regulates T helper 1 cells in patients with colon cancer [J]. Am J Transl Res, 2017, 9 (4): 1866 -1875.

[104] ZHAO H M, XU R, HUANG X Y, et al. Curcumin improves regulatory T cells in gut-associated lymphoid tissue of colitis mice [J]. World J Gastroenterol, 2016, 22 (23): 5374 -5383.

[105] MUKHERJEE S, FRIED A, HUSSAINI R, et al. Phytosomal curcumin causes natural killer cell-dependent repolarization of glioblastoma (GBM) tumor-associated microglia/macrophages and elimination of GBM and GBM stem cells [J]. J Exp Clin Cancer Res, 2018, 37 (168): 2 -18.

[106] 程剑华，吴万垠，刘伟胜，等. 莪术油肝动脉灌注栓塞治疗原发性肝癌17例 [J]. 世界华人消化杂志，1999，7 (1)：96.

[107] 程剑华，常纲，吴万垠，等. 莪术油和化疗药对照肝动脉灌注栓塞治疗原发性肝癌的临床研究 [J]. 中国中西医结合杂志，2001，21 (3)：165－167.
[108] 王国庆. 抗癌剂复方莪术油肝动脉栓塞治疗肝癌的疗效及临床评价 [J]. 中外医疗，2016，35 (4)：110－111.
[109] 章莹. 中药莪术油介入治疗原发性肝癌的临床研究 [D]. 广州中医药大学，2005.
[110] 朱亚玲. 榄香烯注射液联合 TACE 对于原发性肝癌患者的疗效分析 [D]. 湖北中医药大学，2020.
[111] 孙静，张峰. 榄香烯注射液联合分子靶向药物对肝癌转移患者免疫力及生存期的影响 [J]. 中西医结合肝病杂志，2022，32 (1)：16－19.
[112] 王明龙，钱义红，钱春红，等. 榄香烯注射液联合莲芪胶囊治疗中晚期原发性肝癌的临床疗效及对患者血清生长因子的影响 [J]. 河北中医，2018，40 (2)：234－240.
[113] 王冬，李勇，赵群，等. 莪术油注射液在胃癌患者围手术期应用的临床意义 [J]. 肿瘤学杂志，2015，21 (5)：378－381.
[114] 高鹏，徐立春，陈平，等. 莪术醇生物构建自体瘤苗治疗晚期胃癌患者近期疗效研究 [J]. 吉林中医药，2008，28 (1)：54－56，58.
[115] 徐立春，陈平，卜平，等. 莪术醇自体瘤苗治疗胃癌的初步研究 [J]. 中华肿瘤防治杂志，2009，16 (20)：1587－1589.
[116] 高冬冬，张静，李华华. 蟾皮莪术汤辅助化疗治疗胃癌的疗效观察 [J]. 世界中西医结合杂志，2021，16 (12)：2329－2333，2337.
[117] 钟敏，郝成罗. 榄香烯注射液联合曲妥珠单抗及化疗治疗 HER2 阳性进展期胃癌的疗效观察 [J]. 中国中西医结合消化杂志，2019，27 (9)：662－666.
[118] 沈预程，吉浩明，陈国栋，等. SOX 方案联合榄香烯治疗进展期伴转移胃癌患者的疗效及对血清 MMP2、CA242 的影响 [J]. 癌症进展，2019，17 (17)：2034－2037.
[119] 屈淑贤，刘永明，刘兆喆，等. 榄香烯口服乳联合替吉奥胶囊治疗老年晚期胃癌 [J]. 现代肿瘤医学，2017，25 (14)：2280－2283.
[120] 谭宝利，叶明. 榄香烯注射液联合化疗治疗晚期胃癌的疗效观察 [J]. 中国肿瘤临床与康复，2020，27 (11)：1309－1312.

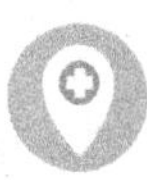

［121］王一喆，胡雪君. β-榄香烯治疗晚期非小细胞肺癌的临床应用现状及研究进展［J］. 现代肿瘤医学，2018，26（10）：1643-1646.
［122］贺广珍，吴小进，张红，等. 榄香烯注射液联合多西他赛与顺铂治疗晚期非小细胞肺癌的疗效评价［J］. 临床和实验医学杂志，2019，18（20）：2193-2196.
［123］李雪，张申众，袁秀敏，等. 榄香烯注射液辅助治疗肺癌脑转移患者的临床疗效观察［J］. 中国医药指南，2020，18（14）：161-162.
［124］席素娟，郭涛，丁威，等. 榄香烯注射液用于晚期非小细胞肺癌姑息治疗的效果观察［J］. 中国社区医师，2016，32（26）：43-45.
［125］李佩文，李学. 中医肿瘤临床手册［M］. 上海：上海科学技术出版社，2006：145.
［126］许可，宋宗民，谢恬. 榄香烯对中晚期乳腺癌化疗患者治疗效果及免疫功能的影响［J］. 辽宁中医杂志，2017，44（8）：1665-1667.
［127］张斌，巩鹏，付虹，等. 榄香烯在老年复发、转移性乳腺癌铂类联合化疗中的应用［J］. 中华乳腺病杂志（电子版），2018，12（2）：73-78.
［128］孟凡喆，梅世伟，郝淑芳，等. 经肱动脉插管持续灌注 β-榄香烯乳治疗局部晚期乳腺癌疗效分析［J］. 中华中医药学刊，2012，30（1）：124-125.
［129］朱琳姝，黄海明，高晓红，等. 莪术油对宫颈癌患者血清中微小 RNA 表达和术后康复的影响［J］. 中国民间疗法，2022，30（13）：83-86.
［130］高雅丽，张明云，韩立杰，等. 榄香烯注射液对局部晚期宫颈癌患者预后的临床研究［J］陕西中医，2018，39（2）：202-204.
［131］陈露漪，曹江霞. 复方莪术油栓对宫颈人乳头状瘤病毒感染的疗效观察［J］. 中国生化药物杂志，2012，33（5）：660-662.
［132］梁丹，杨美春，林忠，等. 莪术油注射液配合常规化疗对早期卵巢癌患者生活质量的影响［J］. 疑难病杂志，2014，13（5）：448-450.
［133］梁贵文，田华琴，陈学彰，等. 高频深部热疗联合榄香烯对老年晚期卵巢癌合并腹腔积液患者自噬基因表达及血清 HE4、CA125、CEA 水平的影响［J］. 名医，2020，（16）：58-59.
［134］姚睿嫔，俞超芹，张丹英，等. 榄香烯乳单药腔内注射缓解难治性卵巢癌恶性胸腹（附 12 例）［J］. 现代肿瘤医学，2017，25（14）：

2288－2290.
[135] 郑翠苹，范玉芳，吴圣豪，等. 榄香烯乳联合化疗治疗急性难治性白血病120例疗效观察［J］. 中国地方病防治杂志，2014，29（S1）：213－214.
[136] 张英辉，孟杰，何二霞，等. 高三尖杉酯碱＋阿糖胞苷＋粒细胞集落刺激因子方案联合榄香烯乳治疗初治老年急性髓系白血病的临床疗效［J］. 中国老年学杂志，2013，33（24）：6138－6139.
[137] 陈洁，杨镜明，董戴玉. 榄香烯乳在难治性老年白血病中的应用［J］. 中国中西医结合杂志，2004，24（10）：935－936.
[138] 曾毓华. 小儿急性淋巴细胞白血病榄香烯乳联合方案治疗观察［J］. 江西医学检验，2003，21（6）：483－484.
[139] 周曙光，韦洁，廖欣，等. 基于网络药理学探讨莪术抗血栓作用机制［J］. 中成药，2020，42（4）：1062－1065.
[140] 毛春芽，谢辉，陆兔林. 莪术炮制品的抗血小板聚集及抗凝血作用［J］. 中药材，2000，23（4）：212－213.
[141] 陈晓军，蒋珍藕，韦洁，等. 莪术50%乙醇大孔树脂洗脱部位抗血栓作用及其机制研究［J］. 中药药理与临床，2017，33（4）：82－85.
[142] 陈晓军，蒋珍藕，韦洁，等. 广西莪术70%乙醇洗脱部位对血栓模型大鼠抗血栓作用及机制研究［J］. 中药材，2018，41（3）：725－729.
[143] 王秀. 莪术二酮抗血栓和抗血小板聚集作用研究［D］. 安徽医科大学，2012.
[144] 乔文豪，张冬玲，赵营莉，等. 莪术二酮抑制凝血酶诱导血小板活化和聚集的研究［J］. 安徽医科大学学报，2017，52（3）：376－382.
[145] 方卉. 莪术二酮通过调节AMPK参与vinculin/talin介导的整合素信号通路抑制凝血酶诱导的血小板聚集［D］. 安徽医科大学，2019.
[146] 陆群，朱路佳，谢梅林，等. β-榄香烯抑制大鼠血栓形成及其机理研究［J］. 中国现代应用药学，1999，16（4）：13－16.
[147] 丁丽，唐泽耀，付雷，等. β-榄香烯抗凝血作用及不同剂量阿司匹林的影响［J］. 中国中医药科技，2010，17（2）：120－121.
[148] 霍伟敏，段文丽，柳军，等. β-榄香烯抗凝血溶血栓活性研究［J］. 亚太传统医药，2013，9（8）：30－33.
[149] 徐天娇，赵学梅，郭丽娜，等. 莪术对正常和血瘀证孕大鼠血液流变

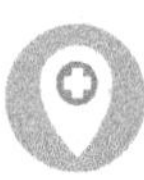

学的影响［J］. 齐齐哈尔医学院学报，2014，35（15）：2185－2186.

［150］廖婉，章津铭，傅舒，等. 醋莪术对气滞血瘀证血液流变学影响的表征及谱效相关性研究［J］. 中成药，2013，35（2）：330－334.

［151］顾黎云，杜沙莉，张磊，等. UFLC-Q-TOF-MS 法分析蓬莪术有效成分［J］. 中成药，2018，40（1）：137－141.

［152］张季，王巧晗，毛春芹，等. 莪术油及其包合物对急性血瘀证大鼠血液流变学和凝血功能的影响［J］. 中成药，2016，38（12）：2680－2683.

［153］司力，王秀，陈小欢，等. 莪术二酮对大鼠血瘀模型血液流变学指标的影响［J］. 安徽医药，2012，16（9）：1229－1231.

［154］肖东，朱路佳，陈星织，等. β－榄香烯对大鼠血液流变学的影响［J］. 苏州医学院学报，1997，17（5）：12－15.

［155］朱路佳，肖东，陈星织，等. 榄香烯对急性血瘀模型大鼠血液流变性的影响［J］. 中国野生植物资源，1996（3）：7－9.

［156］刘欣，牛慧敏，高洁，等. 莪术油对动脉粥样硬化大鼠血脂和炎性因子的影响［J］. 现代中西医结合杂志，2016，25（20）：2183－2185.

［157］MOMTAZI-BOROJENI AA，ABDOLLAHI E，NIKFAR B，et al. Curcumin as a potential modulator of M1 and M2 macro phages：New insights in atherosclerosis therapy［J］. Heart Fail Rev，2019，24（3）：399－409.

［158］DELLA S，LERMUSIAUX P. Comments and question on “Selective inhibition of endothelial NF-κB signaling attenuates chronic intermittent hypoxiainduced atherosclerosis in mice”［J］. Atherosclerosis，2018，272（7）：247.

［159］周音频，宁琳，向立权. 姜黄素增强脂多糖跨膜转运的机制及其抗动脉粥样硬化作用［J］. 中国老年学杂志，2017，37（7）：1617－1619.

［160］ZHANG S S，ZOU J，LI P Y，et al. Curcumin protects against atherosclerosis in apolipoprotein E-knockout mice by inhibiting toll-like receptor 4 expression［J］. J Agric Food Chem，2018，66（2）：449－456.

［161］LIU C，ARNOLD R，HENRIQUES G，et al. Inhibition of JAK-STAT signaling with baricitinib reduces inflammation and improves cellular homeostasis in progeria cells［J］. Cells，2019，8（10）：1276.

［162］冯莹，陈光，陈林津，等. 姜黄素对 APOE－/－动脉粥样硬化小鼠的保护作用及机制研究［J］. 中国卫生工程学，2021，20（6）：921－923.

［163］谢海波，罗尧岳，莫新民，等. 活血、破血药对动脉粥样硬化大鼠

PCNA 蛋白、VEGFmRNA、VEGFR-2mRNA 表达的影响 [J]. 湖南中医药大学学报，2013，33（3）：23－26.

[164] 石协桐，刘亚娟，罗尧岳，等. 活血、破血药对 ApoE 基因缺陷小鼠 AS 模型主动脉 VEGF 及 VEGFR-2 表达的影响 [J]. 湖南中医药大学学报，2014，34（11）：5－9.

[165] 汪典，刘亚娟，刘丹，等. 不同剂量活血、破血药对动脉粥样硬化小鼠主动脉 Bcl-2 及 Bax 基因表达的影响 [J]. 中国中医急症，2015，24（10）：1693－1695.

[166] 吴桂甫，王柳萍，凌兰，等. 莪术对大鼠缺血性脑中风的治疗作用及其机制研究 [J]. 中药与临床，2013，4（6）：34－36.

[167] 黄瑀莘，王柳萍，吴桂甫，等. 莪术对局灶性脑缺血模型大鼠的神经保护作用 [J]. 广西医科大学学报，2015，32（6）：883－887.

[168] 陈新秋，郑娅. 莪术对大鼠脑缺血再灌注损伤的保护作用及其机制研究 [J]. 中国中医药科技，2021，28（4）：552－557.

[169] 李佳娜，郭苏兰，肖水秀. 莪术二酮对脑缺血再灌注损伤小鼠认知功能及神经功能的保护作用研究 [J]. 中国比较医学杂志，2020，30（2）：84－89.

[170] 李素萍，许飞，余能伟，等. 莪术醇通过减轻大鼠氧化应激和海马神经元凋亡、抑制 JNK1 的活化保护大鼠脑缺血再灌注损伤 [J]. 时珍国医国药，2022，33（6）：1317－1322.

[171] 赵玉杰，张红霞，李丽，等. 莪术提取物对大鼠颈动脉 PCI 术后血管再狭窄预防作用及机制研究 [J]. 辽宁中医药大学学报，2022，24（7）：33－37，221.

[172] 赵军礼，孙宝贵，温沁竹，等. 莪术油洗脱支架防治犬冠状动脉支架术后再狭窄的实验研究 [J]. 中国中西医结合杂志，2008，28（4）：326－329.

[173] ZHAO F H，LIU J G，WANG X，et al. Long-term effect of stent coating with zedoary essential components on neointimal formation in the porcine coronary artery [J]. Chin J Integr Med，2013，19（10）：771－776.

[174] WU L，WANG G，TANG S，et al. Protection of endothelial cells，in-hibition of neointimal hyperplasia by β－elemene in an injured artery [J]. Cardiovasc Drugs Ther，2011，25（3）：2332－2342.

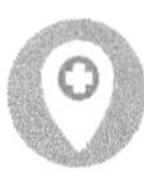

[175] 丁晓玲，胡玲灿. 莪术油注射液佐治小儿病毒性心肌炎疗效观察 [J]. 时珍国医国药，2002，13 (11)：670 - 671.

[176] 李俊生. 莪术油合黄芪治疗小儿病毒性心肌炎疗效观察 [J]. 中医研究，2000 (5)：29 - 30.

[177] 李建民. 三棱莪术汤治疗冠心病稳定型心绞痛临床观察 [J]. 天津中医药，2007，24 (6)：470 - 471.

[178] 董莹. 榄香烯乳注射液对化疗引起的易栓状态 (血瘀证) 的干预作用研究 [D]. 北京中医药大学，2011.

[179] WONGCHAROEN W，PHROMMINTIKUL A. The protective role of curcuminin in cardiovascular diseases [J]. Int J Cardiol，2009，133 (2)：145 - 151.

[180] GUPTA SC，PATCHVA S，AGGARWAL BB. Therapeutic roles of curcumin：lessons learned from clinical trials [J]. AAPS J，2013，15 (1)：145 - 151.

[181] CHUENGSAMARN S，RATTANAMONGKOLGUL S，PHONRAT B，et al. Reduction of atherogenic risk in patients with type2 diabetes by curcuminoid extract：a randomized controlled trial [J]. J Nutr Biochem，2014，25 (2)：144 - 150.

[182] 王茜，苟学梅，高刚，等. 蓬莪术干叶和鲜叶精油化学成分分析与抗氧化、抑菌活性研究 [J]. 食品工业科技，2015，36 (8)：97 - 102.

[183] 莫峥嵘，邢福佳，杨平，等. 海南温莪术挥发油的抑菌活性及提取工艺研究 [J]. 海南师范大学学报 (自然科学版)，2016，29 (3)：274 - 276.

[184] 张丹媚. 广西莪术和蓬莪术离体快繁及莪术油抑菌效应的初步研究 [D]. 四川师范大学，2008.

[185] 徐建泓，孙爱华. 莪术油滴眼液体内外抗菌和抗病毒作用的药效学研究 [J]. 微生物学杂志，2008，28 (2)：77 - 81.

[186] 郑爽，刘瑞磊. 需氧菌阴道炎患者阴道菌群及复方莪术油栓剂与甲硝唑的疗效观察 [J]. 临床和实验医学杂志，2015，14 (17)：1423 - 1425.

[187] 王贺，程钢，黄颖，等. 一种莪术油复配消毒剂的抗菌效果和安全性研究 [J]. 中国新药杂志，2021，30 (7)：644 - 648.

[188] 刘建伟. 莪术油口服剂型抗呼吸道病毒药效学研究 [D]. 吉林大

学，2005.
[189] 闫琪，孙非，刘建伟，等. 莪术油抑制呼吸道病毒感染有效浓度的研究 [J]. 中国老年学杂志，2004，24 (3)：267－268.
[190] 刘菊华，张忠玲，朱传菊，等. 莪术油对呼吸道合胞病毒性肺炎的治疗作用 [J]. 预防医学文献信息，2000，6 (3)：204－205.
[191] 王新生，王成芬，王利燕. 莪术油葡萄糖注射液治疗病毒性肺炎的疗效观察 [J]. 中医药研究，2000，16 (3)：16.
[192] 邢军，高莹，程静. 莪术油葡萄糖注射液治疗小儿病毒性肺炎 [J]. 吉林中医药，2003，23 (6)：7.
[193] 叶茂. 莪术油葡萄糖注射液治疗婴幼儿间质性肺炎的疗效观察 [J]. 儿科药学杂志，2004，10 (4)：58－59.
[194] 陈敏，朱贤利，张锦龙. 中医药治疗小儿柯萨奇 B 病毒感染 56 例 [J]. 湖北中医杂志，2001，23 (2)：32.
[195] 赵登清，魏华. 莪术油治疗小儿呼吸道感染 101 例临床分析 [J]. 山西医药杂志，2004，33 (9)：783－784.
[196] 季楠，马娟，陈克研，等. 姜黄素通过上调 PPARγ/c－Ski 信号通路在大鼠乙型病毒性肝炎模型中发挥保护作用 [J]. 解剖科学进展，2021，27 (3)：358－361，366.
[197] 刘为民，姚乃礼. 络病理论与肝纤维化关系探讨 [J]. 中医杂志，2003，44 (2)：85－87.
[198] 张若宣，吕文良，曹正民，等. 姚乃礼以“肝络”理论辨治慢性乙型病毒性肝炎肝纤维化 [J]. 中医学报，2020，35 (2)：304－307.
[199] 张穗，黄又新，高素军. 莪术油注射液治疗小儿急性甲型病毒性肝炎 39 例 [J]. 中西医结合肝病杂志，1994，4 (1)：36－41.
[200] 季丽珠，陈英，孙珺. 莪术油葡萄糖注射液治疗小儿轮状病毒肠炎 32 例临床观察 [J]. 中医药学报，2004，32 (2)：32.
[201] 邓丽堂，余瑞生. 更昔洛韦联合莪术油注射液治疗婴幼儿轮状病毒性肠炎临床分析 [J]. 世界最新医学信息文摘，2015，15 (11)：98.
[202] 马瑞军，牟丽萍，杨瑞海，等. 莪术油注射液灌肠治疗轮状病毒性肠炎 79 例疗效观察及护理 [J]. 齐鲁护理杂志，2009，15 (19)：36－37.
[203] 崔友，刘敏，姜程曦. 莪术油眼用凝胶对 HSV－Ⅰ单纯疱疹病毒性角

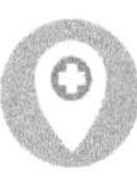

膜炎的作用［J］. 中华中医药学刊，2011，29（3）：522－524.

［204］曹高忠，刘敏，陈熙，等. 莪术油眼用凝胶对兔腺病毒角膜炎的药效学研究［J］. 中国药师，2011，14（6）：781－783.

［205］张辉，罗开国. 莪术油滴眼液治疗单纯疱疹性病毒性角膜炎的临床观察［J］. 中国医院药学杂志，2001，21（8）：41－42.

［206］马慧香，包志淑，徐朝霞，等. 莪术油眼用凝胶治疗单纯疱疹病毒性角膜炎的疗效观察［J］. 中国实用医药，2011，6（15）：188－189.

［207］李正凡. 莪术油葡萄糖注射液治疗小儿流行性腮腺炎 42 例［J］. 湖南中医杂志，2003，19（1）：47.

［208］林建华，初晓云. 莪术油葡萄糖注射液治疗腮腺炎 56 例［J］. 中国民间疗法，2002，10（1）：49.

［209］陆康佑. 莪术油葡萄糖注射液合六神丸治疗腮腺炎［J］. 山西中医，2013，29（1）：29.

［210］柳昌炳，吴永华，沈英. 莪术油注射液治疗流行性腮腺炎脑膜炎疗效观察［J］. 现代中西医结合杂志，2007，16（34）：5131.

［211］张小燕，丁晓萍，叶梅，等. 莪术油对人乳头状瘤病毒的抑制作用［J］. 武警医学，2014，25（1）：19－23.

［212］陈露漪，曹江霞. 复方莪术油栓对宫颈人乳头状瘤病毒感染的疗效观察［J］. 中国生化药物杂志，2012，33（5）：660－662.

［213］李勇莉. 复方莪术油治疗宫颈人乳头状瘤病毒感染 102 例疗效观察［J］. 中国民康医学，2017，29（20）：15＋35.

［214］高越，刘伯玉，任翠平，等. 新型冠状病毒核酸荧光型 RT-RAA 检测方法的建立及其评价［J］. 安徽医科大学学报，2021，56（6）：980－985.

［215］国家卫生健康委员会. 新型冠状病毒肺炎诊疗方案（试行第六版）［S］. 2020.

［216］秦宇雯，赵祺，赵宇烁，等. 温郁金抗新型冠状病毒肺炎（COVID-19）的机制探索［J］. 中草药，2020，51（8）：1977－1983.

［217］周园园，戴志娟，张淑君，等. 莪术油注射液抗新型冠状病毒作用的体内外研究［J］. 安徽医科大学学报，2022，57（4）：664－667，672.

［218］郑剑纲. 莪术醇抗脑心肌炎病毒的作用及机制［D］. 山西农业大学，2020.

［219］徐霖，徐文. 莪术油与西医对比治疗小儿 EB 病毒感染［J］. 黑龙江医

药，1998，11（4）：237－238.

[220] 黄亚东，李燕梅，项琪，等. 复方莪术油溶液抗 H5N1 亚型禽流感病毒的作用研究 [J]. 中国药科大学学报，2009，40（2）：166－172.

[221] 刘志昌，容庭，李贞明，等. 莪术油成分分析及体外抗伪狂犬病毒的作用研究 [J]. 广东畜牧兽医科技，2018，43（1）：39－41，45.

[222] 徐端红，况玲，张红英，等. 莪术油注射液体外抗猪细小病毒的试验 [J]. 畜牧与兽医，2011，43（1）：69－72.

[223] 王学理，鄢长庆，刘珂飞，等. 莪术油注射液鸡胚接种抗新城疫病毒的研究 [J]. 江苏农业学报，2012，28（3）：683－684.

[224] 乔波，吴月滢，李小雅，等. 益肺散结方治疗肺纤维化作用机制探讨 [J]. 云南中医学院学报，2020，43（2）：97－102.

[225] 顾燕兰，张雅琴，孙钢. 莪术醇对大鼠肺纤维化模型的干预作用及对 TGF-β1 和 PAI-1 表达的影响 [J]. 中医药导报，2019，25（10）：27－31.

[226] 朱星，杨长福. 莪术醇对人胚肺成纤维细胞增殖的影响 [J]. 中国实验方剂学杂志，2012，18（1）：226－228.

[227] 张少波，孔艳玲，赵云峰. 姜黄素对肺纤维化小鼠的保护作用及其机制研究 [J]. 药物评价研究，2019，42（11）：2141－2146.

[228] 宋楠楠. 基于 NLRP3－IL-1β 通路抑制的姜黄素治疗肺纤维化的机制探讨 [D]. 山东中医药大学，2020.

[229] 薛海英，蒋国英，张宝辉. 姜黄素对哮喘小鼠气道炎症和肺内诱导型一氧化氮合酶的影响 [J]. 解剖科学进展，2018，24（2）：163－165，169.

[230] MOON D O，KIM M O，LEE H J，et al. Curcumin attenuates ovalbumin-induced airway inflammation by regulating nitric oxide [J]. Biochem Biophys Res Commun，2008，375：275－279.

[231] NILANI P，KASTHURIBAI N，DURAISAMY B，et a1. Invitro antioxidant activity of selected antiasthmatic herbal constituents [J]. Anc Sci Life，2009，28：3－6.

[232] KUMARI A，SINGH DK，DASH D，et al. Intranasal curcumin protects against LPS-induced airway remodeling by modulating toll-like receptor-4（TLR-4）and matrixmetalloproteinase-9（MMP-9）expression via affecting

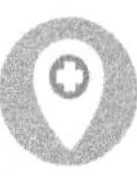

MAP kinases in mouse model [J]. Inflammo Pharma Cology, 2019, 27 (4): 731 -748.

[233] 尹正海. 姜黄素通过 p38MAPK/NF-κB 信号通路抑制哮喘大鼠气道炎症的实验研究 [J]. 临床肺科杂志, 2019, 24 (5): 831 -835.

[234] BREWER J M, CONACHER M, HUNTER C A. Aluminium hydroxide adjuvantinitiates strong antigen-specific Th2 responses in the absence of IL-4-orIL-13-mediated signaling [J]. J Immunol, 1999, 163 (12): 6448 -6454.

[235] 施婵妹. 姜黄素对慢性阻塞性肺疾病大鼠氧化应激及炎症影响机制的研究 [D]. 南方医科大学, 2019.

[236] AGGARWAL B B, HARIKUMAR K B. Potential therapeutic effects of curcumin, the anti-inflammatory agent, against neurodegenerative, cardiovascular, pulmonary, metabolic, autoimmune and neoplastic diseases. Int J Biochem Cell Biol, 2009, 41 (1): 40 -59

[237] YUAN J, LIU R, MA Y, et al. Curcumin attenuates airway inflammation and airway remolding by inhibiting NF-κB signaling and COX-2 in cigarette smoke-induced COPD mice.

[238] HUNG KF, MARWICK JA. Molecular mechanisms of oxidative stress in airways and lungs with reference to asthma and chronic obstructivepulmonary disease [J]. Ann N Y Acad Sci, 2010, 1203: 85 -91.

[239] MEJA K K, RAJENDRASOZHAN S, ADENUGA D, et al. Curcumin restores corticosteroid function in monocytes exposed to oxidants by maintaining HDAC2 [J]. Am J Respir Cell Mol Biol, 2008, 39: 312 -323.

[240] SUZUKI M, BETSUYAKU T, ITO Y, et al. Curcumin attenuates elastase-and cigarette smoke-induced pulmonary emphysema in mice [J]. Am J Physiol Lung Cell Mol Physiol, 2009, 296: 614 -623.

[241] 秦柯. 姜黄素改善慢性阻塞性肺疾病患者糖皮质激素抵抗现象的研究 [D]. 上海交通大学, 2020.

[242] PANNHI Y, GHANEI M, BASHIRI S, et al. Short-term curcuminoid supplementation for chronic pulmonary complications due to sulfur mustard intoxication: positive results of a randomized double-blind placebo-controlled trail [J]. Drug Res (Stuttg), 2015, 65 (11): 567 -573.

[243] 张国立，肖志美，于翔，等. 治疗急性肺损伤的莪术油和莪术醇粉雾剂的比较研究 [J]. 药学学报，2020，55 (6)：1312 - 1319.
[244] TYAGI N, KUMARI A, DASH D, et al. Protective effects of intranasal curcumin on paraquot induced acute lung injury (ALI) in mice [J]. Environ Toxicol Pharmacol, 2014, 38 (3): 913 - 921.
[245] ZHANG F, YANG F, ZHAO H, et al. Curcumin alleciates lung injury in diabetic rats by inhibiting NF-kappa B pathway [J]. Clin Exp Pharmacol Physiol, 2015, 42 (9): 956 - 963.
[246] XIAO X, YANG M, SUN D, et al. Curcumin protects against sepsis-induced acute lung injury in rats [J]. Surg Res, 2012, 176 (1): e31 - e39.
[247] TYAGI N, DASH D, SINGH R. Curcumin inhibits paraquat induced lung inflammation and fibrosis by extracellular matrix modifications in mouse model [J]. Inflammopharmacology, 2016, 24 (6): 335 - 345.
[248] 段桂姣，蒋锐沅，王振常. 中药抗肝纤维化作用机制的研究进展 [J]. 中医药导报，2020，26 (5)：113 - 117.
[249] 张季，宋嫣，王巧晗，等. 生、醋莪术对大鼠免疫性肝纤维化及 HSC-T6 增殖和 α-SMA，Procollagen Ⅰ表达的影响 [J]. 中国中药杂志，2017，42 (13)：2538 - 2545.
[250] 郑洋，王佳慧，梁天坚，等. 莪术醇对肝星状细胞 Rho-ROCK 信号通路作用的实验研究 [J]. 中国医院药学杂志，2019，39 (15)：1517 - 1520.
[251] 郑洋，邓青梅，陈豪，等. 基于 PI3K/AKT/mTOR 信号通路探讨莪术醇抗肝纤维化的分子机制 [J]. 中药药理与临床，2021，37 (4)：36 - 40.
[252] 郑洋，卢能源，黄永贤，等. 基于 TGF-β1/Smad 信号通路探讨莪术醇对肝纤维化小鼠作用的实验研究 [J]. 中华中医药学刊，2021，39 (11)：149 - 152，271 - 272.
[253] 王佳慧，郭新华，郑博文，等. 基于 miR-125b/NLRP3 信号通路探讨莪术醇抗肝纤维化的作用机制 [J/OL]. 中华中医药学刊，2022：1 - 8.
[254] 江远，李泽松，江福生，等. 莪术醇对肝星状细胞 - T6 细胞基因表达的影响 [J]. 中国中西医结合消化杂志，2005，13 (3)：144 - 147.

[255] 孙苏敏. 莪术醇调控肝星状细胞自噬与坏死性凋亡发挥抗肝纤维化作用的分子机制研究 [D]. 南京中医药大学，2022.

[256] 杨玲，但丹，朱锐，等. β-榄香烯抑制肝星状细胞表达 ANG Ⅱ及 RhoA/ROCK 信号 [J]. 中国中药杂志，2009，34（4）：458-463.

[257] 胡胜军，杨玲，朱清静，等. β-榄香烯对实验性肝纤维化大鼠 TGF-β、α-SMA、Col-Ⅰ表达的影响 [J]. 世界华人消化杂志，2007，15（12）：1324-1330.

[258] 孙燕燕，朱振霞. 恩替卡韦联合复方鳖甲软肝片治疗慢性乙型肝炎肝纤维化的临床疗效 [J]. 临床合理用药杂志，2017，10（33）：67-68.

[259] 聂莹莹. 复方鳖甲软肝片联合九味肝泰胶囊治疗肝纤维化的效果及对患者血清肝纤维化指标的影响 [J]. 医学理论与实践，2021，34（11）：1880-1882.

[260] 周赛男，蔡光先，万胜. 四磨汤治疗功能性消化不良（肝脾气滞证）的临床疗效及对血清 NO、AchE、CCK、SP 的影响 [J]. 中国中医急症，2014，23（10）：1791-1792，1833.

[261] 陈兴玲，胡毓秀，王剑超，等. 莪术对功能性消化不良大鼠胃窦组织中神经递质含量的影响 [J]. 浙江医学，2017，39（17）：1469-1471.

[262] 魏兰福，邹百仓，魏睦新. 莪术对实验性功能性消化不良大鼠胃排空的影响 [J]. 南京医科大学学报（自然科学版），2003，23（4）：350-352.

[263] 秦建，宋文琴，马晶牧野，等. 冯五金巧用莪术治疗功能性消化不良体会 [J]. 山西中医学院学报，2018，19（2）：45-46.

[264] 叶任高，陆再英. 内科学 [M]. 6 版. 北京：人民卫生出版社，2004：384.

[265] 梅雪婷，许东晖，王胜，等. 姜黄素固体分散体对大鼠胃溃疡的疗效研究 [J]. 中国中药杂志，2009，34（22）：2920-2923.

[266] 蒋丽军，刘志峰，李玫，等. 姜黄素对大鼠实验性胃溃疡作用的研究 [J]. 临床儿科杂志，2010，28（10）：967-970.

[267] 曾榆凯，吴耀南. 中医治疗消化性溃疡的研究进展 [J]. 中医药通报，2017，16（6）70-72.

[268] 杨桂平，丁济民. 莪术为主治疗消化性溃疡 62 例 [J]. 湖北中医杂志，

2003, 25 (11): 42.

[269] 尤龙. 莪术油腹腔灌洗治疗胃十二指肠溃疡穿孔 46 例 [J]. 河南外科学杂志, 2007, 13 (4): 41.

[270] ZHANG Y Z, LI Y Y. Inflammatory bowel disease: pathogenesis [J]. World J Gastroenterd, 2014, 20 (1): 91.

[271] SONG L, ZHOU R, HUANG S, et al. High intestinal and systemic levels of interleukin-23/T-helper 17 pathway in Chinese patients with inflammatory bowel disease [J]. Mediators Inflammation, 2013, 12 (5): 1-10.

[272] 徐磊, 沈雁, 钟继红, 等. 姜黄素对溃疡性结肠炎小鼠 Th17 细胞分化相关因子表达水平的影响 [J]. 中国现代应用药学, 2020, 37 (1): 14-18.

[273] 朱天翔, 胡白飞, 左刚, 等. 姜黄素对溃疡性结肠炎小鼠肠道损伤和免疫功能影响的机制研究 [J]. 时珍国医国药, 2022, 33 (7): 1593-1596.

[274] 杨坤, 孟捷, 高霞, 等. 姜黄素联合阿托伐他汀对溃疡性结肠炎小鼠的保护作用及机制研究 [J]. 世界中医药, 2022, 17 (2): 182-186.

[275] MAITI P, DUNBAR G L. Use of curcumin, a natural polyphenol for targeting molecular pathways in treating age-related neurodegenerative diseases [J]. Int J Mol Sci, 2018, 19 (6): 1637.

[276] YANG F, LIM GP, BEGUM AN, et al. Curcumin inhibits formation of amyloid beta oligomers and fibrils, binds plaques, and reduces amyloid in vivo [J]. J Biol Chem, 2005, 280 (7): 5892-5901.

[277] 张向荣, 赵志英, 张春燕. 姜黄素对 AD 大鼠学习记忆的改善及其与脑组织 NO、SOD、MDA 和 ChAT 的关系 [J]. 医学研究杂志, 2012, 41 (9): 82-86.

[278] 商华, 信梁军, 李文媛, 等. 姜黄素在阿尔茨海默病中对炎症以及神经元的保护机制研究 [J]. 中西医结合心血管病电子杂志, 2020, 8 (14): 62, 71.

[279] POIRIER Y, GRIMM A, SCHMITT K, et al. Link between the unfolded protein response and dysregulation of mitochondrial bioenergetics in Alzheimer's disease [J]. Cellular and Molecular Life Sciences, 2019, 76

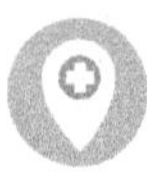

(7): 1419 - 1431.

[280] 刘艳秋，李静娜，王姗姗，等. 姜黄素介导 JMJD3 对阿尔茨海默病的保护作用 [J]. 阿尔茨海默病及相关病杂志，2022，5 (2): 119 - 129.

[281] 赵志弘，王莉娟，李文惠，等. 姜黄素治疗帕金森病的作用机制研究进展 [J]. 现代药物与临床，2022，37 (10): 2390 - 2396.

[282] 吴忧，梁顺利，徐彬，等. 姜黄素通过抑制 PI3K/Akt/mTOR 通路增强自噬保护帕金森病细胞模型的研究 [J]. 中国现代应用药学，2021，38 (19): 2351 - 2358.

[283] JIANG T, ZHANG Y, ZHOU H, et al. Curcumin ameliorates the neurodegenerative pathology in A53T α-synuclein cell model of Parkinson's disease through the downregulation of mTOR/p70S6K signaling and the recovery of macroautophagy [J]. J Neuroimmune Pharmacol, 2013, 8 (1): 356 - 369.

[284] 朱江，郭森，张硕，等. 姜黄素对帕金森病大鼠学习记忆能力的影响及作用机制 [J]. 中国老年学杂志，2021，41 (22): 5049 - 5053.

[285] 潘静，丁健青，陈生弟. 姜黄素对帕金森病小鼠模型黑质多巴胺能神经元损伤的保护作用 [J]. 中国现代神经疾病杂志，2007，7 (5): 421 - 426.

[286] QURESHI M, AL-SUHAIMI E A, WAHID F, et al. Therapeutic potential of curcumin for multiple sclerosis [J]. Neurological Sciences, 2018, 39 (2): 207 - 214.

[287] FENG J, TAO T, YAN W, et al. Curcumin inhibits mitochondrial injury and apoptosis from the early stage in EAE mice [J]. Oxidative Medicine and Cellular Longevity, 2014: 728 - 751.

[288] JIN C Y, LEE J D, PARK C, et al. Curcumin attenuates the release of pro-inflammatory cytokines in lipopolysaccharide-stimulated BV2 microglia [J]. Acta Pharmacologica Sinica, 2007, 28 (10): 1645 - 1651.

[289] TEGENGE M A, RAJBHANDARI L, SHRESTHA S, et al. Curcumin protects axons from degeneration in the setting of local neuroinflammation [J]. Experimental Neurology, 2014, 253: 102 - 110.

[290] REZA NAEIMI, FATEMEH SAFARPOUR, MONA HASHEMIAN, et al.

Curcumin-loaded nanoparticles ameliorate glial activation and improve myelin repair in lyolecithin-induced focal demyelination model of rat corpus callosum [J]. Neurosci Lett, 2018, 674: 1 - 10.

[291] 王砚，赵小京. 莪术油抗癫痫作用的实验研究 [J]. 中药药理与临床，2004，20 (3)：11 - 12.

[292] KAUR H, PATRO I, TIKOO K, et al. Curcumin attenuates inflammatory response and cognitive deficits in experimental model of chronic epilepsy [J]. Neurochem Int, 2015 (89): 40 - 50.

[293] 廖婕，梅燕. 姜黄素对癫痫幼鼠学习记忆及神经元凋亡的影响 [J]. 中国中医急症，2017，26 (10)：1763 - 1765.

[294] 周燕利，吴晓兰，聂琼芳，等. TLR4/NF-κB 信号通路在姜黄素减轻癫痫小鼠神经元损伤中的作用 [J]. 中成药，2018，40 (9)：2065 - 2068.

[295] SUMANONT Y, MURAKAMIA Y, TOHDA M, et al. Prevention of kainic acid-induced changes innitric oxide level and neuronal cell damage in the rat hippocampus by manganese complexes of curcumin and diacetylcurcumin [J]. Life Sci, 2006, 78 (16): 1884 - 1891.

[296] SUMANONT Y, MURAKAMIA Y, TOHDA M, et al. Effects of manganese complexes of curcumin and diacetylcurcumin on kainic acid-induced neurotoxic responses in the rat hippocampus [J]. Biol Pharm Bull, 2007, 30 (9): 1732 - 1739.

[297] HASHEMIAN M, ANISSIAN D, GHASEMI-KASMAN M, et al. Curcumin-loaded chitosan-alginate-STPP nanoparticles ameliorate memory deficits and reduce glial activation in pentylenetetrazol-induced kindling model of epilepsy [J]. Prog Neuropsychopharmacol Biol Psychiatry, 2017, 79 (Pt B): 462 - 471.

[298] ZHANG Y, LI L, ZHANG J. Curcumin in antidepressant treatments: An overview of potential mechanisms, pre-clinical /clinical trials and ongoing challenges [J]. Basic Clin Pharmacol Toxicol, 2020, 127 (4): 243 - 253.

[299] 傅品悦，钟静，梁明坤，等. 桂郁金的活性成分姜黄素对抑郁症作用机制研究进展 [J]. 中华中医药学刊，2020，38 (3)：160 - 163.

[300] ZHANG L, XU T Y, WANG S, et al. NMDA GluN2B receptors involved

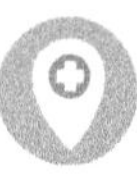

in the antidepressant effects of curcumin in the forced swim test [J]. Progress in Neuro-Psychopharmacology and Biological Psychiatry, 2013, 40: 12 - 17.

[301] ZHANG L, XU T, WANG S, et al. Curcumin produces antidepressant effects via activating MAPK /ERK-dependent brain-derived neurotrophic factor expression in the amygdala of mice [J]. Behav Brain Res, 2012, 235 (1): 67 - 72.

[302] 汪燕，王金梦，马浩，等. 姜黄素抗抑郁作用的研究 [J]. 中国临床药理学杂志，2022，38（13）：1461 - 1465.

[303] 薄秀梅，贺玲，张荣丽，等. 姜黄素对脂多糖诱导的小鼠抑郁样行为的影响及机制 [J]. 安徽医科大学学报，2020，55（7）：1064 - 1068.

[304] LOPRESTI A L, MAES M, MAKER G L, et al. Curcumin for the treatment of major depression: a randomised, double-blind, placebo controlled study [J]. Journal of Affective Disorders, 2014, 167: 368 - 375.

[305] 王卿. 姜黄素抗抑郁作用的临床调查 [J] 中国中医药现代远程教育，2014，12（10）：145 - 146.

[306] 姚金香. 姜黄素对产后抗抑郁作用的临床观察与研究 [J]. 中国现代药物应用，2015，9（12）：161 - 163.

[307] NOOR AZELA ABDULLAH THANI, BENJAMIN SALLIS, ROBERT NUTTALL, et al. Induction of apoptosis and reduction of MMP gene expression in the U373 cell line by polyphenolics in Aronia melanocarpa and by curcumin [J]. Oncol Rep, 2012, 28 (4): 1435 - 1442.

[308] LUO QI-SHENG, LUO HONG-CHENG, FU HUANG-DE, et al. Curcumin suppresses invasiveness and migration of human glioma cells in vitro by inhibiting HDGF/β-catenin complex [J]. Nan Fang Yi Ke Da Xue Xue Bao, 2019, 39 (8): 911 - 916.

[309] 刘国安，靳亚东，冉苗苗，等. 姜黄素通过促进 ROS 产生诱导人脑胶质瘤细胞凋亡 [J]. 天然产物研究与开发，2020，32（4）：541 - 548.

[310] KARMARKER S, BANIK N L, PATEL S J, et al. Curcumin activated both receptor-mediated and mitochondria-mediated proteolytic pathways for apoptosis in human glioblastoma T98G cells [J]. Neurosci Lett, 2006, 407 (1): 53 - 58.

[311] AOKI H, TAKADA Y, KONDO S, et al. Evidence that curcumin suppresses the growth of malignant gliomas in vitro an in vivo through induction of autophagy: role of Akt and extracellular signal-regulated kinase signaling pathways [J]. Mol Pharmacol, 2007, 72 (1): 29-39.

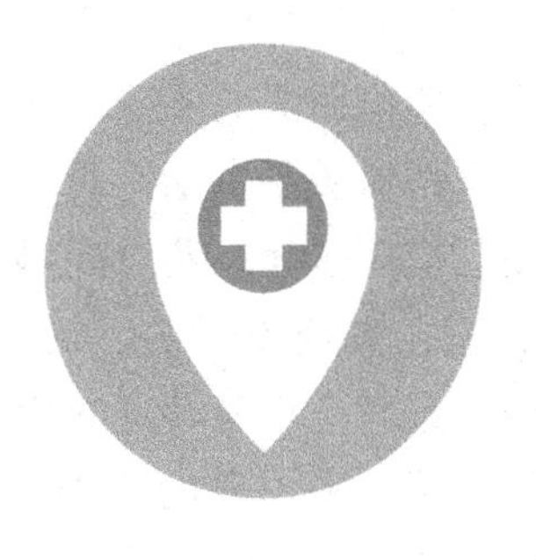

第五章　莪术的常用药对及经典方剂

中医药迄今已有3500年以上的发展历史。早在原始社会时期，我们的祖先就发现药物并将其用于治疗疾病。最初使用的是单味中药，经过多年的不断发展和实践，慢慢认识到将两味或多味药物进行配合使用效果更佳，在此基础上形成了方剂。药对是中医临床遣药组方常用的配伍形式，是从历代医药学家长期医疗实践经验中提炼出来、经过临床应用被证明确实能发挥协同增效或配伍减毒作用的两种药物的配对。方剂是在辨证审因决定治法之后，选择合适的药物，酌定用量，按照组成原则，妥善配伍而成的多味药的药物组合。药对与方剂既有相同之处，又有所不同，且两者关系密切。两者都由单味中药配伍而成，都有自己既定的组成、功用与应用规律。药对配对原则以“七情和合”为主，强调两药之间的配伍关系；方剂以“君、臣、佐、使”为组方原则，方中药物的配伍强调主次分明，且其应用有特定的剂型、剂量和用法。药对是单味中药与若干方剂之间的桥梁，采用现代科学技术研究药对的配伍特点和临床应用，对于解析方剂的组成结构、掌握遣药组方规律、提高临床治疗水平、发展中医药配伍理论和创制现代中药都具有十分重要的理论意义与实践价值。

莪术为姜科植物蓬莪术、广西莪术或温郁金的干燥根茎。性温，味辛、苦，归肝、脾经，具有行气破血、消积止痛之功效，常用于癥瘕痞块、瘀血经闭、食积胀痛等。通过分析名老中医、“方药量效研究委员会”专家以及现代医家临床应用莪术的经验，总结出莪术可与以下几类药配伍使用：①活血祛瘀类。此类药治癥瘕痞块，常与三棱、当归、香附等同用，如莪术散（《寿世保元》），并可治经闭腹痛；治胁下痞块，可配丹参、三棱、鳖甲、柴胡等药用；治血瘀经闭、痛经，常配当归、红花、牡丹皮等；治胸痹心痛，可配伍丹参、川芎用。②理气补益类。此类药治体虚而瘀血久留不去，配伍黄芪、党参等以消补兼施。若配伍党参、茯苓、白术等补气健脾药，可治脾虚食积之脘腹胀痛。③消食化滞类。此类药能行气止痛、消食化积，用于食积不化之脘腹胀痛，可配伍青皮、槟榔用，如莪术丸（《证治准绳》）。此外，此类药既破血祛瘀，又消肿止痛，可用于跌打损伤、瘀肿疼痛，常与其他祛瘀疗伤药同用。根据以上3类配伍的功效将莪术常见的药对及经典方剂介绍如下。

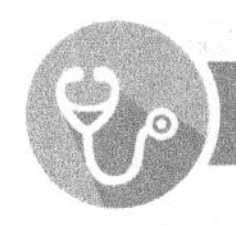

第一节　常见药对

一、三棱-莪术

【**药对来源**】三棱、莪术配伍，出自清代姚俊《经验良方》中的三棱丸。

【**功效主治**】破血祛瘀，行气消积止痛。主治血瘀经闭、行经腹痛、癥瘕积聚；或食积不化、腹痛胀满等；肝脾肿大、子宫肌瘤、卵巢囊肿等；冠心病心绞痛，有瘀血指征者。

【**配伍分析**】三棱苦平辛散，入肝脾血分，为血中气药，长于破血中之气，破血之力大于破气。莪术苦辛温香，入肝脾气分，为气中血药，善于破气中之血，破气之力大于破血。正如《医学衷中参西录》所云："三棱气味俱淡，微有辛意；莪术味微苦，气微香，亦微有辛意，性皆微温，为化瘀血之要药……若细核二药之区别，化血之力三棱优于莪术，理气之力莪术优于三棱。"二药配伍，一气一血，相须为用，气血双施，破血祛瘀，行气消积止痛之力更雄。

【配伍效应与机制】

1. 三棱、莪术配伍治疗子宫内膜异位症（EMS）的研究

宗春晓等[1]通过网络药理学方法筛选了三棱-莪术药对治疗EMT的潜在靶点和信号通路，发现其核心靶点主要有CASP3、JUN、PTGS2、ESR1、MAPK14、PPARG等，主要作用可能与雌激素信号通路、IL-17信号通路、AGE-RAGE信号通路、甲状腺激素信号通路、p53信号通路等有关。秦翠梅等[2]基于Janus激酶2/信号转导与转录激活因子3（JAK2/STAT3）信号通路，探讨三棱-莪术配伍抗炎、促进内膜细胞凋亡、干预大鼠实验性EMS的配伍机制。前期研究已证实，中药莪术能够抑制JAK2/STAT3通路，对大鼠实验性EMS有良好的改善性作用。本次研究结果显示，两药单独应用及配伍应用均能减轻腹腔中炎症反应，三棱、莪术单独使用和配伍使用均能使EMS模型大鼠腹腔液中的TNF-α、IL-1β及IL-6水平明显降低；三棱、莪术单独使用和配伍使用能上调异位病灶中Caspase3和Bax的mRNA表达、下调Bcl2的mRNA表达、诱导内膜细胞的凋亡、抑制异位病灶的生长，且配伍组的作用优于单独使用。与JAK2/STAT3信号抑制剂AG490类似，莪术单独使

用与三棱配伍均能使组织中的 JAK2 和 STAT3 磷酸化程度降低，提示其机制可能也与抑制 JAK2/STAT3 信号有关。程杰等[3]发现三棱莪术配方颗粒给药（1∶1 配伍，生药 20 g/kg）后，EMS 大鼠异位内膜组织不完整，腔体缩小，能明显减少 EMS 大鼠腹腔液中 IL-1β、TNF-α 水平，显著下调异位内膜组织中 MMP-9 及 VEGF 的蛋白表达。单独应用三棱（生药 20 g/kg）或莪术（生药 20 g/kg）可使 EMS 大鼠异位内膜组织中 MMP-9 及 VEGF 的蛋白表达明显下调，而异位内膜面积、腹腔液中 IL-1β 和 TNF-α 水平仅出现下降趋势，却无显著性差异。三棱莪术配方颗粒配伍对实验性 EMS 大鼠异位内膜生长的抑制作用，可能与降低大鼠腹腔液中 IL-1β、TNF-α 水平及下调异位内膜组织中 MMP-9、VEGF 的蛋白表达有关，并且两药配伍应用的效果要优于单独应用。

2. 三棱、莪术配伍治疗大鼠子宫肌瘤的研究

余成浩等[4]研究三棱-莪术组分配伍（三棱总黄酮、莪术挥发油）对实验性大鼠子宫肌瘤的作用及其机制，发现“三棱-莪术”组分配伍对实验性大鼠子宫肌瘤有明显的防治作用；其作用机理主要是通过改变子宫肌瘤的结构、调节机体内分泌激素紊乱、改变病理组织学，降低雌二醇（E2）、孕酮（P）的含量，明显抑制子宫肌层中 C-Myc、wnt5b、β-catenin 基因蛋白产物的表达。肖红妮等[5]研究发现，三棱-莪术药对组分配伍（三棱总黄酮、莪术挥发油）可使子宫肌瘤大鼠模型子宫系数、卵巢系数、子宫横竖径、子宫组织中 E2 和雌激素受体（ER）、磷脂酰肌醇 - 3 - 羟激酶（PI3K）、磷酸化 - 蛋白激酶/蛋白激酶（p-AKT/AKT）表达水平等指标下降。李文静等[6]研究表明，三棱-莪术药对合煎液可改善子宫肌瘤大鼠模型发生的子宫系数升高、子宫明显病理变化、子宫平滑肌厚度增加、子宫组织中转化生长因子 - β3（TGF-β3）和基质金属蛋白酶 - 11（MMP11）蛋白表达增强。赵金双[7]以三棱-莪术药对配伍对子宫肌瘤大鼠模型的治疗作用做了较为全面的分析比较，其结果显示：①三棱-莪术水煎液对子宫肌瘤有较好抑制作用，强于三棱、莪术单用；②三棱-莪术组分配伍以 1∶1 高剂量应用时药效最佳；③三棱-莪术组分配伍可抑制大鼠子宫肌瘤生长，抑制 E2、ER、P、蛋白质、成纤维细胞活化蛋白（FAP）表达；④子宫组织中 FAP 的表达与 E2 表达大致呈正相关，因此 FAP 的高表达可能与过多的 E2 刺激有关，而 E2 促进子宫肌瘤细胞增殖的作用机制可能是通过刺激 FAP 的表达，活化成纤维细胞实现的。

3. 三棱、莪术配伍对大鼠卵巢囊肿的作用研究

沈东成等[8]研究结果表明，三棱-莪术组分配伍对卵巢囊肿大鼠的治疗作用机制可能是通过下调卵巢组织内的免疫球蛋白 G（IgG）、肿瘤坏死因子－α（TNF-α）含量实现的。沈东成等[9]进一步研究发现，生品三棱总黄酮－生品莪术挥发油组分配伍低剂量组、生三棱总黄酮组、生莪术挥发油组均能升高大鼠血清中 ER 含量；生品三棱总黄酮－生品莪术挥发油组分配伍高剂量组和生三棱总黄酮组均能升高大鼠卵巢组织中 ER 含量。生莪术组对升高卵巢中的 ER 作用更好，且配伍高剂量组作用更加明显，配伍对于升高大鼠卵巢中 ER 更有效果。其可能的机制是三棱莪术通过调控 HPO 来调节血清和卵巢组织中的雌激素受体含量。徐秋霞等[10]研究发现醋三棱-醋莪术组分配伍高、中剂量组能明显降低卵巢囊肿大鼠卵巢中 IL-1β、TNF-α 的浓度。

4. 三棱、莪术配伍对慢性盆腔炎的影响

秦翠梅等[11]使用三棱、莪术有效成分（三棱总黄酮、莪术挥发油）等比配伍治疗慢性盆腔炎大鼠，效果良好；可使大鼠盆腔粘连评分明显减低，显著改善粘连或扩张、上皮变性坏死、慢性炎症浸润、内膜充血水肿及上皮细胞增生等情况；其抗炎机制可能与抑制炎症因子 IL-1B、TNF-α，下调 FGF-2、IGF-l 的蛋白表达有关。刘明等[12]实验证明，含有丹参、三棱、莪术、大血藤等 6 味的盆炎清灌肠剂能有效地改善慢性盆腔炎大鼠炎症细胞的浸润，减轻子宫充血、水肿、粘连状态，可以增加子宫组织中白细胞介素 2（IL-2）含量、抑制肿瘤坏死因子 α（TNF-α）的过度分泌。刘明另一研究[13]证明盆炎清灌肠剂通过抗急慢性炎症及改善血液流变学，治疗慢性盆腔炎，改善盆腔炎子宫肿胀与病变。

5. 三棱、莪术配伍对动脉粥样硬化（AS）的作用研究

孟天伟等[14]运用网络药理学与分子对接技术探究三棱-莪术对治疗 AS 的作用机制，结果发现 AKT1、SRC、TNF、MAPK3、IL6 等 49 个靶点为核心靶点，可能通过 C 型凝集素受体信号通路、癌症的途径等多条代谢通路来发挥三棱-莪术药对治疗 AS 的作用。分子对接显示靶点 TNF 与常春藤皂苷元的结合活性最高。谢海波课题组[15]探讨了活血药（当归、川芎）、破血药（三棱、莪术）对 AS 大鼠动脉内膜细胞增殖与凋亡的作用差异，结果发现：①三棱、莪术通过上调主动脉内膜 B 细胞白血病－淋巴瘤－2（Bcl-2）的表达，下调 B 细胞白血病－淋巴－2 相关蛋白基因（Bax）的表达，起到抑制细胞凋亡的作用；②三棱、莪术能抑制主动脉增殖细胞核抗原（PCNA）蛋白、血管内皮生长因子（VEGFmRNA）及血管内皮生长因子受体（VEGFR-

AS）的表达，起到抑制细胞增殖的作用；③三棱、莪术能降低 AS 大鼠血清总胆固醇（TC）、甘油三酯（TG）水平及全血黏度（低切、中切、高切）和血浆黏度。谢海波课题组另一研究[16]利用基因芯片技术筛选不同剂量破血中药（三棱、莪术）对载脂蛋白 E（ApoE）基因敲除小鼠 AS 模型胸主动脉组织中差异表达的基因。结果发现，与模型组相比，破血药组中的 Cxcr4、Alox12、Alox5ap、VcamI 的表达下调，Ccr5、Cxcl12、Cxcl16、LCAT 的表达上调，分析差异基因表达涉及的功能及所在已知通路中的作用关系，发现三棱、莪术抗 AS 的作用机制可能与调控炎性反应相关的基因系、内皮系统相关基因系、脂质代谢相关基因系等相关。

6. 三棱、莪术配伍对抗大鼠组织纤维化的作用

邱颂平等[17]研究表明，三棱-莪术药对煎液能降低博来霉素诱导的肺纤维化大鼠模型的羟脯氨酸（HYP）含量，明显减少成纤维细胞，有效抑制肺纤维化形成。王英豪等[18]研究发现，三棱-莪术药对明显降低大鼠血浆单核细胞趋化蛋白-1（MCP-1）含量，延长部分凝血活酶时间（APTT），且呈量效关系，可有效抑制博莱霉素引起的肺纤维化。王英豪等[19]另有研究表明，三棱-莪术药对能减少肺组织细胞过度凋亡，从而延缓肺纤维化进程。栾希英等[20]研究表明，三棱-莪术药对可下调肝纤维化大鼠 IL-1、IL-6、TNF-α 水平趋于正常，并能改善肝脏组织病理学变化，发挥抗肝纤维化效果，在抗肝纤维化过程中具有免疫调控作用。李娟等[21]研究发现，三棱-莪术药对能改善肝脏组织病理学变化，降低肝纤维化大鼠的细胞凋亡、bax 蛋白表达，提高 bcl-2 蛋白表达。袭柱婷等[22]研究表明，该药对能提高总蛋白（TP）、血清白蛋白（Alb）含量以及白蛋白/球蛋白（A/G）比值，降低谷丙转氨酶（ALT）、谷氨酰转肽酶（GGT）、Ⅳ型胶原（ⅣC）、透明质酸（LN）、层粘连蛋白（HA）的作用，并能改善肝脏组织病理学变化。

【临床应用】

1. 痛经

姚建波等[23]采用复方莪术散治疗肾虚血瘀型痛经 80 例；处方由三棱 15 g、莪术 15 g、延胡索 15 g、黄芪 25 g、淫羊藿 20 g 组成；温开水冲服 200 mL，每天早晚各 1 次，连服 3 个月（经期量多者停药）；每月定期复查；治疗效果为痊愈 53 例、显效 24 例、无效 3 例，总有效率 96.25%。钟小军等[24]采用王妃口服液治疗痛经 150 例；处方由棱、莪术、当归、人参、茯苓、白芍等组成；其中三棱、莪术各 1.5 份，其他药物各 1 份；口服每天 2 次，每次 20 mL（每 1 mL 相当生药 2 g），不再服用其他药物，实热者忌用；

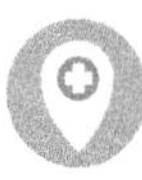

于经期净后开始服药，连服20 d为1疗程，连续服用3个疗程，停药后随访3个月经周期；全部病例中治愈123例，其中1个疗程治愈31例、2个疗程治愈40例、3个疗程治愈52例，治愈率为82.0%，显效14例、有效7例、无效6例，总有效率为96.0%。杨丽芳等[25]采用温经汤治疗妇女痛经，对治疗两周期后仍不能缓解者，加用三棱、莪术，血块排，疼痛止，起效迅速。

2. 卵巢囊肿

张萌[26]使用自拟加味桂枝茯苓汤治疗血瘀型卵巢囊肿患者30例。处方由三棱、莪术、丹参、延胡索各20 g，桂枝、鳖甲、连翘、牡蛎各15 g，牡丹皮、赤芍、荔枝核、夏枯草、山药、茯苓各10 g等组成。水煎300 mL，每日1剂，分早晚2次温服。连续服药21 d为一个疗程（经期停药），每1周复诊1次，服药3个疗程。嘱患者用药期间避孕、避免剧烈运动，防止囊肿蒂扭转以及并发症的出现，一旦出现小腹剧烈疼痛，应立即随诊治疗。治疗后痊愈12例、显效10例、有效6例、无效2例，总有效率93.33%。治疗前后B超提示卵巢囊肿大小（三径之和）均值分别为10.08±2.47、3.95±3.58，两者经统计分析具有统计学意义（$P<0.01$），说明拟加味桂枝茯苓汤具有活血化瘀、软坚散结的功效，对治疗血瘀型卵巢囊肿疗效显著，能明显改善血瘀型卵巢囊肿的临床证候，使卵巢囊肿有所减小甚至消失。陈丽[27]使用蓬莪术汤加桂枝茯苓丸治疗卵巢囊肿（对照组39例，治疗组43例）。对照组给予桂枝茯苓丸，0.5 g/粒，3粒/次，每天3次，口服；治疗组在对照组的基础上加用自拟蓬莪术汤，处方由三棱、莪术、当归、赤芍、枳壳、木香、桃仁各10 g，鳖甲、丹参、夏枯草、地鳖虫各12 g等组成。两组均以治疗30 d为1个疗程，1～3个疗程治疗后判定疗效。上述药物经期停服，服药期间不使用其他激素类药物。治疗组治愈12例、显效10例、有效18例、无效3例，总有效率93.0%；对照组总有效率71.8%，明显低于对照组，两组疗效比较差异有统计学意义（$P<0.05$）。李香萍[28]采用三棱莪术消症汤治疗卵巢囊肿35例。处方由莪术、三棱、夏枯草、皂角刺、路路通、浙贝母、半枝莲、猫爪草各15 g，当归12 g，川芎、赤芍、土鳖虫、穿山甲各10 g，生牡蛎40 g（先煎）组成。水煎服，每天1剂，早晚服用。1个月为1个疗程，3个疗程后判断疗效。治疗1～3个疗程后，治愈25例、好转4例、无效6例，总有效率82.8%。

3. 肾系疾病

赵廷栋等[29]使用参芪地黄汤加三棱、莪术治疗脾肾气阴两虚型兼有血瘀的慢性肾脏病患者（对照组 39 例，治疗组 39 例）。处方由黄芪、党参、生地黄、山药、茯苓、三棱、莪术各 15 g，牡丹皮、山茱萸、泽泻各 10 g 组成。对照组予常规治疗，观察组在常规治疗的基础上加用参芪地黄汤治疗，每天 1 剂，每次 150 mL，每天 2 次，治疗 8 周为 1 个疗程。总有效率观察组为 89.7%，高于对照组的 79.5%。治疗后，2 组血肌酐（SCr）水平降低，肾小球滤过率（eGFR）水平明显升高，且观察组优于对照组（$P<0.05$）。宋述菊[30]采用中药保肾汤（何首乌、黄芪、冬虫夏草、三棱、莪术、泽泻等）配合西药组（强的松、环磷酰胺）治疗难治性肾病综合征（对照组 69 例，治疗组 72 例）。治疗组完全缓解率和总有效率分别为 58.3% 和 93.1%，显著高于对照组的 34.7% 和 68.1%（$P<0.05$），而复发率仅为 2.8%，明显低于对照组的 18.8%（$P<0.01$）。黄晓军等[31]采用基础方（山萸肉、黄芪、淫羊藿、生大黄、益母草等）加灌肠汤（槐花、牡蛎、丹参、黄柏、生大黄、三棱、莪术等）治疗慢性肾功能衰竭患者。每日 1 剂，加水复煎成浓汁 150～200 mL，分 2 次温服。1 个月为 1 疗程，连服 1～2 个疗程。总有效率为 70%，血清 BUN 和 Cr 的变化明显优于对照组，其中气阴两虚性、肝肾阴虚性和脾肾气（阳）虚型改变差异具有高度显著性（$P<0.01$）。

4. 慢性胃炎

赵刚等[32]在西药的基础上应用三棱莪术粉治疗慢性萎缩性胃炎（对照组 62 例，治疗组 62 例）。对照组口服吗丁啉 10 mg/次，3 次/d，枸橼酸铋钾颗粒 1 g/次，每天 3 次治疗；观察组在口服吗丁啉及枸橼酸铋钾颗粒的基础上加用三棱粉 5 g、莪术粉 5 g。两组均以 1 个月为 1 个疗程，治疗 6 个月后统计疗效，治疗组治愈 9 例、显效 22 例、有效 27 例、无效 4 例，总有效率 93.5%；对照组总有效率 61.3%，明显高于对照组，两组疗效比较差异有统计学意义（$P<0.05$）。蔡淦教授[33]在治疗慢性萎缩性胃炎伴肠化及不典型增生等胃癌癌前病变时，尤喜用莪术，常用莪术 15 g，配伍黄芪、党参、白术，健脾益气，可以起到顾护脾胃、攻补兼顾、扶正祛邪的作用；对慢性萎缩性胃炎患者中出现纳差、饱胀、嗳气的患者，常以保和丸、枳实导滞丸为基本方加上三棱、莪术二药，取其活血化瘀、开胃消食的作用，明显改善患者症状。林一帆等[34]认识到萎缩性胃炎及胃癌癌前病变与脾虚血瘀之病机关系密切，观察加味四君子汤结合甲硝唑、叶酸三联疗法对脾虚血瘀型萎缩性胃炎癌前病变患者环氧合酶-2（COX-2）蛋白表达的影响及胃黏膜病理改变。对照组（34 例）仅给予甲硝唑 200 mg，每天 2 次，叶酸 10 mg，每天 3 次；治疗组（34 例）处方由党参、白术、茯苓各 9 g，甘草、白

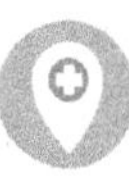

花蛇舌草各6 g，三棱、莪术各10 g组成，100 mL，每天2次。以上药物除甲硝唑服用1周外，其他服用至第24周。结果显示，治疗组病理改变（如胃黏膜萎缩、肠上皮化生及异型增生逆转程度）优于对照组，同时治疗组COX-2的表达量降低，并改善症状。

5. 银屑病

刘运梅等[35]采用自拟化银汤以清热凉血、润燥化瘀法治疗银屑病50例。处方由生石膏、白鲜皮、丹参各20 g，大青叶、金银花、紫草各15 g，生地黄、牡丹皮、赤芍各12 g，三棱、莪术各10 g组成。每天1剂，水煎分2次早晚温服，4周为1个疗程，最长3个疗程。第一疗程结束后，治愈8例、显效21例、有效10例，无效11例，总有效率78%；第二疗程结束后，治愈18例、显效16例、有效7例、无效9例，总有效率82%；第三个疗程结束后，治愈26例、显效13例、有效6例、无效5例，总有效率90%。余远遥[36]使用血瘀证安神止痒2号方颗粒剂治疗银屑病（对照组20例，治疗组37例）。对照组给予口服止痒模拟颗粒剂；治疗组处方由生龙骨、煅牡蛎、煅磁石、珍珠母、棕榈炭、地榆炭各30 g，三棱、莪术各10 g组成。沸水约400 mL冲服，每天2次，早晚各服200 mL，餐后服用，连续服用12周。治疗组基愈5例、显效12例、好转14例、无效6例，总有效率83.78%；对照组基愈0例、显效1例、好转3例、无效16例，总有效率为30%，两组疗效比较差异有统计学意义（$P<0.05$）。研究发现[37]，对于肥厚型的气滞血瘀型银屑病，在加用莪术、三棱治疗后，疗效显著。

【使用注意】本药对属于破血消伐之品，有损伤元气之虞，故实证最宜，虚证慎用，孕妇及月经过多忌用。

二、黄芪－莪术

【药对来源】黄芪、莪术配伍，见《实用对药》。

【功效主治】益气化瘀，开胃消积。用于胃脘疼痛，食积腹痛，癥瘕积聚，闭经，淋浊。

【配伍分析】黄芪益气健脾补肺；莪术行气破瘀，消积滞，助消化。二药合用，配伍意义在于：①补气健脾，脾气旺盛则血循通畅、气行不滞，助莪术行气散瘀消癥之功；②得黄芪之甘缓扶正，可防莪术破血伤血之虞；③补气利水，使水液运化如常。补而不壅滞，攻而不伤正，相得益彰，共奏益气破瘀，开胃消积之功。

【配伍效应与机制】

1. 黄芪、莪术配伍抑制肿瘤细胞增殖及诱导凋亡的机制研究

邓樱等[38]发现黄芪-莪术药对通过上调 PTEN 基因、抑制 AKT 蛋白水平起到抑制人乳腺癌 MDA-MB-231 细胞增殖的作用。PTEN 作为肿瘤抑制基因，主要通过 PI3K/AKT 通路发挥其抑癌功能[39]。有研究发现，激活 PTEN 能抑制 p-AKT 蛋白表达，进而抑制膀胱癌细胞的增殖、迁移和侵袭，促进细胞凋亡[40]，且 PTEN 能通过 p-AKT 对乳腺癌产生影响[41]。郑凯等[42]采用中药血清药理学研究方法，发现黄芪-莪术配伍使用能够抑制胃癌 MKN 45 细胞 AKP、LDH 的活性表达，并诱导其分化，与单味应用黄芪相比具有增加疗效的优势，与单味应用莪术相比具有维持疗效稳定的优势。AKP 和 LDH 是消化道肿瘤细胞分化的标志酶[43]，在正常的细胞中活性不高或不表达，但细胞恶性转化后其表达增强，这种变化可作为判断肿瘤细胞分化程度的一种指标。姚远等[44]研究发现黄芪-莪术 95% 乙醇、50% 乙醇、水提醇沉、传统水煎 4 种提取物对小鼠 H22 荷瘤均有一定的抑瘤效果，抑瘤率分别为 47.55%、36.12%、29.96%、34.68%。与模型组相比，95% 乙醇和 50% 乙醇提取物组能明显降低 H22 荷瘤组织中 NF-κB p65 水平的表达，并有抑制人肝癌 HepG2 细胞生长及诱导其发生细胞凋亡的作用。臧文华等[45]探讨黄芪-莪术联合顺铂（DDP）抗肝癌的作用机制，发现黄芪-莪术能显著诱导人肝癌细胞 HepG2 凋亡，且与剂量呈正相关性，其机制可能与显著下调 Bcl-2 表达、上调 miR-122a、下调 miR-221、miR-151 的表达有关，与 DDP 合用表现为协同增效作用。李嘉丽等[46]采用网络药理学方法探讨黄芪-莪术药对对胃癌前病变（GPL）的作用机制，发现黄芪-莪术参与治疗 GPL 的功能主要富集在调控细胞凋亡、DNA 转录水平、细胞因子介导、细胞增殖及细胞程序性死亡等生物过程及 PI3K-Akt 信号通路、p53 信号通路及 TNF 信号通路等，提示黄芪-莪术药对可能主要通过调节细胞增殖、调节细胞凋亡、调控 DNA 转录水平等生物学过程起到 GPL 干预作用。

2. 黄芪、莪术配伍抑制血管生成的机制研究

许成勇[47]通过皮下注射瘤细胞构建 C57BL/6 小鼠 LEWIS 肺癌荷瘤模型，结果发现不同比例黄芪-莪术配伍能够抑制 LEWIS 肺癌荷瘤小鼠移植瘤的生长和转移，通过不同程度下调 TGF-β1/MAPKS/HIF-1α 信号通路关键因子 TGF-β1、P38MAPK、P-P38MAPK、ERK1/2、JNK、P-JNK、HIF-1α、VEGF 的表达，抑制肿瘤血管生成，降低瘤组织微血管密度，进而发挥对移植瘤生长和转移的抑制作用；同时采用均匀实验设计方法筛选出黄芪-莪术配伍中 4

种已知有效成分抑制肺癌 A579 细胞增殖的最优配伍组合为：200 mg/L 黄芪多糖和 32 mg/L 姜黄素。杨倩宇等[48]运用网络药理学方法探索黄芪-莪术抑制肺癌血管生成可能的作用靶点，发现核心靶点为表皮生长因子受体（EGFR），其余关键靶点涉及 VEGFA、HIF-1α、STAT3 等，其中 EGFR、VEGFA、HIF-1α 均在 HIF-1 信号通路中涉及，因此推测黄芪-莪术通过作用于 EGFR/PI3K/AKT 信号通路影响下游相关蛋白表达，从而达到抑制肺癌血管生成的效果。杨倩宇等进一步通过实验[49]验证黄芪总皂苷和莪术醇联用能明显增强对 EGFR/ PI3K/AKT 和 HIF-1α/VEGF 信号通路等相关 MRNA 转录及蛋白表达，进而抑制血管内皮细胞增殖及毛细血管样结构形成，揭示了黄芪-莪术配伍抑制肿瘤血管生成的主要作用靶点及物质基础。张硕等[50]观察不同浓度黄芪、莪术 1：1 配伍对斑马鱼血管生成数量和结构的影响，结果发现，与空白对照 DMSO 组相比，黄芪、莪术配伍组斑马鱼体节间血管根数、长度、面积均减少，且高剂量组抑制作用最强；结果进一步证明黄芪、莪术配伍组不仅通过抑制顶端细胞丝状伪足的伸展抑制斑马鱼血管生成，而且保持血管形态均匀规则。臧文华等[51]研究发现，黄芪-莪术配伍联合顺铂（DDP）对人肝癌裸鼠原位移植瘤内新生血管生成有抑制作用，可能是通过下调基质金属蛋白酶-2（MMP-2）和碱性成纤维细胞生长因子（bFGF）的表达有关。

3. 黄芪、莪术配伍治疗结肠癌的机制研究

孙若岚等[52]建立结肠癌原位移植瘤小鼠模型，探讨黄芪-莪术药对不同配比对结肠癌小鼠肿瘤生长、转移的作用，优选出黄芪-莪术抗结肠癌效应最适配比。

实验结果表明，不同配比的黄芪-莪术对小鼠结肠癌肿瘤生长和转移均有一定的抑制作用，均能降低结肠癌原位移植瘤小鼠的肿瘤体积与肝转移灶数目，回调肿瘤生长及转移相关蛋白表达水平，改善结肠癌带来的体质量降低。结合主成分分析和聚类分析，黄芪-莪术在 2：1、3：2 和 1：1 配比下抗结肠癌综合效果更优。顾俊菲等[53]运用分子对接技术预测黄芪、莪术中主要活性成分与结肠癌异常表达的基质细胞衍生因子-1（SDF-1）、趋化因子受体 4（CXCR4）和核转录因子-κB P65（NF-κB P65）分子间的相互作用，并建立结肠癌原位移植瘤小鼠模型进行体内实验验证。结果表明，与模型组比较，黄芪-莪术组能降低原位瘤体积（$P<0.01$），中剂量组抑瘤率为 $(43.43 \pm 3.71)\%$，改善了肿瘤组织和结肠组织的病理改变，显著下调了结肠组织以及肿瘤组织中 SDF-1/CXCR4/ NF-κB 通路中相关蛋白的表达，从而

起到抗结肠癌生长的作用。刘甜甜等[54]体外构建人脐静脉内皮细胞株（HUVEC）-人结肠癌细胞系（HCT116）共培养体系，模拟结肠癌细胞穿越血管内皮的相关过程，探究黄芪-莪术-重楼配伍对结肠癌跨血管内皮血行转移的影响，结果发现，黄芪-莪术-重楼配伍可能通过抑制 RHOA/ ROCK 通路的激活，增强与 HUVEC 紧密连接相关蛋白 ZO-1 的表达，降低血管内皮通透性，进而抑制结肠癌 HCT116 细胞跨内皮迁移的作用。吴幸冬等[55]发现黄芪-莪术配伍可以增强小鼠结肠癌细胞 CT26 细胞间黏附，减弱与细胞外基质黏附能力，并抑制其迁移能力，其作用机制可能与促进同源性黏附相关因子 E-钙黏蛋白（E-CADHERIN）、抑癌基因张力蛋白同源 10 号染色体缺失的磷酸酶基因（PTEN）、抗癌 1 号蛋白（KAI1）表达，抑制异源性黏附相关因子基质蛋白酶诱导因子（CD147）、基质金属蛋白酶 9（MMP-9）、缺氧诱导因子-1α（HIF-1α）表达有关。

【临床应用】

1. 萎缩性胃炎

代丹等[56]用芪丹军蛭汤合莪术、三七、黄芪三味小方治疗肾性蛋白尿合并萎缩性胃炎，采用黄芪 60 g、酒大黄 3 g、水蛭面 3 g、当归 15 g、牛膝 30 g、茺蔚子 30 g、红曲 9 g、三七 15 g、莪术 15 g。28 剂，水煎服。患者服药 1 个月后，未见明显胃部症状，后续针对蛋白尿进行相关治疗。随访 1 年，未见腹胀纳差。陈吉全等[57]治疗萎缩性胃炎时给予黄芪石斛莪术汤，药物组成：黄芪 30 g、党参 15 g、莪术 15 g、石斛 10 g、制半夏 10 g、陈皮 10 g、蒲公英 20 g、仙鹤草 30 g、砂仁 10 g、乌贼骨 15 g、白及 10 g。加减：脘痞嗳气者，加佛手 10 g、玫瑰花 10 g；纳呆者，加谷芽、麦芽各 10 g；胃痛甚者，加延胡索 10 g、丹参 10 g；烧灼感强烈者，加黄连 10 g、吴茱萸 3 g。每天 1 剂，水煎，早、晚 2 次口服。服药 5 周后，停服 1 周。用药后：临床症状、体征消失，饮食恢复正常，胃镜所见胃黏膜慢性炎症明显好转，病理组织学检查证实腺体萎缩、肠上皮化生和异型增生恢复正常或消失。胃镜所见慢性炎症改变减轻或病变范围缩小，病理组织学检查证实腺体萎缩、肠上皮化生和异型增生组织学标准减轻 1 度以上。庄昆海等[58]采用胃萎清颗粒治疗慢性萎缩性胃炎（对照组 36 例，治疗组 42 例）。对照组给予叶酸片，每次 1 片，每天 3 次，口服。治疗组处方由生白术、莪术、枳壳各 10 g，黄芪、五指毛桃各 15 g，半枝莲 20 g 组成。每次 1 袋，每天 3 次，口服。两组连续治疗 24 周。两组治疗前均存在胃黏膜萎缩及慢性炎症。胃萎清组、叶酸组萎缩改善率分别为 65.00%、62.50%，肠化改善率分别为

36.67%、31.82%，慢性炎症改善率分别为25%、18.75%，两组比较差异无统计学意义（$P>0.05$）。胃萎清组治疗前SSDPRO-CG总分为（119.66 ± 10.84）分，治疗后为（136.78 ± 8.87）分，差异有统计学意义（$P<0.05$）。与本组治疗前比较，胃萎清组生理领域的精神与形色、消化功能评分明显改善（$P<0.05$），叶酸组生理领域的消化功能得分明显改善（$P<0.05$）。胃萎清组治疗后SSDPRO-CG总分显著高于叶酸组（$P<0.05$）。说明胃萎清可以在一定程度上改善患者胃黏膜病理情况，明显改善患者临床症状及生存质量。

2. 消化性溃疡

范杰等[59]将80例消化性溃疡患者随机分成两组，自拟芪莪消积汤治疗消化性溃疡。对照组予以常规治疗，幽门螺旋杆菌（HP）阳性者，先予以奥美拉唑胶囊，每次20 mg，每天2次，配合阿莫西林克拉维酸钾分散片每次228.5 mg，每日2次口服。治疗组在常规治疗基础上给以自拟方芪莪消瘴汤加减口服。芪莪消积汤组成：黄芪30 g、莪术10 g、麦芽20 g、太子参10 g、建曲12 g、鸡内金10 g、乌药12 g、延胡索12 g、甘草8 g等；临床随症加减；每日1剂水煎服。两组均于6周后评定疗效。结果治疗组痊愈16例（40%）、显效12例（30%）、有效8例（20%）、无效4例（10%），总有效率为90.0%；对照组痊愈10例（25%）、显效10例（25%）、有效8例（20%）、无效12例（30%），总有效率为70.0%；治疗组疗效明显优于对照组。宋旭日等[60]采用自拟黄术汤治疗消化性溃疡（对照组32例，治疗组48例），治疗组以自拟黄术汤为主治疗，黄芪25 g、莪术12 g、丹参12 g、蒲公英20 g、白及15 g、延胡索15 g、乌贼骨15 g、白术10 g。胃脘胀痛，两胁胀闷，加佛手10 g、木香10 g；疼痛较剧，泛吐酸水，加乳香6 g、没药6 g、瓦楞子15 g；偏胃寒者加高良姜10 g、吴茱萸6 g；胃热者加川黄连10 g、栀子10 g；食欲不振加鸡内金6 g、焦三仙各15 g；出血者或大便潜血阳性，加三七粉2 g、大黄粉6 g。水煎服，每天1剂。对照组均用甲氰咪胍0.2 g，日3次口服，睡前加服0.4 g。2组疗程均为1个月。结果发现治疗组有效率为97.9%，对照组为87.5%。治疗组清除HP 38例，占79.2%；对照组清除HP 19例，占59.4%。两组疗效比较有显著性差异（$P<0.05$），说明自拟黄术汤治疗消化性溃疡疗效满意。

3. 肝硬化

吴靖祺[61]采用黄芪、莪术为主结合西药治疗肝硬化腹水（对照组32例，治疗组32例），对照组应用西药利尿，纠正低蛋白血症，降低门脉压，护肝及维持水、盐平衡综合治疗。治疗组在西药常规治疗基础上加生黄芪100 g、莪术10 g、炒白术30 g、炒山药30 g、柴胡15 g、郁金15 g、枳实10 g、厚朴10 g、猪苓15 g、茯苓30 g、车前子20 g、泽泻30 g、桔梗10 g、杏仁10 g、益母草30 g、泽兰10 g、内金10 g、生麦芽15 g、生甘草6 g。每天1剂，水煎，多次分服，15 d为1个疗程。治疗组、对照组显效病例均为Ⅱ型腹水；治疗组显效15例，有效15例，无效2例；对照组显效14例，有效10例，无效8例；治疗组总有效率为93.75%，对照组总有效率为75.00%。黄芪、莪术配伍联用西药综合治疗，能提高肝硬化腹水治疗的总有效率，对Ⅱ型腹水还能显著缩短腹水消失时间，减少住院天数。高荣慧[62]采用张舜丞教授的自拟方黄芪莪术汤治疗疗早期肝硬化（西药组28例，中药组78例）。西药组给予常规西药：葡萄糖醛酸内酯0.2 g、维生素C 0.3 g，2%肌苷口服液20 mL，每天3次；中药组以黄芪莪术汤：生黄芪20 g、莪术30 g、炒白术15 g、红花20 g、醋柴胡10 g、白矾2 g、地鳖虫10 g、生甘草12 g；随证加减。每天1剂，水煎，分2次饭后服。两组均以治疗3个月为1疗程。用药一个半月及3个月后复查肝功能等所有观察指标。治疗1个疗程后，中药组显效37例、好转33例、无效8例，总有效率为89.7%；西药组显效1例、好转14例、无效13例，总有效率为53.6%。两组疗效比较有显著性差异（$P<0.01$）。高荣慧等[63]还用芪茜汤治疗肝硬化，药用黄芪20 g、茜草15 g、红花20 g、莪术30 g、白矾2 g、姜黄6 g、炒白术15 g、生甘草12 g。结果中药门诊总有效率为87.5%，显效率为41.67%。

4. 病毒性心肌炎

杨素娟等[64]采用莪术油与黄芪注射液治疗病毒性心肌炎（对照组64例，治疗组66例）。对照组用ATP 20 mg、辅酶A100U、细胞色素15 mg、维生素B_6 100 mg、维生素C 2 g、加入5%葡萄糖注射液250 mL中静脉滴注。每天1次，并口服病毒灵0.2 g、辅酶Q_{10} 10 mg、肌苷片0.2 g，每日3次，15 d为1疗程。治疗组用莪术油葡萄糖注射液250 mL静脉滴注，同时用黄芪注射液30 mL加入5%葡萄糖注射液100 mL中静脉滴注（30～40滴/min）。每天1次，15 d为1疗程。治疗组治愈37例、显效15例、有效10例、无效4例，总有效率为93.54%；对照组治愈12例、显效23例、有效12例、无效17例，总有效率为73.44%。两组有显著性差异（$P<0.01$），治疗组优于对照组。李俊生[65]采用莪术油合黄芪治疗小儿病毒性心肌炎（对照组44例，治疗组49例）。对照组给予维生素E、能量合剂、辅酶Q_{10}

等对症处理。治疗组在对照组基础上使用地奥黄芪注射液 2 g/(kg·d) 加入 10% 葡萄糖 100 ～ 200 mL 内静点，莪术油葡萄糖注射液每次 10 mg/(kg·d)，7～10 d 为 1 疗程，共 2 个疗程，每疗程间隔 7 d。治疗组治愈 12 例，显效 18 例，有效 14 例，无效 5 例；对照组治愈 8 例，显效 12 例，有效 11 例，无效 12 例。治疗组治愈率明显提高，病程明显缩短，且治疗中未发现明显毒副作用及不良反应。徐延平等[66]采用黄芪莪术油治疗病毒性心肌炎 40 例，也发现治疗组疗效优于对照组，认为黄芪-莪术二者合用既能保护营养心肌，提高机体免疫功能，又能抑制和杀灭病毒，同时增加冠脉血流，增强心肌的营养功能，减少复发，促进患者康复。

【使用注意】表实邪盛、气滞湿阻、食积内停、内有湿热、阴虚阳亢、疮疡初期或溃后热毒尚盛者不宜使用。月经过多及孕妇忌用。

三、莪术-延胡索

【药对来源】莪术、延胡索配伍，出自《鸡峰普济方》卷二十的延胡索散和《朱氏集验方》卷十的延胡索散。

【功效主治】活血祛瘀。主治淤血作痛证候；妇人血气攻心，痛不可忍，并走注。

【配伍分析】莪术行气消积，破血止痛，善治气中之血病；延胡索活血祛瘀，理气止痛，善治一身之气痛。二药相合，气血并调。治疗气滞血瘀攻冲走注，心腹、全身窜痛者。

【配伍效应与机制】

1. 莪术、延胡索的协同抗肿瘤活性研究

Jianli Gao 等[67]研究莪术、延胡索和不同配比（1：18、1：6、1：2、3：2、9：2、27：2、81：2 和 243：2）提取物抗肿瘤活性，结果发现，莪术延 - 胡索（3：2）配比的抗癌细胞增作用最强，与单味药相比，莪术延 - 胡索（3：2）配比可以显著降低细胞的侵袭能力，诱导细胞色素 C 的释放，显著抑制 p-ERK 的水平，但对细胞周期的分布没有影响。提示莪术-延胡索配伍可以产生协同的抗肿瘤作用。

2. 莪术、延胡索及其配伍对兔胸主动脉条张力的作用

王胜春等[68]采用体外动脉条试验，分别给予莪术、延胡索及其配伍样品的乙醇提取物，观察离体胸主动脉条对去甲肾上腺素（NE）的反应。莪术配伍延胡索拮抗 NE 作用较莪术显著，累加剂量至 16 mg 时，其张力值明显低于对照组，随着剂量增加拮抗作用增强。莪术与延胡索配伍在浴槽内所

含延胡索乙素含量随累加剂量增加，张力值也亦随延胡索乙素含量的增加而下降，显示良好的相关性，r 值为 -0.967。莪术配伍延胡索松弛血管平滑肌的作用弱于延胡索，并且使延胡索松弛血管平滑肌作用下降2倍，提示两者配伍可使延胡索活血行气作用减弱。

3. 莪术、延胡索及配伍后的活血行气作用

王胜春等[69]采用血栓试验和血小板与中性粒细胞黏附试验，研究中药莪术、延胡索配伍后活血行气的作用。结果莪术配伍延胡索组大鼠给予8.11 g/kg 的剂量，体内血栓形成量与莪术组相似，而血小板与中性粒细胞黏附率显著低于莪术组，提示莪术破血作用并未加强而行气作用增加。莪术、延胡索均有抗体内血栓形成、降低血小板与中性粒细胞黏附率作用，在同等剂量下，莪术的作用强度低于延胡索。莪术配伍延胡索抗血栓作用与莪术的作用相似，降低血小板与中性粒细胞黏附率作用强于莪术组，显示良好的配伍效应。说明莪术配伍延胡索莪术的行气作用加强，而延胡索活血作用并未增加。

4. 莪术、延胡索及其配伍对小鼠的毒性反应

王胜春等[70]采用急性毒性试验探讨莪术、延胡索及其配伍后对小鼠的毒性反应。莪术给药剂量 40 g/kg，病检发现肝脏有散在粟米样白点，肝脏轻度肿大，病检肾脏有明显的充血，肾小管上皮细胞明显肿胀、延胡索 40 g/kg，病检肝脏有轻度浊肿。莪术配伍延胡索给药剂量为 80 g/kg，小鼠未见异常。莪术与延胡索配伍给药剂量增至 80 g/kg（以生药计），毒性反应症状呈现莪术毒性反应特征，毒性反应降低，小鼠无死亡。病理组织学观察肝脏枯氏细胞轻度增生，内皮细胞肿胀，脾髓质内可见红细胞瘀积，肺局部组织瘀血，肺泡内可见红细胞漏出，淋巴细胞浸润，毒性反应较两者降低。

【临床应用】

池晓玲[71]认为疏泄失常是胁痛的主要病因，肝失疏泄、脉络失和为基本病机，调治肝脏疏泄的功能是治疗胁痛的关键。临证擅用“延胡索-三棱-莪术”药对配合（常用量：延胡索 15 g、莪术 10 g、三棱 5 g），三棱、莪术性较平和，且善于理肝，延胡索开破之力多趋于下焦；三棱、莪术得延胡索，条达肝木，调畅气机，疏泄有度，则血脉周流通畅、通则不痛、胁痛自愈。

四、莪术-三七

莪术、三七两种药功在化有形之瘀血，既可调态，亦可打靶。在调养方

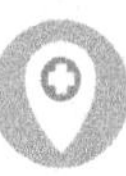

面，莪术性温，归肝、脾经，破血行气、消积止痛。张锡纯应用莪术时指出："莪术性近和平……治瘀血，虽坚如铁石亦能徐徐消除，而猛烈开破之品转不能建此奇功。"描述了莪术行气化瘀的作用特点。三七亦是化瘀良药，能够止血而不留瘀、化瘀而不伤正，二药合用可共调血瘀态。

李晨曦[72]选取益肺散结方中具有活血化瘀作用的莪术、三七中的主要活性成分莪术醇、姜黄素、三七总皂苷干预博莱霉素诱导的小鼠肺纤维化。结果发现莪术、三七组分干预组可见肺泡间隔增厚，肺泡壁断裂、融合情况有所改善，气管、血管以及肺间质胶原纤维沉积情况明显减轻；与模型组比较，给药 28 d 后，莪术、三七组分干预组小鼠肺组织中羟脯氨酸、Collagen-Ⅲ mRNA、TGF-β1、α-SMA mRNA 表达相对有所下降，自噬相关蛋白 LC3B-Ⅱ、Beclin1 和 p-PI3K、p-AKT、p-mTOR 蛋白表达有所升高，差异具有统计学意义。这提示莪术、三七组分干预组通过抑制 PI3K/AKT/mTOR 信号通路来缓解肺纤维化。

仝小林认为子宫内膜异位症、子宫腺肌症、子宫肌瘤等疾病均属于"妇科癥瘕"的范畴，乃瘀血重症，位居下焦，治疗需用重剂方能直达病所，临证常用莪术活血消癥配伍三七化瘀，其中莪术用量多为 30 ～ 60 g、三七 9 g[73]；认为脏器纤维化进程符合中医"久病入络"之病机，因此祛邪通络为其基本治法；早期注重祛除病邪，晚期兼顾补益气血，全程应重视活血化瘀通络。仝小林治疗肝纤维化常用莪术配伍三七化瘀，长期服用需配黄芪、党参等补气药，其中莪术用量在 30 ～ 120 g、三七 15 g[74]；对女性三联疾病（甲状腺结节、子宫肌瘤、乳腺增生）提出了"郁者散之，虚者补之"的治疗大法，多用莪术配伍三七，其中莪术用量为 15 ～ 45 g、三七 9 g，活血化瘀以消癥结同时也起到未雨绸缪调"果"的作用，抑制肿块或结节的生长或恶变。气血虚者，需加黄芪、党参、当归等；寒邪重者，需加入桂枝、干姜等温经通脉，以期达到理想的疗效[75]。莪术配伍三七防治脾虚湿瘀型的大肠息肉复发，莪术 15 g、三七 10 g[76]。莪术配伍三七治疗冠心病，莪术破血行气，消坚开积，三七活血化瘀，莪术 9 g、三七 15 g[77]。

五、莪术-丹参

莪术可行气止痛、破血消积，丹参可祛瘀止痛、活血通经。葛莉等[78]使用黄芪莪术丹参汤与依诺肝素注射液治疗肝硬化合并门静脉血栓形成（对照组 46 例，治疗组 46 例）。对照组给予依诺肝素治疗，每 12 h 皮下注射 1 mg/kg；观察组加用黄芪莪术丹参汤治疗，组方：生黄芪、枸杞各 20 g，莪术、丹参各30 g，炒白术15 g，鸡内金、醋柴胡、地鳖虫各10 g，生甘草12 g。水煎服，早晚各1次，连续治疗4周。治疗组总有效率为82.61%，高于对照组69.57%（$P<0.05$）。治疗后两组丙氨酸氨基转移酶（ALT）、天冬氨酸基转移酶（AST）、总胆红素（TBIL）水平降低，白蛋白（ALB）水平升高，治疗组升高或降低幅度高于对照组（$P<0.05$）。治疗后两组活化部分凝血活酶时间（aPTT）、凝血酶原时间（PT）、纤维蛋白原（Fbg）D二聚体（D-D）水平均上调，观察组升高更明显（$P<0.05$）。结果提示，黄芪莪术丹参汤与依诺肝素联合治疗肝硬化合并PVT的疗效明显，可有效改善患者的肝功能及凝血功能。莪术油与复方丹参注射联用可用于治疗小儿过敏性紫癜，治疗组皮肤紫癜消退、消化道和关节症状消失时间明显短于对照组，有效降低了过敏性紫癜病程中肾脏损害的发病率，且无明显不良反应[79]；两者合用还能用于治疗小儿支气管肺炎[80]。治疗湿热痹阻、瘀血阻络型类风湿性关节炎，莪术用量9 g、丹参用量15 g[81]。

六、莪术-鳖甲

莪术性温，味辛、苦，归肝、脾经，有行气破血、消积止痛之功效；鳖甲性微寒，味咸，归肝、肾经，能滋阴潜阳、退热除蒸，善于软坚散结。二者配伍，寒温并用，能增强软坚散结、破血化瘀消癥之力，多用于治疗各种肿瘤。对某些病辨证为“气阴两虚，痰瘀交阻”，用鳖甲滋阴散结，莪术活血化瘀增强了鳖甲的滋阴作用，又发挥了散结化瘀功能[82]。

胡雅清等[83]研究莪术-鳖甲药对含药血清对乳腺癌细胞增殖的抑制作用，发现各组含药血清均可抑制人乳腺癌MCF-7细胞增殖，促进其凋亡，其作用机制可能与抑制Wnt /β-catenin信号通路中β-catenin的表达，下调β-catenin以及β-catenin下游靶基因cyclin D1、C-Myc蛋白表达，阻止G1 /G0期的细胞顺利进入S期及G2期，导致其增殖受到抑制有关。此外，鳖甲-莪术药对抑制作用高于单独用药，可能是配伍后相得益彰，间接辅助某一功能发挥，从而发挥协同增效的作用。

莪术-鳖甲药对是国医大师刘尚义治疗恶性肿瘤的常用组合，使用频次最多，达1201次，使临诊患者获得较好的生存质量及较长的生存周期，已有十余年临床应用实践[84]。陈刚[85]使用独活寄生汤加莪术、鳖甲治疗颈腰椎骨质增生65例，临床治愈8例、显效36例、好转20例、无效1例。典型病例5剂药服完，右下肢痛减；连续服药20剂，腿部酸胀痛基本消失。

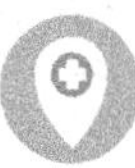

七、莪术-土鳖虫

两药均为破瘀之峻药。莪术为行气破瘀，且散结；土鳖虫乃破血逐瘀，并消坚。两药配伍，相辅相成，行气破瘀、散结消坚作用显著。该药对常用于跌打损伤之瘀结疼痛，以及妇女血瘀经闭等证。李丽珠[86]认为中晚期卵巢癌患者多表现为阳虚血瘀证候，对此多予莪术-土鳖虫等活血化瘀、清热解毒药物组合，其中莪术重在逐瘀兼破血行气，用量 15 g，土鳖虫在活血而通行经络，用量 6 g。

八、莪术-猫爪草

莪术消积破血、止痛行气；猫爪草性温，味辛、甘，具有化痰消肿、解毒散结的功用。两味中药性味相近，功效相近，均归于肝经，在中药配伍中属于相须为用，具有解毒消积、散结止痛的功效。通过网络药理学研究发现，莪术-猫爪草药对拥有 β-谷甾醇（β-sitosterol）等共同有效活性成分，可以通过 INS、JUN、ALB、CASP3、PTGS2 等多个靶点发挥治疗肿瘤疾病的作用。在治疗肿瘤疾病的过程中两者既可以单独发挥作用，又具有协同抗癌的功效[87]。

九、莪术-八月札

八月札味苦，性寒，归肝、脾经，功效主要为疏肝理气、活血止痛、除烦利尿。李廷荃运用莪术、八月札配伍治疗肝胃不和型胃脘痛（如急慢性胃炎、消化性溃疡等）。其中莪术侧重理胃气，八月札侧重疏肝气，在补益脾胃之气或温中散寒的同时使肝气顺达，从而达到脾胃升降有序，全身气机畅达、脏腑安和。其中莪术用量 10 g、八月札用量 30 g[88]。徐刚[89]使用益气活血和胃汤治疗慢性胃炎（对照组 30 例，治疗组 52 例）。对照组采用西药铋剂加促胃动力药治疗，治疗组处方组成党参、黄芪、菝葜各 15 g，炒白术、莪术、当归、炒白芍、炒山楂、八月札各 12 g，陈皮 6 g，砂仁、炙甘草各 3 g。每天 1 剂，水煎温服，早晚各 1 次。经上述治疗 3 个疗程后，治疗组显效 26 例、有效 21 例、无效 5 例，总有效率 90.38%；对照组显效 12 例、有效 10 例、无效 8 例，总有效率 73.33%，治疗组总有效率优于对照组。

十、莪术-郁金/姜黄

莪术性温，味辛、苦，归肝、脾经，功效为破血逐瘀、消积止痛；郁金性寒，味辛、苦，归肝、胆、心、肺经，功效为活血止痛、行气解郁、清心凉血、利胆退黄；姜黄性温，味辛、苦，归肝、脾经，功效为活血行气、通经止痛。莪术配伍郁金可用于气血不畅之胸痛、胁痛、痛经，亦可治肝肿作痛；莪术配伍姜黄治疗阳气亏虚、痰瘀阻络型不稳定性心绞痛，莪术 9 g、姜黄 9 g[90]；还可治疗肥胖病伴高胰岛素血症末期脉络瘀阻者或糖尿病合并肥胖者，用莪术 15 g 配伍姜黄 9 g 以活血行气、利胆降脂[91]。莪术、郁金、姜黄均来源于姜科植物，为同一植物的不用药用部分，三者之间既有相关性又有差异性。莪术性温，主要通过调节神经系统过程发挥其破血逐瘀的功效；郁金性寒，主要通过调节脂质代谢、血浆脂蛋白水平、血小板活化、氧化应激反应、凋亡等过程发挥其清心凉血的功效；姜黄性温，主要通过调节血液凝固发挥其通经止痛的功效[92]。

十一、莪术-木香

莪术性温，味辛、苦，既善破血逐瘀，又擅行气止痛；木香性温，味辛、苦，功善行气、调中、止痛。二药伍用，有温通经脉、活血祛瘀、行气止痛之功。治疗寒气凝结、心脉痹阻、心中切痛、久患腹痛、时复发动者。

十二、莪术-青皮

莪术行气破血、消积止痛，青皮破气、消积、止痛。二者合用能消积散结、破气止痛。可用于治食积气滞、痞块腹痛，并常与山楂、麦芽等消积药物同用，疗效较好。二药均为理气消积止痛之品[93]。该药对用于肝气郁滞之腹满腹痛、气血瘀滞之胸胁疼痛，以及气滞食积等证，非实不用。

十三、莪术-香附

莪术行气破血止痛，香附理气解郁、调经止痛，二者相配理气解郁调经之功较好，常用于经行腹痛、腹胀及经闭、癥瘕等症。丛玲等[94]使用莪术香附粉制成乳罩治疗乳房囊性增生 37 例，3 个疗程后，显效 23 例、有效 11 例、无效 3 例，总有效率 91.9%。

十四、莪术-枳壳

莪术能消积止痛，治积滞不化；枳壳能行气宽中，治食积停滞。两药配伍，共奏下气宽中、破气消积之功。用于食积停滞、脘腹胀满、腹痛便秘等症。

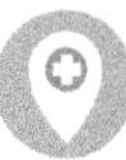

十五、莪术-小茴香

两药为伍可治散寒行气，散结止痛，用于寒凝气滞曲瘀之疝气腹痛、睾丸肿胀偏坠者，如正脾散（《杨氏加藏方》）[95]。

十六、莪术-益母草

莪术行气消积，活血通经；益母草活血调经，祛瘀通经。两药均理气活血调经，合用相得益彰，理气活血、调经止痛功效益增。

十七、莪术-全蝎

两药为伍可治疗中晚期特发性间质性肺炎与结缔组织病继发性肺间质纤维化，其中莪术破瘀血，全蝎通肺络，用量为莪术 12 ～ 15 g、全蝎 4 ～ 5 g[96]；治疗慢性肾病，其中莪术活血化瘀，全蝎祛风通络、攻毒散结，用量为莪术 10 g、全蝎 2 ～ 3 g[97]。

十八、莪术-猪苓

莪术辛散苦泄，温通行滞，破血祛瘀，行气止痛，化积消肿，且能升高白细胞、抗癌肿；猪苓甘淡渗泄，利水渗湿，调节免疫功能。两药伍用，利水逐瘀抗癌，增加免疫功能和升高白细胞作用增强。这一药对既可用于治疗肝癌腹水，或不适宜放疗化疗的患者，还可用于放疗、化疗患者出现免疫抑制和白细胞减少等毒副反应。

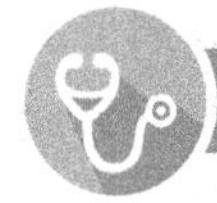

第二节　经典方剂

一、温经汤

【出处】《妇人大全良方》（〔宋〕陈自明）。

【分类】活血祛瘀。

【组成】当归、川芎、芍药、桂心、牡丹皮、莪术各半两，人参、甘草、牛膝各一两。

【功效】温经散寒，祛瘀养血，温中补虚。

【主治】若经道不通，绕脐寒疝痛彻，其脉沉紧。此由寒气客于血室，血凝不行，结积血为气所冲，新血与故血相搏，所以发痛。譬如天寒地冻、水凝成冰。治宜温经汤及桂枝桃仁汤、万病丸。

【方解】 方中肉桂温经散寒、通脉调经，为君药。人参甘温补气，助肉桂通阳散寒，为臣药。当归活血养血，调经止痛；川芎行血中之气；莪术、牡丹皮、牛膝活血祛瘀，且牛膝具有引血下行之功，助当归、川芎通行血滞；甘草缓急止痛，以上均为佐药。全方诸药相互作用，共奏温经散寒、活血化瘀止痛之效。主治寒凝血瘀实证。

【现代研究】

（一）药理作用

1. 改善卵巢子宫组织微血管功能

使用加减温经汤（肉桂、吴茱萸、当归、川芎、白芍、莪术、牡丹皮、延胡索各10 g，牛膝12 g，甘草6 g）10.26 g/(kg · d) 灌胃寒凝血瘀证大鼠模型，结果与模型组相比，温经汤组大鼠血清和卵巢组织内皮素 -1（ET-1）含量明显降低，NO 含量明显升高（$P<0.01$，$P<0.05$），且卵巢组织 Rho/ROCK 信号通路关键因子 RhoA、ROCK1、MLCK 的 mRNA 和蛋白表达均显著降低；表明加减温经汤可通过抑制 Rho/ROCK 信号通路的过度激活而改善妇科寒凝血瘀证大鼠微血管的调节失衡[98]。

2. 改善卵巢氧化损伤

使用加减温经汤（当归、川芎、白芍、肉桂、莪术、牡丹皮、吴茱萸各10 g，牛膝12 g，甘草6 g）29.32 g/kg 灌胃寒凝血瘀证大鼠模型，经加减温经汤治疗2周后，与模型组比较，大鼠血清雌二醇（E2）、孕酮（P）、睾酮（T）及卵巢总胆红素（TBIL）、超氧化歧化酶（SOD）、总抗氧化能力（T-AOC）均升高，丙二醛（MDA）降低，差异均有统计学意义（$P<0.05$ 或 $P<0.01$），除血清 T 和卵巢 MDA，其他值均恢复至正常水平；表明加减温经汤可调节卵巢激素水平，减少卵巢的氧化损伤和脂质过氧化物的沉积，增强卵巢局部抗氧化能力，修复寒邪对卵巢的损伤，恢复卵巢功能[99]。

3. 改善卵巢纤溶功能

使用加减温经汤（肉桂、吴茱萸、当归、川芎、白芍、莪术、牡丹皮各10 g，怀牛膝12 g等）含生药量为3.51 g/mL 的浓缩药液灌胃妇科实寒症大鼠模型，每天1次，连续2周。结果与模型组比较，治疗组动情周期和动情间期均变短，血清 E2、孕酮、睾酮、人促卵泡生成激素（FSH）、人促黄体生成素（LH）水平均升高，血浆和卵巢组织中内皮细胞型纤溶酶原激活物

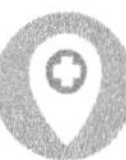

抑制物（PAI-1）水平和 mRNA 表达增加，组织型纤溶酶原激活物（t-PA）水平和 mRNA 表达降低；说明加减温经汤能改善实妇科实寒证模型大鼠纤溶功能，恢复卵巢正常生殖功能，维持生殖内分泌稳态[100]。

（二）临床应用

1. 原发性痛经

温经汤加减配合灸疗神阙穴与中药制剂少腹逐瘀颗粒配合灸疗神阙穴治疗原发性痛经（寒凝血瘀证）66 例。治疗组 33 例采用温经汤加减配合灸疗神阙穴治疗：人参 15 g、当归 12 g、肉桂 10 g、莪术 9 g、牡丹皮 10 g、甘草 10 g、牛膝 10 g、川芎 10 g；对照组 33 例用少腹逐瘀颗粒配合灸疗神阙穴治疗：当归、蒲黄、五灵脂（醋制）、赤芍、小茴香（盐炒）、延胡索（醋制）、没药（炒）、川芎、肉桂、炮姜。于经期服用 7 d，经前 5 d 加温经止痛药物如乌药、蒲黄、五灵脂、延胡索、巴戟天各 10 g 等，连服 3 个月经周期为1 个疗程。治疗疗程结束后，治疗组临床控制 7 例、显效 16 例、有效 7 例、无效 3 例，总有效率 91.0%；对照组临床控制 3 例、有效 13 例、有效 10 例、无效 7 例，总有效率 78.8%。这说明温经汤加减配合灸疗神阙穴治疗原发性痛经（寒凝血瘀证）的临床疗效优于少腹逐瘀颗粒，可以安全高效地缓解患者的疼痛并改善其他伴随症状[101]。

2. 不孕

温经汤结合地屈孕酮治疗黄体功能不全所致不孕患者 65 例，在月经周期的第 14～25 天，每日口服地屈孕酮 1 片，于每次月经第 9～14 天，每天口服温经汤 1 剂，方药组成：人参、牛膝、甘草、肉桂各 9 g，当归、川芎、肉桂、莪术（醋炒）、牡丹皮各 6 g，水煎服，早晚分服。每月接受彩超检查是否怀孕，测定治疗前后空腹雌、孕激素水平，随访 1 年。治疗后，患者雌、孕激素水平较治疗前均有所上升，差异有统计学意义（$P<0.01$）[102]。

3. 子宫内膜异位症

选取 96 例子宫内膜异位症患者，对照组 48 例用米非司酮治疗，12.5 mg 口服，每天 1 次，连续用药 3 个月。观察组 48 例用温经汤治疗，处方：当归 30 g，芍药、党参各 15 g，丹皮、炙甘草、川芎、桂心各 10 g，莪术、牛膝各 12 g。严重腹痛患者，加水蛭 6 g、五灵脂 8 g、蒲黄 10 g；肝郁气滞患者加枳壳、香附各 12 g；瘀血较重及有炎症的患者，加益母草 6 g、夏枯草 12 g、皂角刺 8 g、三棱 10 g。每日 1 剂，用水煎至 200 mL，分早晚 2 次温服，连续用药 3 个月。结果观察组总有效率为 93.75%，显著高于对照组 79.17%；治疗后观察组痛经评分、异位囊肿直径、血清 $CD4^+$、$CD4^+$/

$CD8^+$、IL-4、IL-10水平均显著低于对照组，$CD8^+$、NK细胞水平显著高于对照组（$P<0.05$）。对照组不良反应发生率为12.50%，观察组无明显不良反应。治疗后6个月，观察组血清雌二醇（E2）、促卵泡生成素（FSH）水平均显著低于对照组（$P<0.05$）。说明温经汤可有效改善子宫内膜异位症患者临床症状，提高疗效，并能显著提高患者机体免疫功能，改善雌激素分泌[103]。

4. 子宫腺肌病

对31例子宫腺肌病患者予温经汤治疗，药物组成为：当归、赤芍、白芍、莪术、川牛膝各9 g，川芎6 g，肉桂3～5 g，牡丹皮6～9 g，党参12 g，炙甘草8～12 g。加减：少腹冷甚，腰痛如折，去牡丹皮、肉桂，加炒小茴香6 g，补骨脂9 g；血多、心烦、热象明显者，去肉桂，加黄芩6～9 g。经前3～5 d开始服药，至经期结束后1周停药。1个月经周期为1个疗程，连续治疗3个疗程。总有效率为90.32%[104]。

二、木香槟榔丸

【出处】《儒门事亲》卷十二。

【分类】消食化滞。

【组成】木香、槟榔、青皮、陈皮、莪术（烧）、黄连各3 g，黄柏、大黄各5 g，香附（炒）、牵牛各10 g。

【功效】行气导滞、攻积泄热。

【主治】痢疾，食积，赤白痢疾，里急后重；或食积内停，脘腹胀满，大便秘结，舌苔黄腻，脉沉实。

【方解】本方主治湿热食积证，其病机核心为食积停滞、壅塞气机、生湿蕴热，治宜行气导滞、攻积泄热。方中用木香、槟榔行气导滞，调中止痛，消脘腹胀满，除里急后重，为君药。大黄、牵牛攻积导滞、泄热通便；青皮、香附疏肝理气、消积止痛，助木香、槟榔行气导滞，共为臣药。莪术祛瘀行气、散结止痛；陈皮理气和胃、健脾燥湿；黄连、黄柏清热燥湿而止痢，均为佐药。诸药合用，以行气导滞为主，配以清热、攻下、活血之品，共奏行气导滞、攻积泄热之功。

【现代研究】

（一）药理作用

木香槟榔丸中木香抗菌作用较强，其煎液可使迷走神经兴奋，使大肠收

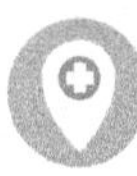

缩力加强，蠕动加快，因而缓解胃肠气胀；槟榔含有槟榔碱，能促进消化液分泌和胃肠蠕动，有助于减轻肠内异常发酵和促进炎症渗出物的排除，减轻里急后重；青皮、陈皮促进消化液分泌和排除肠内积气；生姜所含姜辣素亦能促进消化液分泌，并能抑制肠内异常发酵；莪术能改善消化道血循，并有助于发挥药效；黄连、黄芩、大黄均有较强的广谱抗菌作用，均能增进肠蠕动，减少肠道中毒性物质分解物的吸收。

（二）制剂研究

采用薄层色谱（TLC）法对方中木香、槟榔、三棱、香附、莪术进行定性鉴别；采用高效液相色谱（HPLC）法对方中的盐酸小檗碱进行含量测定。结果：TLC 斑点明显、专属性强、重现性好，阴性对照无干扰；盐酸小檗碱进样量在 0.320 ～ 1.600 μg 范围内与峰面积积分值呈良好线性关系（$r=0.9997$），平均回收率为 99.29%，$RSD=1.26\%$（$n=6$）。所建标准可用于木香槟榔丸的质量控制[105]。

采用液质联用法测定木香槟榔丸中去氢木香内酯、α－香附酮、氢溴酸槟榔碱、盐酸小檗碱、橙皮苷、大黄素、大黄酚 7 个成分的含量。色谱柱为 Agilent Poroshell 120 SB C18（2.1 mm×100 mm，2.7 μm），以 0.1% 甲酸水溶液－乙腈流动相，梯度洗脱，流速为 0.3 mL/min；离子源为电喷雾离子源（ESI），正负离子模式，采用多反应监测模式（MRM）进行测定。结果上述 7 个成分在相应的浓度范围内呈现良好的线性关系；加样回收率为 97.94%～101.46%，RSD 为 1.47%～3.33%（$n=6$）。该检测方法准确、可靠，可同时测定木香槟榔丸中 7 个有效成分，为该制剂的质量控制提供了依据[106]。

（三）临床应用

1. 腹泻型肠易激综合征（脾胃湿热证）

将 72 例腹泻型肠易激综合征（脾胃湿热证）患者随机分成治疗组 36 例和对照组 36 例。治疗组给予木香槟榔丸（木香、枳实、黄柏各 15 g，槟榔、青皮、黄连、莪术、香附各 10 g，陈皮 20 g，大黄 3 g，牵牛子 5 g）辨证加味中药汤剂，早晚饭后每天口服 2 次；对照组给予泻痢消片，每次 3 片，每天口服 3 次。2 组均以 4 周为 1 疗程。结果显示，治疗组病患的腹中隐痛、泄下急迫或不爽、大便臭秽、脘闷不舒、肛门灼热方面，症状缓解程度优于对照组，治疗组和对照组的总有效率分别为 91.67% 和 72.22%；表明木香槟榔丸能够有效缓解腹泻型肠易激综合征（脾胃湿热证）患者的痛苦程度，提升患者的生活质量，且在此过程中并未出现任何不良事件发生，具有较高的安全性[107]。

2. 湿热型胃痞病

将60例脾胃湿热型胃痞患者随机分为对照组30例和观察组30例。对照组予雷贝拉唑20 mg，每日1次；莫沙比利5 mg，每天3次；口服治疗，连续服药3周。观察组予木香槟榔丸加减治疗，主方：木香7 g、槟榔15 g、青皮6 g、陈皮10 g、莪术10 g、黄连3 g、黄柏9 g、大黄4 g、香附10 g、牵牛子2 g。水煎服，每天2次，连续用药3周。结果观察组证候评分为1.4±0.56，对照组为2.1±0.74，结果差异具有统计学意义（$P<0.05$），观察组治疗效果显著优于对照组[108]。

3. 脑出血

将63例脑出血急性期患者随机分成对照组30例和治疗组33例。对照组给予吡拉西坦注射液静脉滴注，10 g/次，1次/d；治疗组在常规治疗的基础上采用木香槟榔丸加减治疗，药方组成为：木香、当归、槟榔、香附、青皮、莪术、大黄、黄柏、三棱各10 g，陈皮8 g，黄连3 g，大便不通加用玄明粉10 g；痰瘀互结、腑气不通兼有气虚的加藿香10 g、甘草6 g、黄芪20 g。以上方剂均用水煎服，分早晚2次服用。1个月为1个疗程，所有患者治疗1个疗程，但是木香槟榔丸的使用要注意中病即止，以每日至多泻下3～4次为度。结果显示，治疗组患者的基本治愈率以及治疗总有效率分别为51.5%和90.9%，均高于对照组的30%和73.3%；治疗组患者的NIHSS评分低于对照组［(20.3±13.1）分VS（27.7±14.4）分］，血肿体积以及周围血肿体积的改善情况均高于对照组，差异有统计学意义（$P<0.05$）。说明木香槟榔丸加减治疗脑出血患者急性期的疗效确切，能够缩小血肿体积，并且对促进患者神经功能恢复具有重要作用，值得临床推广使用[109]。

4. 牛瘤胃积食

赵承海[110]使用加减木香槟榔丸治疗牛瘤胃积食，处方组成：木香、槟榔、大黄、青皮、厚朴各40 g，丑牛、香附、黄柏、黄连、三棱、莪术、苍术各30 g，芒硝100 g。煎水内服，次日复诊，腹胀明显减轻，食欲有所好转。又照上述方灌服1剂，次日检查腹胀消失，食欲正常，彻底痊愈。本方疗效可靠，操作简便，无副作用。马再强等[111]使用木香槟榔丸合促反刍注射液治疗胃寒型、伤料型和脾虚型牛前胃弛缓，药方组成：木香、槟榔各50 g，青皮、陈皮各60 g，香附40 g，莪术、黑牵牛、砂仁、茴香、干姜、肉桂各30 g。共为细末，开水冲调，候温灌服，每天2次。促反刍注射液1500 mL，一次静脉注射。第二天检查，见患牛精神好转，反应机敏，开始采食，有饮水欲，反刍增加，排粪次数增多，粪便成形，口腔滑液减少，口

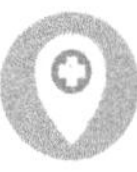

色微红。按照上述治疗方案继续治疗1次。第三天回访，病牛痊愈。综观全方，木香槟榔丸不仅有较强的抗菌作用，而且能明显增强肠蠕动和促进排出积滞、肠内积气，以及减少毒物吸收。故对前胃弛缓等消化系统疾病有较好疗效，对于不同类型的前胃弛缓只要随症进行加减，即可收到较好的疗效。

三、香棱丸

【出处】《济生方》。

【分类】行气。

【组成】木香、丁香各15 g，三棱（酒）、枳壳（麸炒）、莪术（麸炒）、青皮（麸炒）、川楝子（炒）、小茴香（盐）各30 g。

【功效】行气导滞、破血消癥。

【主治】积聚、癥块、痃癖。

【方解】方中三棱、莪术破血祛瘀；木香、青皮、枳壳行气导滞；川楝子清下焦郁热，且有行气止痛之效；茴香、丁香温经通络、理气止痛。全方共奏化瘀散结之功。

【现代研究】

1. 对子宫内膜异位症患者痛经和血清糖类抗原125（CA125）的影响

随机选取54例临床诊断为子宫内膜异位症且无内科并发症患者（服药组），从月经第五天起给予香棱丸煎剂口服，每天1剂，分2次煎服，连服3周为1疗程，连续治疗3个疗程，治疗前后应用彩色超声检查盆腔情况，并检测血清CA125的变化，同时采用临床疼痛的测定视觉模拟标尺法（VAS）对痛经进行分析比较。结果显示，服药后患者血清CA125降低较明显，与服药前比较有显著性差异（$P<0.01$）。痛经症状也明显缓解，与服药前比较有显著性差异（$P<0.05$）。本研究中香棱丸治疗子宫内膜异位症均未发生肝功能受损、体重增加、不规则阴道流血等情况，且对内分泌无显著影响，费用较低廉。与手术治疗和其他药物治疗比较，香棱丸治疗有着费用低、安全性高、无不良反应及患者易接受等优点。可用于子宫内膜异位症患者的保守治疗[112]。

2. 子宫内膜息肉

将采用香棱丸与妈富隆联合治疗子宫内膜息肉切除治疗的120例，患者随机分为两组，并在其术后1周开始，分别给予妈富隆（常规组）及香棱丸加减联合妈富隆（研究组），比较其治疗前后月经情况、子宫内膜厚度及治疗后6个月内出现的不良反应情况及复发率。结果研究组患者月经情况得到明显改善，该疾病的复发得到了良好的抑制，其复发率仅为3.33%。这说明子宫内膜息肉切除术后对患者采用香棱丸加减联合妈富隆治疗，能够有效促进患者月经恢复正常水平，并降低子宫内膜厚度，同时能够有效避免该疾病的复发，且安全性较高，值得临床推广使用[113]。陈春晓等[114]将90例子宫内膜息肉患者分为治疗组和对照组，治疗组45例以宫腔镜治疗联合术后香棱丸汤剂口服，对照组45例仅予宫腔镜治疗；观察两组术后阴道出血时间及复发情况。结果显示，治疗组术后阴道出血时间为（3.43±0.55）d，对照组为（4.47±0.67）d，治疗组术后总复发率为6.67%，低于对照组的17.78%。说明宫腔镜联合香棱丸治疗子宫内膜息肉可缩短患者术后阴道出血时间，降低术后复发率。

3. 子宫肌瘤

使用香棱丸加味治疗子宫肌瘤60例，全部病例均以《济生方》中香棱丸加味为基础方，再临症加减。基础方为：青皮、浙贝母各10 g，丁香3 g，木香、枳壳、川楝子、小茴香各6 g，三棱、莪术各8 g，炙鳖甲（先煎）、夏枯草、生牡蛎各15 g。经治疗，治愈8例、好转47例、无效5例，总有效率91%[115]。选取经腹腔镜子宫肌瘤剥除术后患者110例，随机分成对照组与治疗组各55例。对照组运用小剂量米非司酮片进行治疗，术后第一次月经的第一天开始服用，服用剂量为12.5 mg/d，连续口服3个月。治疗组在对照组的基础上加用中药香棱丸治疗，每天服用1剂，水煎服，早晚分服，经期停服，连续服用3个月。药方组成为：木香6 g，莪术15 g，青皮、川楝子、小茴香、丁香、京三棱、枳壳各10 g。结果治疗组服药期间（术后3个月）雌二醇（E_2）与孕激素（P）低于对照组；3年随访期间，治疗组患者子宫肌瘤总复发率为5.4%，低于对照组20.0%。这说明采取小剂量米非司酮联合中药香棱丸预防子宫肌瘤剔除术后复发疗效显著，不良反应较小，值得推广应用[116]。

4. 乳腺增生

王宁[117]使用香棱丸加减治疗乳腺增生病患者100例，药方组成：木香、枳壳、青皮各6 g，丁香3 g，三棱、莪术、川楝子、白芥子、夏枯草各10 g。加味：舌苔白腻，痰湿偏重，加浙贝、半夏10 g；胃脘有热，加蒲公英15 g，连翘10 g；口干，偏阴虚者，加天花粉、麦冬各10 g；经前胀痛明显，月经色暗有块，加益母草15 g，红花6 g。经后3～5 d开始服用，每天1剂，上下午两次开水冲服；连服7～10 d为1疗程。结果上述100例患者服用药物后，胀痛均明显减轻或消失，其中显效（结块消失）20例、有效

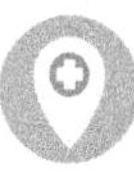

（结块变软）53 例，总有效率 73%。平均治疗 3 个疗程。

5. 非酒精性脂肪肝

方得祚等[118]将 116 例非酒精性脂肪肝（痰瘀互结证）患者随机分为观察组 58 例和对照组 58 例。对照组给予辛伐他汀片 20 mg，每天 1 次晚睡前口服；予多烯磷脂酰胆碱胶囊（规格为 228 mg/粒）456 mg，每天 3 次口服。观察组在对照组的基础上，再予香棱丸加减治疗，药物组成：木香 10 g、丁香 3 g、三棱 6 g、枳壳 10 g、莪术 6 g、青皮 9 g、川楝子 15 g、山楂 15 g、白芍 20 g、白术 15 g、陈皮 9 g、炙甘草 10 g。每天 1 剂，水煎取汁 300 mL，每日 2 次口服。两组治疗 4 周为 1 个疗程，共 2 个疗程。结果观察组中痊愈 17 例、显效 22 例、有效 14 例、无效 5 例，总有效率为 91.38%；对照组中痊愈 13 例、显效 20 例、有效 11 例、无效 14 例，总有效率为 75.86%；两组效果比较，差异有显著性（$P < 0.05$），观察组明显优于对照组。说明香棱丸加减治疗非酒精性脂肪肝，效果满意，值得推广。

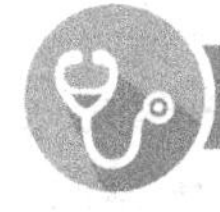

参考文献

[1] 宗春晓，徐信，谢伟，等. 基于网络药理学探讨三棱-莪术药对治疗子宫内膜异位症的作用机制 [J]. 世界中医药，2022，17（11）：1553－1559.

[2] 秦翠梅，聂晓博，王炎，等. 基于 JAK2/STAT3 信号通路探讨三棱莪术及配伍干预大鼠子宫内膜异位症的配伍研究 [J]. 中药药理与临床，2022，38（1）：134－139.

[3] 程杰，曹秀莲，曹文利，等. 三棱莪术配方颗粒配伍对子宫内膜异位模型大鼠的改善作用及机制初探 [J]. 中药药理与临床，2018，34（4）：134－138.

[4] 余成浩，彭腾，杜洁，等. “三棱-莪术”组分配伍对大鼠子宫肌瘤的影响 [J]. 中药药理与临床，2014，30（3）：104－107.

[5] 肖红妮，刘志杰. “三棱-莪术”组分配伍介导 PI3K-AKT 通路治疗大鼠子宫肌瘤的研究 [J]. 世界中医药，2019，14（9）：2267－2271.

[6] 李文静，李雪岩，崔涛，等. 莪术－三棱药对合煎液对大鼠子宫肌瘤的防治作用及机制研究 [J]. 中国药房，2017，28（19）：2609－2612.

[7] 赵金双. 基于气滞血瘀型子宫肌瘤病证结合动物模型研究三棱-莪术的相须配伍规律 [D]. 成都中医药大学，2018.

[8] 沈东成，徐秋霞，余舒鹏，等.“生三棱-生莪术”配伍对卵巢囊肿大鼠C3、IGG、FSH、TNF-α 的影响［J］. 现代中医药，2016，36（4）：75－79.

[9] 沈东成，徐秋霞，余舒鹏，等. 生三棱-生莪术组分配伍对卵巢囊肿大鼠雌激素受体的作用研究［J］. 江西中医药大学学报，2017，29（2）：68－69，103.

[10] 徐秋霞，沈东成，余舒鹏，等.“醋三棱-醋莪术”组分配伍对大鼠卵巢囊肿组织中 IL-1β、TNF-α、C3 的影响［J］. 现代中药，2016，36（3）：71－72，76.

[11] 秦翠梅，于洪建，陈建梅，等. 三棱-莪术有效组分配伍液对慢性盆腔炎大鼠盆腔粘连的影响［J］. 中成药，2018，40（6）：1233－1237.

[12] 刘明，梁建东，张永萍，等. 盆炎清灌肠剂治疗大鼠慢性盆腔炎的研究［J］. 中药药理与临床，2014，30（3）：130－132.

[13] 刘明，张永萍，梁建东，等. 盆炎清灌肠剂抗炎及对慢性盆腔炎大鼠血液流变性的影响［J］. 中药药理与临床，2014，30（6）：148－151.

[14] 孟天伟，常虹，李呈佳，等. 基于网络药理学与分子对接技术探究三棱-莪术药对治疗动脉粥样硬化的作用机制［J］. 中国动脉硬化杂志，2022：1－17.

[15] 谢海波. 活血药（当归、川芎）、破血药（三棱、莪术）对 AS 大鼠动脉内膜细胞增殖与凋亡的影响［D］. 湖南中医药大学，2009.

[16] 周岚，李杨，汪典，等. 利用基因芯片分析活血中药、破血中药对 ApoE 基因敲除小鼠动脉粥样硬化模型的差异表达基因［J］. 疑难病杂志，2017，16（1）：18－22.

[17] 邱颂平，王英豪，杨素芳. 破血化瘀药三棱、莪术对肺纤维化大鼠模型肺形态学及羟脯氨酸的影响［J］. 福建医科大学学报，2007（5）：412－414.

[18] 王英豪，姚欣，邱颂平，等. 破血化瘀药三棱莪术对大鼠肺纤维化干预作用的实验研究［J］. 中国中医药科技，2011，18（3）：176，188－189，220.

[19] 王英豪，姚欣，邱颂平，等. 三棱和莪术对肺纤维化大鼠肺组织细胞凋亡的影响［J］. 福建中医药大学学报，2011，21（4）：28－30，37.

[20] 栾希英，李珂珂，韩兆东，等. 三棱、莪术对肝纤维化大鼠 IL-1、IL-6、TNF-α 的影响［J］. 中国免疫学杂志，2004（12）：834－837.

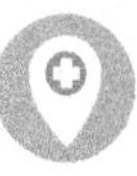

[21] 李娟，单长民，赵永德. 三棱、莪术抗大鼠肝纤维化的作用机理探讨 [J]. 山东医药，2010，50 (37)：25－27.

[22] 袭柱婷，单长民，姜学连，等. 三棱、莪术抗大鼠免疫性肝纤维化研究 [J]. 中国中药杂志，2002 (12)：54－57.

[23] 姚建波，曹保利. 复方莪术散治疗肾虚血瘀型痛经 80 例 [J]. 实用中医药杂志，2017，33 (5)：515.

[24] 钟小军，钟友念. 王妃口服液治疗痛经 150 例 [J]. 广西中医药，2005 (3)：47.

[25] 杨丽芳，李廷荃. 李廷荃临床应用三棱、莪术经验荟萃 [J]. 中国民间疗法，2018，26 (8)：10－11.

[26] 张萌. 自拟加味桂枝茯苓汤治疗血瘀型卵巢囊肿的临床观察 [D]. 黑龙江中医药大学，2018.

[27] 陈丽. 蓬莪术汤加桂枝茯苓丸治疗卵巢囊肿 43 例 [J]. 中医研究，2008 (8)：32－33.

[28] 李香萍. 莪棱消症汤治疗卵巢囊肿 35 例临床观察 [J]. 吉林中医药，2005 (10)：27.

[29] 赵延栋，李夏玉，王云卿，等. 益气养阴活血祛瘀法治疗慢性肾脏病 1—4 期慢性肾功能不全临床研究 [J]. 新中医，2020，52 (8)：97－99.

[30] 宋述菊. 中西医结合治疗难治性肾病综合征 72 例 [J]. 陕西中医，2001 (4)：202－203.

[31] 黄晓军，陈欣童. 辨证论治加灌肠治疗慢性肾功能衰竭 30 例 [J]. 陕西中医，2004 (12)：1070－1072.

[32] 赵刚，邹迪新. 三棱莪术粉治疗 62 例慢性萎缩性胃炎的临床疗效 [J]. 当代医药论丛，2014，12 (11)：192－193.

[33] 张正利，赵会聪，金佳丽. 蔡淦临证用药经验介绍 [J]. 安徽中医学院学报，2013，32 (5) ：42－43.

[34] 林一帆，宋福林，邹蕾，等. 中西医结合治疗对萎缩性胃炎癌前病变环氧合酶－2 蛋白表达及胃黏膜病理改变的影响 [J]. 中国中西医结合消化杂志，2008 (5)：289－291.

[35] 刘运梅，张连爱. 化银汤治疗寻常型银屑病疗效观察 [J]. 陕西中医，2011，32 (4)：455－456.

[36] 佘远遥. 安神止痒方治疗静止期寻常型银屑病血燥证、血瘀证临床研究

[D]. 中国中医科学院，2017.

[37] 吕景晶. 张志礼教授治疗银屑病的经验 [C] //中国中西医结合学会皮肤性病专业委员会. 2019 全国中西医结合皮肤性病学术年会论文汇编. [出版者不详]，2019：214.

[38] 邓樱，唐润伟，卫菊，等. “黄芪-莪术”药对通过 PTEN 与 p-AKT 对人乳腺癌细胞增殖的影响 [J]. 世界中医药，2021，16（11）：1712-1716.

[39] ZHANG S，WANG J，YAO T，et al. LncRNA ZFAS1/miR-589 regulates the PTEN/PI3K/AKT signal pathway in the proliferation，invasion and migration of breast cancer cells [J]. Cytotechnology，2020，72（3）：415-425.

[40] LIU Y，LIN F，CHEN Y，et al. Cryptotanshinone inhibites bladder cancer cell proliferation and promotes apoptosis via the PTEN/PI3K/AKT pathway [J]. Cancer，2020，11（2）：488-499.

[41] NASIMIAN A，FARZANEH P，TAMANOI F，et al. Cytosolic and mitochondrial ROS production resulted in apoptosis induction in breast cancer cells treated with Crocin：The role of FOXO3a，PTEN and AKT signaling [J]. Biochem Pharmacol，2020，7：177-194.

[42] 郑凯，沈洪. 黄芪莪术配伍药物血清对胃癌 MKN45 细胞增殖和分化的影响 [J]. 辽宁中医杂志，2009，36（8）：1372-1374.

[43] NOWAK G，GRIFFIN JM SCHNELLMANN RG. Hypoxia and proliferation are primary responsible for induction of lactate dehydrogenase activity in culturedcells [J]. Journal of Toxicology & Environment Journal of Tocicology and Enviromental Hoalth Health，1996，46：439-452.

[44] 姚远，仝立国，冯玛莉，等. 黄芪-莪术不同提取物抗肿瘤作用研究 [J]. 中国现代医生，2017，55（7）：33-36，169.

[45] 臧文华，黄显章，唐德才，等. 黄芪-莪术联合顺铂诱导肝癌细胞凋亡及其对 miR-122a，miR-221，miR-151 表达的影响 [J]. 中国实验方剂学杂志，2016，22（17）：87-91.

[46] 李嘉丽，杨泽虹，杨良俊，等. 黄芪-莪术对胃癌前病变作用机制的网络药理学分析 [J]. 中药新药与临床药理，2019，30（12）：1434-1441.

[47] 许成勇. 窦永起教授治疗肿瘤学术思想总结及黄芪-莪术配伍抗肿瘤血管生成机制研究 [D]. 中国人民解放军医学院，2018.

[48] 杨倩宇，王茜，赵森，等. 黄芪-莪术影响 HIF-1α/VEGF 抑制肺癌血管生成相关信号通路的网络药理学研究 [J]. 中华中医药杂志，2022，37

(1): 425 -430.
[49] 杨倩宇，闫梓乔，李潇，等. 黄芪总皂苷与莪术醇抑制肿瘤血管生成及其对 EGFR/PI3K/AKT 和 HIF-1α/VEGF 信号通路的影响 [J]. 世界中西医结合杂志，2022，17 (6): 1115 -1120，1125.
[50] 张硕，唐德才，谭喜莹，等. 黄芪、莪术配伍对斑马鱼血管生成的影响 [J]. 中华中医药学刊，2020，38 (8): 179 -182，281 -283.
[51] 臧文华，黄显章，卞华，等. 黄芪、莪术联合顺铂对人肝癌裸鼠原位移植瘤内微血管的影响 [J]. 中华中医药学刊，2018，36 (12): 2858 -2861，3093.
[52] 孙若岚，唐德才，顾俊菲. 黄芪-莪术配伍对结肠癌原位移植瘤小鼠模型抗结肠癌生长转移的干预效应研究 [J]. 中国中药杂志，2021，46 (9): 2267 -2275.
[53] 顾俊菲，孙若岚，刘夫艳，等. 黄芪-莪术配伍对结肠癌原位移植瘤模型小鼠 SDF-1/CXCR4/NF-κB 信号通路的影响 [J]. 中国实验方剂学杂志，2021，27 (21): 63 -72.
[54] 刘甜甜，卞勇，关汉卿，等. 黄芪-莪术-重楼配伍降低血管内皮通透性抑制结肠癌转移作用的研究 [J]. 南京中医药大学学报，2022，38 (2): 115 -121.
[55] 吴幸冬，唐德才. 黄芪配伍莪术对小鼠结肠癌细胞 CT26 黏附和迁移能力的影响 [J]. 中医杂志，2020，61 (13): 1176 -1183.
[56] 代丹，王佳，吴浩然，等. 莪术、三七、黄芪治疗萎缩性胃炎经验——仝小林三味小方撷萃 [J]. 吉林中医药，2020，40 (10): 1273 -1275.
[57] 陈吉全，刘冉. 黄芪石斛莪术汤治疗慢性萎缩性胃炎气阴两虚兼胃络瘀血证 40 例 [J]. 中医研究，2015，28 (2): 18 -20.
[58] 徐旖琪，傅诗书. 胃萎清颗粒治疗慢性萎缩性胃炎的临床研究 [J]. 中医药导报，2019，25 (18): 76 -79.
[59] 范杰，王联生，冯幸，等. 芪莪消癥汤治疗消化性溃疡的疗效观察 [J]. 光明中医，2014，29 (7): 1433 -1434.
[60] 宋旭日，石继远. 自拟黄术汤治疗活动期消化性溃疡 48 例疗效观 [J]. 安徽中医临床杂志，2002，14 (1): 19.
[61] 吴靖祺. 黄芪、莪术为主结合西药治疗肝硬化腹水 32 例 [J]. 医药世界，2006 (10): 167.
[62] 高荣慧，张舜丞. 黄芪莪术汤治疗早期肝硬化的临床观察 [J]. 中医杂

志，1990（7）：31 - 32.

[63] 高荣慧，张舜丞. 芪茜汤治疗早期肝硬化 106 例的临床观察. 辽宁中医杂志，1989（12）：13.

[64] 杨素娟，杨绍俊，赵文慧. 莪术油与黄芪注射液治疗病毒性心肌炎 66 例［J］. 中医药信息，2003，20（5）：41.

[65] 李俊生. 莪术油合黄芪治疗小儿病毒性心肌炎疗效观察［J］. 中医研究，2000（5）：29 - 30.

[66] 徐延平，耿中保. 黄芪合莪术油治疗病毒性心肌炎 40 例临床分析［J］. 现代中西医结合杂志，2001（21）：2038 - 2039.

[67] GAO J L，HE T C，LI Y B，et al. A traditional Chinese medicine formulation consisting of Rhizoma Corydalis and Rhizoma Curcumae exerts synergistic anti-tumor activity［J］. Oncology Reports，2009，22（5）：1077 - 1083.

[68] 王胜春，刘明义，李剑峰，等. 当归、莪术、延胡索及其相互配伍对兔胸主动脉条的作用［J］. 中国现代应用药学，2005，22（1）：25 - 28.

[69] 王胜春，李剑峰，刘明义，等. 莪术当归延胡索及配伍后的活血行气作用［J］. 解放军药学学报，2004，20（5）：331 - 334.

[70] 王胜春，刘明义，胡咏武. 当归莪术延胡索及其配伍对小鼠的毒性反应［J］. 时珍国医国药，2004，15（4）：211 - 213.

[71] 刘乐鑫，池晓玲，等. 池晓玲“延胡索 - 三棱 - 莪术”药对治疗胁痛［J］. 实用中医内科杂志，2016，30（10）：8 - 10.

[72] 李晨曦. 益肺散结方部分组分激活自噬干预小鼠肺纤维化的实验研究［D］. 云南中医药大学，2019.

[73] 刘新敏，仝小林. 仝小林重用莪术治疗妇科癥瘕经验［C］. 第四次方药量效关系与合理应用研讨会暨方药用量培训班论文汇编. 2013：100 - 103.

[74] 王翼天，邸莎，逄冰. 诸脏纤化 久病久痛 皆属于络——仝小林教授从络论治脏器纤维化［J］. 吉林中医药，2018，38（5）：520 - 523.

[75] 赵学敏，刘彦汶，王青，等. 诸结癖瘤 萎形发病 皆属于郁——仝小林教授对女性“三联”疾病的认识［J］. 吉林中医药，2018，38（6）：629 - 632.

[76] 李叶，苏艺胜，张北平，等. 罗云坚防治大肠息肉复发经验［J］. 实用中医药杂志，2018，34（12）：1533 - 1534.

[77] 韦婧，刘萍，何立人. 何立人教授应用活血药治疗冠心病经验［J］. 中

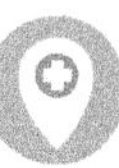

西医结合心脑血管病杂志，2019，17（16）：2558－2560.
[78] 葛莉，周蕾. 黄芪莪术丹参汤与依诺肝素注射液治疗肝硬化合并门静脉血栓形成的疗效及对凝血功能的影响 [J]. 血栓与止血学，2021，27（5）：742－743，746.
[79] 郭贯魁，王文正. 莪术油联合复方丹参治疗小儿过敏性紫癜疗效观察 [J]. 中国误诊学杂志，2008，8（3）：536－537.
[80] 阮秀云. 莪术油、复方丹参注射液联合治疗小儿支气管肺炎 80 例 [J]. 淮海医药，2003，21（4）：337.
[81] 肖红，姜泉，唐晓颇，等. 姜泉治疗类风湿关节炎组方用药规律研究 [J]. 中国中药杂志，2019，44（2）：381－387.
[82] 卫蓉，刘尚义. 刘尚义教授巧用对药抗肿瘤的体会 [J]. 贵阳中医学院学报，2011，33（4）：2－4.
[83] 胡雅清，陈腾祥，张金娟，等. 鳖甲－莪术药对含药血清对 MCF-7 人乳腺癌细胞的影响 [J]. 中成药，2020，42（10）：2599－2605.
[84] 杨柱，唐东昕，郭斌，等. 刘尚义治疗肿瘤用药经验数据挖掘分析 [J]. 中医杂志，2016，57（19）：1641－1645.
[85] 陈刚. 独活寄生汤加莪术、鳖甲治疗颈腰椎骨质增生病 65 例疗效报告 [J]. 现代中西医结合杂志，1996，5（2）：66.
[86] 杨才志，黄仲羽，林洁涛，等. 林丽珠治疗卵巢癌用药规律探讨 [J]. 广州中医药大学学报，2019，36（12）：2027－2033.
[87] 王颖，柯龙珠，吴群，等. 莪术-猫爪草药对治疗肿瘤疾病的研究进展 [J]. 中华中医药学刊，2021，39（11）：62－65.
[88] 冯夏，李廷荃，王雁彬. 李廷荃教授运用八月札、莪术治疗胃脘痛临床经验总结 [J]. 世界最新医学信息文摘，2018，18（80）：206，208.
[89] 徐刚. 益气活血和胃汤治疗慢性胃炎 52 例——附西药治疗 30 例对照 [J]. 浙江中医杂志，2003（4）：11.
[90] 陆施婷，陈清光，徐佩英，等. 基于中医传承辅助平台探讨丁学屏名中医诊治糖尿病合并肥胖的临证经验及用药规律研究 [J]. 时珍国医国药，2017，28（2）：458－461.
[91] 杨雪蓉，侯瑞芳，金昕，等. 丁学屏诊治肥胖病伴高胰岛素血症经验 [J]. 中华中医药杂志，2018，33（1）：141－144.
[92] 吴东雪，侯宁，李晶，等. 基于药性组合的姜黄、郁金、莪术的性效关系研究 [J]. 中国中药杂志，2019，44（2）：229－234.

[93] 李春深. 中草药配对与禁忌 [M]. 天津: 天津科学技术出版社, 2018.
[94] 丛玲, 许永喜, 林艳. 香附莪术药粉治疗乳房囊性增生 37 例 [J]. 国际中医中药杂志, 2010, 32 (5): 415.
[95] 祁公任, 陈涛. 常用中药配伍与鉴别应用速查手册 [M]. 北京: 化学工业出版社, 2017.
[96] 孙雪松, 李国勤. 李国勤治疗类风湿性关节炎继发肺间质病经验 [J]. 北京中医药, 2019, 38 (2): 118 -120.
[97] 吕勇, 王亿平, 金华, 等. 曹恩泽应用虫类药物治疗慢性肾病经验 [J]. 安徽中医药大学学报, 2017, 36 (1): 32 -35.
[98] 王迪, 成秀梅, 李新华, 等. 加减温经汤对妇科寒凝血瘀证大鼠 Rho/ROCK 信号通路相关因子表达的影响 [J]. 中国中医药信息杂志, 2020, 27 (8): 51 -56.
[99] 徐丁洁, 杜惠兰, 成秀梅, 等. 加减温经汤对寒凝血瘀模型大鼠卵巢氧化损伤的影响 [J]. 中国中西医结合杂志, 2012, 32 (1): 58 -60.
[100] 张培楠. 妇科实寒证模型大鼠 t-PA/PAI -1 的变化及加减温经汤的干预作用 [D]. 河北医科大学, 2015.
[101] 韩梦璐. 温经汤加减配合灸疗治疗原发性痛经（寒凝血瘀证）的临床研究 [D]. 长春中医药大学, 2019.
[102] 谢英花. 温经汤结合地屈孕酮治疗黄体功能不全致不孕效果观察 [J]. 中国乡村医药, 2017, 24 (13): 31 -32.
[103] 康燕, 黄明华, 李海鹏, 等. 温经汤改善子宫内膜异位症患者临床症状及免疫功能的作用分析 [J]. 中药材, 2020, 43 (2): 482 -485.
[104] 单润琴. 良方温经汤治疗子宫腺肌病 31 例 [J]. 中医药临床杂志, 2014, 26 (2): 219 -220.
[105] 郭伟英, 陈莹. 木香槟榔丸的质量标准研究 [J]. 中国药房, 2011, 22 (43): 4095 -4097.
[106] 伏光耀, 张小龙, 陈洪岩. LC-MS/MS 法测定木香槟榔丸中 7 个有效成分的含量 [J]. 药学与临床研究, 2021, 29 (4): 263 -266.
[107] 王典. 木香槟榔丸加味治疗腹泻型肠易激综合征（脾胃湿热证）的临床研究 [D]. 长春中医药大学, 2018.
[108] 赵磊. 沈玉明运用木香槟榔丸加减治疗湿热型胃痞病疗效分析 [J]. 内蒙古中医药, 2017, 36 (20): 27.
[109] 岳姣姣, 李华华. 木香槟榔丸加减治疗脑出血患者急性期的临床分析

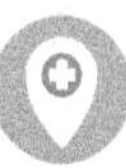

[J]. 中西医结合心血管病电子杂志，2015，3（14）：122－123.

[110] 赵承海. 加减木香槟榔丸治疗牛瘤胃积食 [J]. 中兽医学杂志，2008（5）：61.

[111] 马再强，朱红强. 木香槟榔丸合合促反刍注射液治疗牛前胃弛缓 [J]. 中兽医医药杂志，2016，35（6）：71.

[112] 杨春波，陈怡，金杭美，等. 香棱丸对子宫内膜异位症患者痛经和血清 CA125 的影响 [J]. 中国中药杂志，2008，33（5）：567－569.

[113] 王桂梅，谢友娣，刘春花. 探讨香棱丸加减联合妈富隆防治子宫内膜息肉术后复发的临床疗效 [J]. 中医临床研究，2019，11（2）：101－103.

[114] 陈春晓，卢清艺. 宫腔镜联合香棱丸治疗子宫内膜息肉 45 例疗效观察 [J]. 中外医学研究，2013，11（24）：28－29.

[115] 卢双运. 香棱丸加味治疗子宫肌瘤 60 例 [J]. 陕西中医，2010，31（11）：1510－1511.

[116] 从小红. 香棱丸联合米非司酮预防子宫肌瘤剔除术后复发的临床效果 [J]. 陕西中医，2016，37（7）：799－800.

[117] 王宁. 香棱丸治疗乳腺增生病 100 例临床观察 [J]. 浙江中医杂志，2010，45（10）：720.

[118] 方得祚，张晓丽，田谧. 香棱丸加减治疗非酒精性脂肪肝的临床研究 [J]. 临床医药文献电子杂志，2018，5（A3）：162－163.

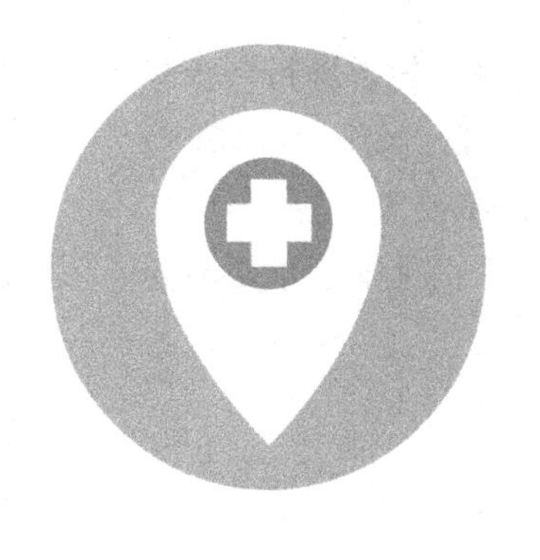

第六章 莪术的中成药制剂

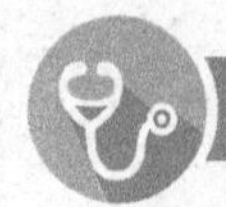

第一节 散 剂

散剂系指原料药物与适宜的辅料经粉碎、均匀混合制成的干燥粉末状制剂。散剂是传统剂型之一，早在《黄帝内经》中已有记载，《伤寒杂病论》与《金匮要略》中记载散剂达50余方[1]。散剂比表面积较大，容易分散，药物溶出速度快、起效快，可用于急性病的治疗[2]，至今仍是中医常用的治疗剂型。

以下列出含莪术的部分散剂。

一、磨积散[3]

【处方】鸡内金（醋炙）240 g，白扁豆（去皮）240 g，木香60 g，砂仁120 g，使君子仁120 g，三棱（麸炒）60 g，莪术（醋炙）60 g，水红花240 g。

【制法】以上8味，粉碎成细粉，过筛，混匀，即得。

【性状】本品为浅棕黄色的粉末；气微香，味微甘。

【功能与主治】消痞，磨积。用于小儿宿食积滞引起，停食停乳，不思饮食，面黄肌瘦，腹胀坚硬，虫积腹痛。

【用法与用量】口服，一次3 g，一日2次，1周岁以内小儿酌减。

【规格】每袋装3 g。

【贮藏】密闭，防潮。

二、婴儿消食散[4]

【处方】红参250 g，大黄250 g，槟榔250 g，使君子仁150 g，榧子100 g，麦芽（炒）100 g，三棱（醋制）100 g，枳实（炒）100 g，莪术（醋制）100 g，山楂100 g，牵牛子（炒）250 g，胡黄连50 g，鸡内金（炒）100 g，芦荟50 g，朱砂35 g，冰片10 g。

【制法】以上16味，除冰片外，朱砂水飞粉碎成极细粉；红参等14味粉碎成最细粉，混匀；冰片研细，与上述粉末配研，混匀，即得。

【性状】本品为淡棕黄色的粉末；味苦。

【功能与主治】消食健脾。用于小儿停食伤乳，消化不良，腹胀腹痛，停滞作泻，食火痞积。

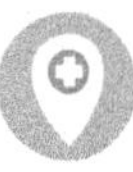

【用法与用量】 口服，1～2 岁一次 1/4 包，2～4 岁一次 0.5 包，5～7 岁一次 1 包，一日 2 次。

【规格】 每包装 2 g。

【贮藏】 密封。

三、小儿消积化虫散[5]

【处方】 茯苓 200 g，海螵蛸 100 g，鹤虱 50 g，槟榔 50 g，雷丸 50 g，三棱（醋制）50 g，莪术（醋制）50 g，鸡内金（炒）50 g，使君子（去壳）50 g，红花 30 g。

【制法】 以上 10 味，粉碎成细粉，过筛，混匀，即得。

【性状】 本品为黄白色的粉末；气微腥，味涩。

【功能与主治】 消积化虫。用于食积、乳积、虫积，面黄肌瘦，毛发不泽，食欲不振，腹胀腹痛等症。

【用法与用量】 口服，小儿 5 岁以上（含）一次 3 g，一日 2 次，5 岁以下酌减。

【注意】 忌荤腥食物。

【规格】 每袋装 3 g。

【贮藏】 密闭，防潮。

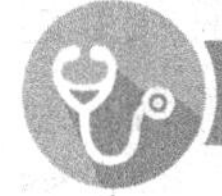

第二节　颗粒剂

颗粒剂系指以药材提取物与适宜的辅料或药材细粉混合制成具有一定粒度的干燥颗粒状制剂。颗粒剂旧称冲剂或冲服剂，《中国药典》1995 年版始称为颗粒剂[1]，《中国药典》2020 年版收载颗粒剂 235 种，占总制剂的 14.6%[6]。该剂型服用、携带、贮藏及运输方便，在 20 世纪 80 年代的中药工业生产中得以迅速发展，如今在中成药市场中占据不小的份额。

以下列出含莪术的部分颗粒剂。

一、骨松宝颗粒[7]

【处方】 淫羊藿 650 g，续断 50 g，赤芍 50 g，川芎 50 g，知母 50 g，莪术 50 g，三棱 50 g，地黄 40 g，牡蛎（锻）10 g。

【制法】 以上 9 味，将牡蛎粉碎成细粉，备用；其余淫羊藿等 8 味加水煎煮3次，第一次2 h，第二、三次各1 h，合并煎液，过滤，将滤液浓缩至相对密度为1.35（50 ℃）的清膏，加入上述细粉，混匀，干燥，粉碎成细粉，制成颗粒，干燥，制成500 g；或取清膏，加入适量的淀粉和蔗糖粉及上述细粉，混匀，干燥，粉碎成细粉，制成颗粒，干燥，制成1000 g，即得。

【性状】本品为淡棕色至棕褐色的颗粒；气微香，味微苦。

【功能与主治】补肾活血，强筋壮骨。用于骨痿（骨质疏松）引起的骨折、骨痛、骨关节炎，以及预防更年期骨质疏松。

【用法与用量】口服，一次1袋，治疗骨折及骨关节炎，一日3次，预防骨质疏松，一日2次，30 d为一疗程。

【规格】每袋装①5 g（无糖型）；②10 g（含糖型）。

【贮藏】密封。

二、丹香清脂颗粒[8]

【处方】丹参334 g，川芎250 g，桃仁250 g，降香167 g，三棱250 g，莪术250 g，枳壳167 g，酒大黄84 g。

【制法】以上8味，丹参加乙醇回流提取1.5 h，再加80%乙醇回流提取1 h，提取液过滤，滤液合并，回收乙醇并浓缩成相对密度为1.30～1.35（55 ℃）的清膏。对莪术、降香、枳壳提取挥发油，蒸馏后的水溶液另器收集；药渣与丹参药渣及其余桃仁等4味加水煎煮2次，合并两次煎液及上述水溶液，过滤。将滤液浓缩成相对浓度为1.30～1.35（55 ℃）的清膏，与上述清膏合并；加入适量的糊精和甜菊素10 g，混匀，干燥，粉碎，制成颗粒，干燥加入莪术等3味的挥发油，混匀，制成1000 g，即得。

【性状】本品为棕黄色至棕褐色的颗粒；味甜，微苦。

【功能与主治】活血化瘀，行气通络。用于高脂血症属气滞血瘀证者。

【用法与用量】开水冲服。一次1袋，一日3次。

【注意】孕妇禁用。

【规格】每袋10 g。

【贮藏】密封，置干燥处。

三、乳康颗粒[9]

【处方】牡蛎75 g，乳香30 g，瓜蒌75 g，海藻60 g，黄芪120 g，没药30 g，天冬60 g，夏枯草75 g，三棱30 g，玄参60 g，白术60 g，浙贝母

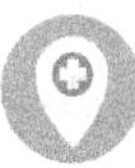

30 g，莪术 30 g，丹参 75 g，炒鸡内金 30 g。

【制法】以上 15 味，取炒鸡内金、浙贝母、乳香、没药粉碎成细粉，过筛，混匀；其余牡蛎等 11 味加水煎煮 2 次，每次 2 h，合并煎液，过滤。将滤液浓缩至相对密度为 1.10（60 ℃）的清膏，加入乙醇使含醇量达 70%，静置 24 h，过滤。将滤液浓缩至相对密度为 1.30～1.35（60 ℃）的稠膏，加入上述细粉，混匀，减压干燥，粉碎成细粉，加入适量蔗糖及乳糖，混匀；制粒，干燥，制成 1000 g，即得。

【性状】本品为棕黄色至棕褐色的混悬颗粒；气微香，味苦、微甜。

【功能与主治】疏肝破血，祛痰软坚。用于肝郁气滞、痰瘀互结所致的乳癖，症见乳房肿块或结节，或经前胀痛；乳腺增生病见上述证候者。

【用法与用量】口服。一次 1 袋，一日 2 次，饭后服用，20 d 为一个疗程，间隔 5～7 d 继续第二个疗程，亦可连续用药。

【注意】①偶见轻度恶心、腹泻，月经提前、量多及轻微药疹；②孕妇禁用；③月经期慎用。

【规格】每袋装 3 g。

【贮藏】密封。

四、痛经宝颗粒[10]

【处方】红花 750 g，当归 500 g，肉桂 300 g，三棱 500 g，莪术 500 g，丹参 750 g，五灵脂 500 g，木香 300 g，延胡索 750 g。

【制法】以上 9 味，肉桂、木香、提取挥发油；药渣与其余红花等 7 味加水煎煮 3 次，第一次 1 h，第二次、第三次各 0.5 h，合并煎液，过滤，静置；取上清液，浓缩至相对浓度为 1.10（80 ℃），放冷，加乙醇使含醇量达 70%，搅匀，静置；取上清液，回收乙醇并浓缩至适量，加蔗糖、糊精适量，制成 1000 g；或加辅料适量，制成无蔗糖颗粒，干燥，喷入上述挥发油的乙醇溶液，混匀，制成 400 g，即得。

【性状】本品为黄色至棕黄色的颗粒，或为棕黄色至棕色的颗粒（无蔗糖）；气香，味甜、微苦，或味微甜、微苦（无蔗糖）。

【功能与主治】温经化瘀，理气止痛。用于寒凝气滞血瘀，妇女痛经，少腹冷痛，月经不调，经色暗淡。

【用法与用量】温开水冲服。一次 1 袋，一日 2 次，于月经前一周开始，持续至月经来 3 d 后停服，连续服用 3 个月经周期。

【规格】每袋 10 g（含糖），每袋 4 g（无蔗糖）。

【贮藏】密封。

五、参梅养胃冲剂[11]

【处方】北沙参 140 g，山楂 117 g，乌梅 35 g，红花 105 g，莪术 105 g，青木香 70 g，蒲公英 175 g，丹参 140 g，甘草 70 g，白芍 175 g，当归 117 g。

【制法】以上 11 味，除青木香外，其余北沙参等 10 味加水煎煮 2 次（青木香待水沸后加入），每次 3 h，合并煎液，静置，过滤，将滤液浓缩至相对密度约为 1.30（90～95 ℃）的清膏；取清膏 3 份、糊精 4 份、蔗糖粉 8 份，混匀，制成颗粒，干燥，即得。

【性状】本品为深棕色的颗粒；味甜、微苦。

【功能与主治】养阴和胃。用于胃痛灼热，嘈杂似饥，口咽干燥，大便干结；浅表性胃炎，胃阴不足型慢性胃炎，以及各种胃部不适。

【用法与用量】饭前温开水冲服，一次 16 g，一日 3～4 次或遵医嘱。

【规格】每袋装 16 g。

【贮藏】密封。

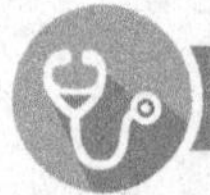

第三节　胶囊剂

胶囊剂系指原料药物与适宜辅料填充于空心胶囊或密封于软质囊材中制成的固体制剂。该剂型主要供口服应用，也有用于其他部位，如植入，干粉吸入，直肠、阴道用药，等等。胶囊剂最早出现于 19 世纪中叶，我国明代就有类似面囊的应用，当时人们将药物用面粉包裹后服用。胶囊剂能掩盖药物不良臭味、提高药物稳定性和生物利用度，患者服药顺应性好。而且随着新材料、新设备、缓控释等新技术的不断问世，胶囊剂已成为临床上仅次于片剂、注射剂最常用的剂型之一[2]。《中国药典》2020 年版收载胶囊剂 314 种，占总制剂的 19.5%[6]。

以下列出含莪术的部分胶囊剂。

一、复方莪术油软胶囊[12]

【处方】莪术油 1350 g，陈皮油 150 g。

【制法】以上 2 味，混匀，制成软胶囊，即得。

【性状】本品为棕红色的软胶囊，内容物为棕色的澄清液体；有特异

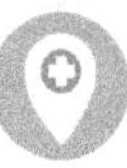

香气。

【功能与主治】行气破瘀，消积止痛。用于气滞血瘀、饮食积滞所致之胃脘疼痛、食欲不振、嘈杂饱胀。

【用法与用量】口服，一次0.3 g，一日3次，空腹服用。

【规格】每粒装：0.15 g或0.3 g。

【贮藏】密封。

二、开胸顺气胶囊[13]

【处方】槟榔360 g，炒牵牛子480 g，陈皮120 g，木香90 g，姜厚朴120 g，醋三棱120 g，醋莪术120 g，猪牙皂60 g。

【制法】以上8味，槟榔220 g粉碎成细粉，备用。陈皮、木香、醋莪术用水蒸气蒸馏法提取挥发油，蒸馏后的水溶液及挥发油分别另器收集；药渣加水煎煮0.5 h，过滤，滤液与上述水溶液合并，浓缩成相对密度为1.15～1.25（80 ℃）的清膏，加入乙醇使含醇量达70%，静置，过滤，滤液备用。剩余槟榔与其余炒牵牛子等4味适当打碎，用70%乙醇回流提取2次，第一次2.5 h，第二次1.5 h，合并两次提取液，过滤，滤液与上述陈皮等滤液合并；减压回收乙醇，将剩余液体浓缩至相对密度为1.15～1.20（80 ℃）的清膏，加入槟榔细粉，混匀，80 ℃减压干燥，粉碎，过筛；加入淀粉适量，制粒，干燥，喷入挥发油，加入硬脂酸镁1.75 g，混匀，装入胶囊，制成1000粒，即得。

【性状】本品为硬胶囊，内容物为棕色至棕褐色的颗粒和粉末；气香，味微苦、涩。

【功能与主治】消积化滞，行气止痛。用于气郁食滞所致的胸胁胀满、胃脘疼痛、嗳气呕恶、食少纳呆。

【用法与用量】口服。一次3粒，一日2次。

【注意】孕妇禁用；年老体弱者及儿童慎用。

【规格】每粒装0.35 g。

【贮藏】密封，置阴凉干燥处。

三、金嗓散结胶囊[14]

【处方】马勃50 g，金银花250 g，玄参250 g，红花100 g，板蓝根250 g，浙贝母150 g，鸡内金（炒）100 g，木蝴蝶150 g，莪术（醋炒）100 g，桃仁（去皮）100 g，三棱（醋炒）100 g，丹参150 g，麦冬200 g，

泽泻 150 g，蝉蜕 150 g，蒲公英 250 g。

【制法】 以上 16 味，取金银花、浙贝母、红花各 1/2 量，粉碎成细粉，过筛，混匀，马勃筛取 10 g 细粉；其余 12 味及上述 4 味药的剩余量加水煎煮 2 次，每次 2 h，合并煎液，过滤。将滤液浓缩至相对密度为 1.28～1.32（85 ℃）的稠膏与上述细粉混匀、干燥、粉碎，制成细小颗粒，装入胶囊，制成 1000 粒，即得。

【性状】 本品为胶囊剂，内容物为棕褐色的颗粒及粉末；气微，味微苦。

【功能与主治】 清热解毒，活血化瘀，利湿化痰。用于热毒蓄结、气滞血瘀而形成的慢喉喑（声带小结、声带息肉、声带黏膜增厚）及由此而引起的声音嘶哑等症。

【用法与用量】 口服，一次 2～4 粒，一日 2 次。

【规格】 每粒装 0.4 g。

【贮藏】 密封。

四、乳癖散结胶囊[15]

【处方】 夏枯草 297 g，川芎（酒炙）198 g，僵蚕（麸炒）119 g，鳖甲（醋制）297 g，柴胡（醋制）198 g，赤芍（酒炒）178 g，玫瑰花 238 g，莪术（醋制）178 g，当归（酒炙）198 g，延胡索（醋制）178 g，牡蛎 297 g。

【方解】 柴胡、延胡索、莪术疏肝解郁，行气止痛；当归、川芎活血养血，为君药。赤芍、玫瑰花活血化瘀，为臣药。夏枯草、僵蚕、鳖甲、牡蛎软坚散结，为佐药。诸药合用，起到行气活血、软坚散结功效。

【制法】 以上 11 味，僵蚕粉碎成细粉；鳖甲、牡蛎粉碎成最粗粉，加水煎煮 1 h，备用；夏枯草、柴胡、赤芍、莪术粉碎成粗粉，水蒸气蒸馏提取挥发油；药渣及水煎液与鳖甲、牡蛎的药渣和水煎液混合，加水煎煮 3 次，用时分别为 1.5 h、2.5 h、1 h，煎液合并，过滤，将滤液浓缩成稠膏；川芎、玫瑰花、当归水蒸气蒸馏提取挥发油；药渣和水煎液与延胡索合并，加乙醇使乙醇浓度达 70%，溶剂总量为药材量的 8 倍量。65 ℃温浸提取 3 次，用时分别为 1 h、2 h、0.5 h，药液合并，过滤，滤液回收乙醇并浓缩成稠膏，与上述稠膏合并，干燥，粉碎，加入僵蚕细，混匀，制颗粒，喷加上述挥发油密闭放置，加入适量硬脂酸镁，装入胶囊，制成 1000 粒，即得。

【性状】 本品为硬胶囊，内容物为灰褐色至棕褐色的颗粒和粉末；气微，味苦，微咸。

【功能与主治】 行气活血，软坚散结。用于气滞血瘀所致的乳腺增生病，

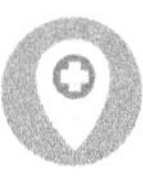

症见乳房疼痛、乳房肿块、烦躁易怒、胸胁胀满。

【用法与用量】口服。一次4粒，一日3次；45 d为一疗程，或遵医嘱。

【注意】①孕妇忌服；②月经过多者，经期慎服；③偶见口干、恶心、便秘。一般不影响继续治疗，必要时对症处理。

【规格】每粒装0.53 g。

【贮藏】密封，置阴凉干燥处。

五、和络舒肝胶囊[16]

【处方】白术（炒）60 g，白芍80 g，三棱60 g，香附（制）100 g，莪术80 g，当归60 g，木瓜20 g，大黄20 g，红花40 g，鳖甲（炙）15 g，桃仁20 g，郁金20 g，茵陈60 g，海藻65 g，昆布80 g，玄参60 g，地黄100 g，熟地黄80 g，虎杖100 g，土鳖虫100 g，柴胡40 g，制何首乌100 g，凌霄花20 g，蜣螂20 g，五灵脂60 g，黑豆100 g，半边莲60 g。

【制法】以上27味，白术、白芍、香附、三棱、莪术、当归、木瓜粉碎成细粉，过筛，混匀；其余大黄等20味加水煎煮2次，每次1.5 h，合并煎液，过滤，将滤液浓缩至稠膏状，与上述粉末混匀，制成颗粒，干燥，装胶囊，即得。

【性状】本品为胶囊，内容物显棕褐色；气微香，味微苦。

【功能与主治】疏肝理气，清化湿热，活血化瘀，滋养肝肾。用于慢性迁延性肝炎、慢性活动性肝炎及早期肝硬化。

【用法与用量】饭后温开水送服，一次5粒，一日3次，或遵医嘱，小儿酌减。

【注意】孕妇慎用。

【规格】每粒相当于总药材0.93 g。

【贮藏】密封。

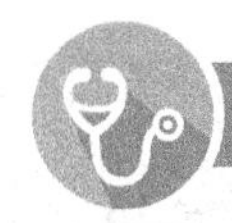

第四节　片　剂

片剂系指原料药物或与适宜的辅料制成的圆形或异形的片状固体制剂。中药片剂中的原料药物主要有提取物、提取物加饮片细粉或饮片细粉，可分别制成浸膏片、半浸膏片和全粉片[2]。中药片剂的研究和生产始于20世纪50年代，它是在汤剂、丸剂等传统剂型的基础上改进而成。我国第一个中药片剂是“银翘解毒片”（1953年，天津达仁堂国药）。随着中药现代化研究及制剂技术不断发展，新型片剂生产技术及新型片剂辅料的不断出现，推动了一些新型中药片剂如中药分散片、缓释片等的不断涌现。片剂到目前已成为品种多、产量大、用途广、使用和贮运方便、质量稳定的主要固体制剂之一。《中国药典》2020年版收载胶片328种，占总制剂的20.4%[6]

以下列出含莪术的部分片剂。

一、复方金蒲片[17]

【处方】金不换450 g，蒲葵子450 g，柴胡350 g，莪术350 g，丹参100 g，绞股蓝100 g，黄芪100 g，女贞子100 g，螺旋藻14 g，羧甲基淀粉钠2.8 g，硬脂酸镁2.8 g，淀粉100 g。

【制法】以上9味药材，金不换、丹参粉碎成最粗粉，加70%乙醇回流提取3次，每次加70%乙醇6倍量，加热回流1 h，合并醇提液，过滤，将滤液浓缩至相对密度为1.10～1.13（60 ℃）的清膏。柴胡、莪术、黄芪、绞股蓝切段，蒲葵子、女贞子捣碎，与上述药渣合并，加水煎煮3次，每次加水12倍量，煎煮2 h，合并煎液，过滤。将滤液浓缩至相对密度为1.15（60 ℃）的清膏，加入乙醇使含醇量达65%，搅匀，静置过夜，过滤。将滤液浓缩至相对密度为1.13～1.15（60 ℃）的清膏，与上述清膏合并，减压回收乙醇，干燥成干膏，粉碎，过筛，加入螺旋藻，混匀，加淀粉、硬脂酸镁和羧甲基淀粉钠，混匀，压片，包糖衣，即得。

【性状】本品为糖衣片，除去糖衣显棕黄色至棕褐色；气微香，味微苦。

【功能与主治】活血祛瘀，行气止痛。用于气滞血瘀证之肝癌的辅助治疗。

【用法与用量】口服，一次5片，一日3次。

【规格】基片重0.4 g。

【贮藏】密封。

二、伤科跌打片[18]

【处方】制川乌30 g，三棱（制）30 g，莪术（制）30 g，青皮15 g，蒲黄30 g，当归30 g，三七30 g，续断30 g，牡丹皮30 g，香附（醋制）30 g，防风30 g，白芍（炒）30 g，五灵脂（制）30 g，红花30 g，郁金30 g，延胡索（醋制）7.5 g，木香15 g，乌药22.5 g，大黄（制）60 g，枳壳（炒）15 g，柴胡22.5 g，地黄45 g。

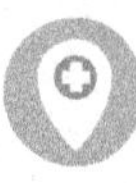

【制法】以上22味，大黄、三七、郁金、白芍、青皮、木香、枳壳延胡索8味粉碎成细粉，过筛；其余地黄等14味加水煎煮2次，每次2 h，过滤，合并滤液，浓缩成稠膏；与上述粉末混匀，干燥，粉碎成细粉，制成颗粒，干燥，压制成1000片，即得。

【性状】本品为褐色的片；味苦，辛。

【功能与主治】活血散瘀，消肿止痛。用于跌打损伤，伤筋动骨，瘀血肿痛，闪腰岔气。

【用法与用量】口服，一次4片，一日2次。

【注意】孕妇忌服。

【贮藏】密封。

三、和络舒肝片[19]

【处方】白术（炒）60 g，白芍80 g，三棱60 g，香附（制）100 g，莪术80 g，当归60 g，木瓜20 g，大黄20 g，红花40 g，鳖甲（炙）15 g，桃仁20 g，郁金20 g，茵陈60 g，海藻65 g，昆布80 g，玄参60 g，地黄100 g，熟地黄80 g，虎杖100 g，土鳖虫100 g，柴胡40 g，制何首乌100 g，凌霄花20 g，蜣螂20 g，五灵脂60 g，黑豆100 g，半边莲60 g。

【制法】以上27味，白术、白芍、香附、三棱、莪术、当归、木瓜粉碎成细粉，过筛，混匀；其余大黄等20味加水煎煮2次，每次1.5 h，合并煎液，过滤，将滤液浓缩成稠膏；与上述粉末混匀，制成颗粒，干燥，压制成1700片，即得。

【性状】本品为棕色片；气微香，味微苦。

【功能与主治】疏肝理气，清化湿热，活血化瘀，滋养肝肾。用于慢性迁延性肝炎、慢性活动性肝炎及早期肝硬化。

【用法与用量】饭后温开水送服，一次5片，一日3次，或遵医嘱，小儿酌减。

【注意】孕妇慎用。

【规格】每片相当于总药材0.93 g。

【贮藏】密封。

四、止痛化癥片[20]

【处方】党参75 g，炙黄芪150 g，炒白术45 g，丹参150 g，当归75 g，鸡血藤150 g，三棱45 g，莪术45 g，芡实75 g，山药75 g，延胡索75 g，川

楝子45 g，鱼腥草150 g，北败酱150 g，蜈蚣1.8 g，全蝎75 g，土鳖虫75 g，炮姜22.5 g，肉桂15 g。

【制法】 以上19味，蜈蚣、全蝎、土鳖虫粉碎成细粉。其余丹参等16味加水煎煮3次，第一次3 h，第二次2 h，第三次1 h，合并煎液，过滤；将滤液浓缩成稠膏，加入蜈蚣等细粉，混匀，制粒，压制成500片（大片）或1000片（小片），包薄膜衣，即得。

【性状】 本品为薄膜衣片，除去薄膜衣后，显棕褐色至黑褐色；气微香，味苦、微咸。

【功能与主治】 益气活血，散结止痛。用于气虚血瘀所致的月经不调、痛经、癥瘕，症见行经后错、经量少、有血块、经行小腹疼痛、腹有癥块；慢性盆腔炎见上述证候者。

【用法与用量】 口服。一次4～6片（规格①、规格②）或一次2～3片（规格③），一日2～3次。

【注意】 孕妇忌用。

【规格】 ①每片重0.3 g；②每片重0.4 g；③每片重0.6 g。

【贮藏】 密封。

五、灵泽片[21]

【处方】 乌灵菌粉250 g，莪术1000 g，浙贝母667 g，泽泻500 g。

【制法】 以上4味，莪术水蒸气蒸馏12 h提取挥发油。药渣和蒸馏后的水溶液备用，挥发油加入β-环糊精的饱和水溶液中（挥发油、β-环糊精及水的比例为1∶6∶24），搅拌3 h，静置过夜，弃去上清液，抽滤下层沉淀的包合物至无水滴抽出，收集包合物，备用；浙贝母、泽泻加水，与提取挥发油后的药液药渣合并，煎煮3次，每次2 h，合并煎液，过滤；将滤液减压浓缩至相对密度为1.02～1.06（50 ℃）的清膏，调节pH至7.5，加乙醇使含醇量达70%，静置过夜；取上清液减压浓缩至相对密度为1.10～1.15（60 ℃）的清膏，喷雾干燥，加入乌灵菌粉及上述包合物，再加磷酸氢钙适量，混匀；以2%羟丙甲纤维素溶液为黏合剂，制粒，干燥，加入硬脂酸镁1.7 g，压制成1000片，包薄膜衣，即得。

【性状】 本品为薄膜衣异形片；除去包衣后显浅棕色；气芳香，味微苦。

【功能与主治】 益肾活血，散结利水。用于轻、中度良性前列腺增生肾虚血瘀湿阻证出现的尿频、排尿困难、尿线变细、淋漓不尽、腰膝酸软。

【用法与用量】 口服。一次4片，一日3次。

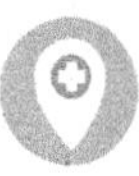

【注意】部分患者用药后出现口干、呃逆、恶心、胃胀、胃酸、胃痛、腹泻等。少数患者用药后出现 ALT、AST 升高。

【规格】每片重 0.58 g。

【贮藏】密封，置干燥处。

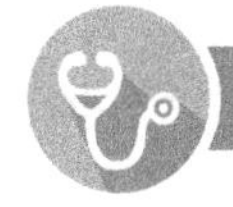

第五节　丸　剂

丸剂系指原料药物与适宜的辅料制成的球形或类球形固体制剂。中药丸剂包括蜜丸、水蜜丸、水丸、糊丸、蜡丸、浓缩丸和滴丸等。早期的丸剂是在汤剂的基础上发展起来的。我国现存最早的医籍《黄帝内经》就有丸剂的记载。《五十二病方》中记载了丸剂的名称、处方、规格、剂量以及服用方法。《金匮要略》中已有用蜂蜜、糖、淀粉糊、动物药汁等作为丸剂的黏合剂的记载[2]。丸剂制法简单、服用剂量小、疗效好，是中成药的主要剂型之一。《中国药典》2020 年版收载丸剂 412 种，占总制剂的 25.6%[6]。

以下列出含莪术的部分丸剂。

一、三七脂肝丸[22]

【处方】三七 250 g，莪术 250 g，菟丝子 250 g，菊花 250 g，白术 250 g，泽泻 200 g，白芍 175 g，荷叶 250 g，青皮 150 g，赤芍 250 g，云山楂 375 g，蜂（炼）蜜 200 g。

【制法】以上 11 味药材，三七、泽泻、白芍粉碎成细粉，过筛，混匀；其余莪术等 8 味加水煎煮 3 次，每次 1 h，合并煎液，过滤；将滤液浓缩至相对密度为 1.10、（80～85 ℃）的清膏，加入炼蜜，混匀，与上述粉末泛丸，干燥，打光，即得。

【性状】本品为棕褐色至黑褐色的浓缩水蜜丸；气微香，味苦而微酸、甜。

【功能与主治】健脾化浊，祛痰软坚。用于脂肪肝、高脂血症属肝郁脾虚症者。

【用法与用量】口服，一次 5 g，一日 3 次；或遵医嘱。

【注意】孕妇禁服。

【规格】每 10 丸重 0.65 g。

【贮藏】密封。

二、沉香化滞丸[23]

【处方】 沉香2 g，牵牛子（炒）6 g，枳实（炒）6 g，五灵脂（制）6 g，山楂（炒）10 g，枳壳（炒）10 g，陈皮10 g，香附（制）10 g，厚朴（制）10 g，莪术（制）10 g，砂仁10 g，三棱（制）4 g，木香4 g，青皮4 g，大黄30 g。

【制法】 以上15味，粉碎成细粉，过筛，混匀，用水泛丸，干燥，即得。

【性状】 本品为褐黄色的水丸；味苦、辛。

【功能与主治】 理气化滞。用于饮食停滞，胸腹胀满。

【用法与用量】 口服，一次6 g，一日2次。

【注意】 孕妇忌用。

【贮藏】 密闭，防潮。

三、金术跌打丸[24]

【处方】 大黄481 g，莪术（制）192 g，三棱（制）192 g，红花128 g，三七8 g，川芎（制）320 g，郁金160 g，土鳖虫64 g，徐长卿64 g，木香160 g，泽兰192 g，降香160 g，朱砂根320 g，蒲黄192 g，天南星（胆汁制）320 g，蜂蜜（炼）3839 g。

【制法】 以上15味药材，粉碎成细粉，过筛，混匀，加炼蜜制成大蜜丸，即得。

【性状】 本品为棕黄色至棕黑色的大蜜丸；气香，味苦、微甘甜。

【功能主治】 活血散瘀，消肿止痛。用于跌打损伤，瘀血肿痛，筋骨扭伤。

【用法用量】 口服，一次1丸，一日1～2次；外用，用酒溶化或炖溶，敷擦患处。

【注意】 孕妇忌服。

【规格】 每丸重6 g。

【贮藏】 密封。

四、妇科通经丸[25]

【处方】 巴豆（制）80 g，干漆（炭）160 g，醋香附200 g，红花225 g，大黄（醋炙）160 g，沉香163 g，木香225 g，醋莪术163 g，醋三棱163 g，

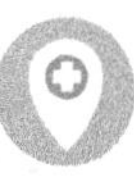

郁金163 g，黄芩163 g，艾叶（炭）75 g，醋鳖甲163 g，硇砂（醋制）100 g，醋山甲163 g。

【方解】巴豆辛热，逐寒泻冷积；干漆辛，散苦降温通，可活血祛瘀破癥；香附理三焦之气；红花活血祛瘀，通调经脉，合以温通经脉、破瘀散结，共为君药。莪术、三棱破血行气，散结消癥；沉香、木香均可行气止痛；艾叶理气血，温经脉，逐寒湿，止冷痛，合以辅助君药破血补气通经，共为臣药。大黄活血通经，行瘀破积；郁金凉血破瘀止痛；鳖甲滋明潜阳，软坚散结；黄芩可泻火解毒；磁砂散瘀消坚，共为佐药，既可佐制君药温燥，又可助其活血消癥。醋山甲善于走窜，内通脏腑，外达经络，直达病所，为使药。诸药合用，共奏破瘀通经、软坚散结之功。

【制法】以上15味，除巴豆（制）外，其余醋香附等14味粉碎成细粉，过筛，与巴豆细粉混匀。每100 g粉末加黄蜡100 g泛丸。每500 g蜡丸用朱砂粉7.8 g包衣，打光，即得。

【性状】本品为朱红色的蜡丸，除去包衣后显黄褐色；气微，味微咸。

【功能与主治】破瘀通经，软坚散结。用于气血瘀滞所致的闭经、痛经、癥瘕，症见经水日久不行、小腹疼痛、拒按、腹有癥块、胸闷、喜叹息。

【用法与用量】每早空腹，小米汤或黄酒送服。一次3 g，一日1次。

【注意】气血虚弱引起的经闭腹痛、便溏及孕妇忌服；服药期间，忌食生冷、辛辣食物及荞麦面等。

【规格】每10丸重1 g。

【贮藏】密封。

五、混元丸[26]

【处方】紫河车60 g，人参30 g，黄芪30 g，山药60 g，甘松120 g，益智仁（盐炒）180 g，茯苓150 g，桔梗30 g，远志（甘草炙）75 g，天竺黄30 g，木香30 g，香附（醋炙）300 g，砂仁90 g，梅花90 g，莪术（醋炙）90 g，牡丹皮600 g，天花粉300 g，滑石1800 g，甘草300 g。

【制法】以上19味，粉碎成细粉，过筛，混匀。每100 g粉末加炼蜜70～80 g制成大蜜丸，即得。

【性状】本品为灰黄色的大蜜丸；气香，味甜、微苦。

【功能与主治】健脾，益肾。用于小儿先天不足、后天失调、脾胃虚弱引起的体质软弱、发育不良、面黄肌瘦、饮食少进、遗尿便溏。

【用法与用量】口服，一次1丸，一日2次，周岁以内小儿酌减。

【规格】每丸重 3 g。

【贮藏】密封。

六、消癥丸[27]

【处方】柴胡 125 g，香附 125 g，酒大黄 83.4 g，青皮 83.4 g，川芎 83.4 g，莪术 83.4 g，土鳖虫 83.4 g，浙贝母 83.4 g，当归 125 g，白芍 125 g，王不留行 83.4 g。

【制法】以上 11 味，取酒大黄半量，粉碎成细粉，备用。浙贝母、王不留行加 70% 乙醇，回流提取 2 次，每次 2 h，过滤，合并滤液，静置约 16 h，过滤。将滤液回收乙醇并浓缩成清膏，备用。香附、青皮、川芎、莪术和当归水蒸气蒸馏 6 h 提取挥发油，蒸馏后的水溶液滤过，备用；挥发油用倍他环糊精包结，包结物低温干燥。其余半量酒大黄等 4 味，加水煎煮 3 次，每次 1 h，过滤，合并滤液，与上述蒸馏后的水溶液，浓缩至相对密度为 1.05～1.10（50 ℃），静置约 16 h，离心，取上清液浓缩成清膏，和上述醇提清膏混合后，继续浓缩至相对密度为 1.15～1.20（50 ℃）的清膏，取 90% 左右的清膏喷雾干燥，其余清膏继续浓缩至 1.35～1.38（50 ℃）的稠膏。将喷雾干燥粉和适量酒大黄细粉、β-环糊精包结物混合，加入适量糊精混匀，用 55%～75% 浓度的乙醇制丸，再取剩余酒大黄细粉、适量稠膏将丸滚圆，干燥，用剩余稠膏、适量滑石粉和活性炭包衣，虫白蜡打光，制成 1000 丸，即得。

【性状】本品为黑色炭衣浓缩水丸，丸芯为黑褐色；气芳香，味微咸苦。

【功能与主治】舒肝行气，活血化瘀，软坚散结。用于气滞血瘀痰凝所致的乳腺增生病。症见乳房肿块、乳房胀痛或刺痛，可伴胸胁疼痛，善郁易怒，胸闷，脘痞纳呆，月经量少色暗，经行腹痛，舌暗红或有瘀点、瘀斑，苔薄白或白腻，脉弦或涩。

【用法与用量】口服。饭后服用。一次 10 粒，一日 3 次，8 周为一个疗程。

【注意】①经期停用；妊娠期、哺育期以及准备妊娠的妇女禁用。②严重月经紊乱或功能性子宫出血者禁用。③出现腹痛、腹泻及胃部不适可减量服用或停用。

【规格】每丸重 0.2 g。

【贮藏】密封。

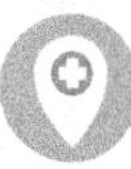

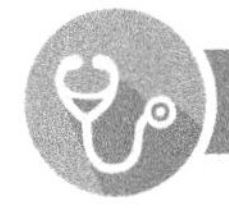

第六节　栓　剂

栓剂系指原料药物与适宜基质制成供腔道给药的固体制剂。其中中药栓剂的原料药物主要包括中药材提取物和药材细粉等。栓剂是我国传统剂型之一，古代称坐药或塞药。我国关于栓剂的最早记载可上溯到《史记·仓公列传》。后汉张仲景的《伤寒论》中载有蜜煎导方用于通便的肛门栓。近年来，栓剂的研究有了较大的进展，发展了双层栓、中空栓、泡腾栓、凝胶栓、缓释栓、控释拴等新型栓剂。

以下列出含莪术的栓剂。

一、妇宁栓[28]

【处方】苦参 1370 g，黄柏 820 g，黄芩 682 g，莪术 410 g，蛤壳粉 182 g，红丹 27.3 g，儿茶 27.3 g，乳香 13.6 g，没药 13.6 g，猪胆粉 36.4 g，冰片 5.5 g。

【制法】以上 11 味药材，莪术提取挥发油，提取后的水溶液及药渣与苦参、黄柏及处方量 1/2 的蛤壳粉再煎煮 2 次，第一次 2 h，第二次 1.5 h，合并煎液，过滤，滤液浓缩成稠膏，干燥，粉碎，备用。黄芩加水煎煮 3 次，第一次 2 h，第二、第三次各 1 h，合并煎液，过滤。将滤液浓缩至相对密度为 1.05～1.08（80 ℃测）的清膏，在 80 ℃时加入 2 mol/L 盐酸溶液调 pH 至 1.0～2.0，80 ℃保温 1 h，静置 24 h，过滤，取沉淀，80 ℃以下干燥，粉碎，备用。将上述药粉与剩余的蛤壳、红丹、儿茶、乳香、没药、猪胆粉混匀，粉碎成细粉，与冰片配研；另取聚乙二醇 4000 适量，加热熔化，加入上述细粉及莪术油，混匀，灌模，制成 1000 粒，即得。

【性状】本品为棕色鱼雷型栓剂。

【功能与主治】清热解毒，燥湿杀虫，去腐生肌，化瘀止痛。用于细菌、病毒、霉菌、滴虫等引起的阴道炎、阴道溃疡、宫颈炎、宫颈糜烂、阴痒、阴蚀、黄白带下、味臭、小腹痛、腰骶痛。

【用法与用量】外用，洗净外阴部，将栓剂塞入阴道深部或在医生指导下用药。每晚 1 粒，重症早晚各 1 粒。

【注意】忌食辛辣，孕妇慎用。

【规格】每粒重 1.6 g。

【贮藏】密封，置阴凉干燥处。

二、保妇康栓[29]

【处方】莪术油 82 g，冰片 75 g。

【制法】以上 2 味药材，加入适量乙醇中，搅拌使溶解；另取硬脂酸聚烃氧（40）酯 1235g 和聚乙二醇 4000 200 g，加热使熔化，加入聚乙二醇 400 120 g 和月桂氮卓酮 17.5 g，搅匀；加入上述药液，搅匀，灌入栓剂模中，冷却后取出，制成 1000 粒，即得。

【性状】本品呈乳白色、乳黄色或棕黄色的子弹形。

【功能与主治】行气破瘀，生肌止痛。用于湿热瘀滞所致的带下病，症见带下量多、色黄，时有阴部瘙痒；霉菌性阴道炎、老年性阴道炎、宫颈糜烂见上述证候者。

【用法与用量】洗净外阴部，将栓剂塞入阴道深部；或在医生指导下用药。每晚 1 粒。

【注意】孕妇禁用，哺乳期妇女在医生指导下用药。

【规格】每粒重 1.74 g。

【贮藏】密闭，避光，在 30 ℃以下保存。

三、复方莪术油栓[30]

【处方】硝酸益康唑 50 g，莪术油 210 mL。辅料适量制成（1000 粒）。

【性状】本品为乳黄色至浅黄棕色栓；有特臭。

【功能与主治】本品用于治疗白色念珠阴道感染、霉菌性阴道炎、滴虫性阴道炎、宫颈糜烂。

【用法与用量】阴道给药，一次一粒，一日 1 次；重症一日 2 次，或遵医嘱。6 次为一疗程。

【禁忌】①对其他咪唑类药物过敏者禁用；②妊娠 3 个月内妇女以及哺乳期妇女禁用。

【类别】妇科用药。

【规格】50 mg。

【贮藏】密闭，在阴凉处保存。

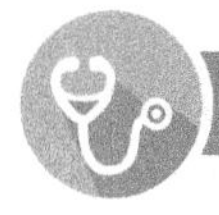

第七节　注射剂

注射剂系指原料药物或与适宜的辅料制成的供注入体内的无菌制剂。中药注射剂的原液成分复杂，杂质难以除尽，质量较难控制，因此，确保中药注射剂的安全、有效、稳定、质量可控，是中药注射剂的重点和难点。20世纪40年代柴胡注射液的创制成功，标志着中药注射剂的诞生。《中国药典》2020年版收载注射剂5种，分别是止喘灵注射剂、清开灵注射液、灯盏细辛注射液和注射用双黄连（冻干）以及注射用灯盏花素。中药注射剂是传统中医理论与现代工艺技术相结合的产物，突破了中药传统给药方式。近年来，由于贯彻执行GMP标准，采用了先进的设备、生产工艺及分析技术，使得中药注射剂成为医疗机构临床用药的常用剂型之一[2]。

以下列出含莪术的注射剂。

一、乳腺康注射液[31]

【处方】莪术1000 g，丹参1400 g，鸡血藤1000 g，拳参1000 g，瓜蒌1000 g，地龙600 g，聚山梨酯80 5 g。

【制法】以上6味药材，莪术提取挥发油备用，药渣与其他药材合并加水煎煮2次，第一次1 h，第二次40 min；煎液合并，浓缩至相对密度为1.28（55～60 ℃）的清膏，加95%乙醇使含醇量达75%，静置24 h，过滤，减压回收乙醇。水溶液加5%明胶水溶液，至不产生沉淀为止；溶液静置48 h，过滤，减压浓缩至相对密度为1.20（55～60 ℃）的清膏，加95%乙醇使含醇量达80%～85%，静置36 h，过滤。滤液用10%氢氧化钠溶液调节pH至8.0～8.5，放置24 h，过滤。滤液减压回收乙醇至无醇味。药液加入0.5%活性炭，搅拌煮沸10 min，冷至80 ℃，过滤。滤液在115 ℃下热处理30 min，用10%氢氧化钠溶液调节pH至7.0～8.0，过滤。滤液加入莪术油及0.5%聚山梨酯80，充分搅拌，加注射用水至规定量，粗滤，精滤，灌封，灭菌，即得。

【性状】本品为棕黄色的澄明液体。

【功能与主治】理气化瘀，消肿散结。用于气滞血瘀证的乳癖。

【用法与用量】肌内注射，一次2～4 mL，一日2～3次。

【注意】当发现性状发生改变或产生混浊时禁用，如有挥发油析出时，用前需振摇；本品对注射部位有一定刺激作用。

【规格】每支装 2 mL。

【贮藏】密封。

二、莪术油葡萄糖注射液

【处方】莪术油 0.1 g，葡萄糖 12.5 g。

【性状】本品为微黄色的澄明液体，微显乳光。

【功能与主治】本品适用于小儿病毒性肺炎。

【用法与用量】静脉滴注，每千克体重 10 mg，一日一次，7～10 d 为一疗程。

【禁忌】对本品有过敏史者禁用。

【类别】抗病毒药。

【规格】250 mL。

【贮藏】遮光，密闭，在阴凉处保存。

第八节　气雾剂与喷雾剂

气雾剂系指中药材提取物或药材细粉与适宜的抛射剂共同封装于具有特制阀门系统的耐压容器中，使用时借助抛射剂的压力将内容物呈雾状、泡沫状或其他形态喷出，用于肺部吸入或直接喷至腔道黏膜、皮肤的制剂。气雾剂和喷雾剂是中药剂型改革的方向之一，改变了中药制剂只能治疗慢性疾病的传统观点。但目前临床应用的中药气雾剂和喷雾剂品种仍较少，《中国药典》2020 版只收载了麝香祛痛气雾剂、宽胸气雾剂和复方丹参喷雾剂 3 个品种。因此，在中医理论的指导下，开发剂量小且安全可靠的中药气雾剂和喷雾剂是药剂工作者努力的方向。

以下列出含莪术的气雾剂和喷雾剂。

一、蒿白伤湿气雾剂[32]

【处方】雪上一枝蒿 60 g，白芷 90 g，徐长卿 90 g，薄荷脑 50 g，颠茄流浸膏 43 g，金果榄 60 g，莪术 60 g，桂枝 40 g，樟脑 50 g；邻苯二甲酸二丁酯 30 g，聚乙烯醇缩甲乙醛 15 g，二氯二氟甲烷 666.7 g。

【制法】以上9味药材，白芷、徐长卿、金果榄、莪术、桂枝分别粉碎成粗粉，混合均匀；照流浸膏剂与浸膏剂项下的渗漉法（《中国药典》2000年版一部附录Ⅰ O），用90%乙醇作溶剂，浸渍48 h后，以每分钟20 mL的速度缓缓渗漉，收集初漉液200 mL，备用；继续收集续漉液1500 mL，减压回收乙醇至总量约340 mL，备用；另将雪上一枝蒿粉碎成粗粉，照流浸膏剂与浸膏剂项下的渗漉法，用90%乙醇作溶剂，浸渍48 h后，以每分钟0.12 mL的速度缓缓渗漉，收集渗滤液约240 mL，减压回收乙醇至总量约120 mL，与上述浓缩渗滤液及初漉液合并，备用；薄荷脑、颠茄流浸膏及樟脑加90%乙醇150 mL使溶解，过滤，滤液备用；邻苯二甲酸二丁酯及聚乙烯醇缩甲乙醛加丙酮使溶解，加入上述两种药液，混匀，再加90%乙醇适量，静置，过滤，灌装，每瓶压装二氯二氟甲烷20 g，即得。

【性状】本品为棕黄色的液体；气特异。

【功能与主治】活血止痛，祛风除湿。用于扭伤、挫伤、风湿骨痛、腰背酸痛。

【用法与用量】外用，喷涂于患处，一日1～2次。

【注意】①外用药，不得入口；②内有压力，勿在高于50 ℃的环境中使用。勿近火源。

【规格】每瓶装50 g。

【贮藏】密封，置阴凉处。

二、新力正骨喷雾剂[33]

【处方】三七267 g，川乌3.33 g，草乌3.33 g，川芎1.67 g，乳香1.67 g，没药1.67 g，威灵仙6.67 g，丁香1.67 g，栀子6.67 g，大黄6.67 g，黄柏6.67 g，海风藤6.67 g，三棱6.67 g，续断3.33 g，土鳖虫6.67 g，当归6.67 g，莪术3.33 g，牛膝6.67 g，降香3.33 g，独活3.33 g，红花1.33 g，五加皮6.67 g，蒲公英3.33 g，枫荷桂3.33 g，白芷6.67 g，小罗伞6.67 g，大罗伞3.33 g，小驳骨6.67 g，细辛3.33 g，十八症3.33 g，千斤拔6.67 g，杜仲6.67 g，大驳骨6.67 g，鹰不扑5 g，大力王6.7 g，救必应6.7 g，丢了棒6.7 g，走马胎67 g，两面针6.67 g，樟脑30 g，薄荷脑10 g，徐长卿6.67 g，木香3.33 g，鸡骨香6.67 g。

【制法】以上44味药材，除薄荷脑、樟脑外，其余三七等42味粉碎成粗粉，用80%乙醇浸渍2次，第一次7 d，第二次5 d，合并浸渍液，备用；药渣加水进行水蒸气蒸馏，收集蒸馏液，与浸渍液合并，再加水至规定量，加入薄荷脑、樟脑，搅拌使溶解，静置 24 h，过滤，即得。

【性状】本品为棕色至红棕色的液体；气特异。

【功能与主治】接骨强筋，活血散瘀，消肿镇痛。用于各种骨折，脱臼及肌肉、筋骨跌打损伤，风湿性关节炎。

【用法与用量】外擦，一日数次；骨折，脱臼者先用药涂擦患处周围止痛，待复位后再用药棉浸透药液敷上，固定，1～2 h 后，去掉药棉，以后一日擦药 2～3 次。

【注意】①外用药，不可内服；②本品刺激性强，应视其皮肤情况，酌情掌握敷药时间，以免药力过度刺激，引起皮炎；③本品含有马兜铃科植物细辛，在医生指导下使用，定期复查肾功能。

【规格】每瓶装：①15 mL；②30 mL。

【贮藏】密闭，置阴凉干燥处。

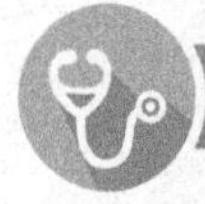

第九节　酒剂和酊剂

酒剂系指药材用蒸馏酒提取制成的澄清液体制剂。酒剂又名药酒。酒剂在我国已有数千年的历史，《黄帝内经》对酒的制作、酒的性状及酒治病症进行了详细的描述。《千金方》中记载了较多的酒剂方，涉及中医内科多个方面，更在妇科、儿科的应用中有较为突出的论述，是我国现存最早的对药酒的专题论著。酒本身有行血活络的功效，易于吸收和发散，因此酒剂通常主用于风寒湿症，具有祛风活血、止痛散瘀的功效，但小儿、孕妇、心脏病及高血压患者不宜服用[34]。酊剂系指将原料药物用规定浓度的乙醇提取或溶解而制成的澄清液体制剂，也可用流浸膏稀释制成，供口服或外用。中药酊剂成分复杂，在储存中易发生沉淀，可以先测定乙醇含量，调整至规定浓度，如仍有沉淀，可滤去，再测定有效成分含量，并调至规定的标准即可。酊剂具有收敛散风、杀虫止痒、活血通络的功效，适用于各种慢行或瘙痒性皮肤病以及浅表真菌病等。溶剂中含有较多乙醇，凡急性炎症性皮肤病和有破皮、糜烂者均禁用，头面、会阴或皮肤薄嫩处禁用，儿童、孕妇、心脏病及高血压等患者也不宜内服使用。

以下列出含莪术的酒剂和酊剂。

一、三七药酒[35]

【处方】三七 50 g，莪术 40 g，全蝎 10 g，土鳖虫 30 g，补骨脂 50 g，淫

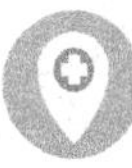

羊藿 50 g，四块瓦 60 g，叶下花 80 g，当归 60 g，牛膝 50 g，五加皮 60 g，制川乌 20 g，苏木 40 g，大血藤 60 g，延胡索（醋制）40 g，血竭 10 g，红花 20 g，乳香（醋制）30 g，没药（醋制）30 g，川芎 30 g，香附（醋制）40 g。

【制法】以上 21 味药材，三七、全蝎、土鳖虫、血竭粉碎成粗粉，其余补骨脂等 17 味粉碎成最粗粉，与三七等 4 味药粉混合，照流浸膏剂与浸膏剂项下的渗漉法（《中国药典》2020 年版一部附录Ⅰ O），用 50 度以上白酒（乙醇占白酒的体积分数为 50%）作溶剂，密闭浸泡 15 d 后，缓缓渗漉，收集渗漉液 8400 mL，静置，过滤，即得。

【性状】本品为红棕色的澄清液体；气香，味苦、微麻。

【功能与主治】舒筋活络，散瘀镇痛，祛风除湿，强筋壮骨。用于跌打损伤，风湿骨痛，四肢麻木。

【用法与用量】口服，一次 10 ～ 15 mL，一日 2 次。

【禁忌】孕妇忌用。

【贮藏】密封，置阴凉处。

二、跌打药酒[36]

【处方】当归 174 g，赤芍（制）228 g，刘寄奴 137 g，三棱（制）137 g，土鳖虫（制）70 g，三七 1.8 g，红花 84 g，泽泻 137 g，泽兰 91 g，川芎（制）137 g，牡丹皮 228 g，桃仁 137 g，莪术（制）137 g。

【制法】以上 13 味，粉碎成粗粉，蒸熟，置容器内，加入米酒 11000 mL，密闭浸渍 60 d，过滤，加入适量的单糖浆及焦糖，静置，过滤，即得。

【性状】本品为棕黄色的澄清液体；气香。

【功能与主治】活血散瘀，消肿止痛。用于跌打损伤，瘀血肿痛，筋骨酸痛。

【用法与用量】口服，一次 10 ～ 20 mL，一日 2 ～ 3 次；外用，擦患部。

【贮藏】密封，置阴凉处。

三、三香跌打损伤酒[37]

【处方】柴胡 10 g，当归 10 g，川芎 10 g，赤芍 5 g，黄芩 5 g，桃仁 5 g，五灵脂 5 g，续断 5 g，骨碎补（烫）5 g，苏木 5 g，红花 3.5 g，马钱子（沙烫）5 g，三棱 3.5 g，莪术 3.5 g，乳香（醋炙）2.5 g，蔗糖 50 g。

【制法】以上 15 味药材，粉碎成粗粉，照流浸膏剂与浸膏剂项下的渗漉法（《中国药典》2000 年版一部附录Ⅰ O），用白酒适量作溶剂，浸渍 48 h 后，缓缓渗漉，收集渗漉液 800 mL。另取蔗糖，制成糖浆，加入上述漉液中，搅拌，静置，过滤，制成规定量，即得。

【性状】本品为棕红色的澄清液体；味微甜、略苦。

【功能主治】舒筋活血，散瘀止痛。用于跌打损伤，瘀血凝滞，红肿疼痛，筋络不舒。

【用法用量】口服，一次 20～30 mL，一日 2 次。

【禁忌】孕妇忌服。

【规格】每瓶装 250 mL。

【贮藏】密封，置阴凉处。

四、消肿止痛酊[38]

【处方】木香 47 g，防风 47 g，荆芥 47 g，细辛 47 g，五加皮 47 g，桂枝 47 g，牛膝 47 g，川芎 47 g，徐长卿 47 g，白芷 70 g，莪术 47 g，红杜仲 70 g，大罗伞 100 g，小罗伞 70 g，两面针 100 g，黄藤 95 g，栀子 100 g，三棱 70 g，沉香 32.5 g，樟脑 55 g，薄荷脑 55 g。

【制法】以上 21 味，除樟脑、薄荷脑外，其余木香等 19 味粉碎成粗粉，用 53% 乙醇作溶剂，浸渍 28 h 后，缓缓渗漉，收集渗漉液 8700 mL，另器保存；取樟脑、薄荷脑加适量乙醇使溶解，与上述漉液混匀，加 53% 乙醇至 10000 mL，混匀，静置，过滤，即得。

【性状】本品为黄褐色的澄清液体；气芳香，味辛、苦。

【功能与主治】舒筋活络，消肿止痛。用于跌打扭伤，风湿骨痛，无名肿毒及腮腺炎肿痛。用于治疗手、足、耳部位的Ⅰ度冻疮（急性期），症见局部皮肤肿胀、瘙痒、疼痛。

【用法与用量】外用，擦患处。口服，一次 5～10 mL，一日 1～2 次；必要时饭前服用。用于冻疮：外用，擦患处，待自然干燥后，再涂搽一遍，一日 2 次，疗程 7 d。

【注意】①偶见局部刺痛；②孕妇禁用；③对本品过敏者禁用；④破损皮肤禁用；⑤对乙醇过敏者禁用；⑥过敏体质或对多种药物过敏者慎用。

【贮藏】密封，置阴凉处。

五、云香祛风止痛酊[39]

【处方】白芷 28.8 g，大皂角 28.8 g，桂枝 57.7 g，木香 43.3 g，莪术

43.3 g，五味藤86.5 g，豆豉姜57.7 g，千斤拔57.7 g，朱砂根57.7 g，羊耳菊57.7 g，枫荷桂57.7 g，虎杖57.7 g，买麻藤72.1 g，过岗龙86.5 g，广西海风藤86.5 g，穿壁风72.1 g，香樟86.5 g，徐长卿14.4 g，山豆根14.4 g，细辛14.4 g，薄荷脑57.7 g，樟脑57.7 g。

【制法】以上22味，除徐长卿、山豆根、细辛、薄荷脑、樟脑及五味藤36.1 g分别粉碎成粗粉，其余白芷等16味及剩余的五味藤，加乙醇1000 mL及水适量，密闭，加热回流提取7 h后，进行蒸馏，收集蒸馏液约1200 mL，加入上述徐长卿、山豆根、细辛及五味藤粗粉，搅匀，浸渍48 h。取浸渍液，加入薄荷脑、樟脑，搅匀使溶解，过滤，滤液调整总量至1000 mL，即得。

【性状】本品为浅黄棕色至棕色的澄清液体；气芳香，味辛辣而清凉。

【功能与主治】祛风除湿，活血止痛。用于风湿骨痛，伤风感冒，头痛、肚痛，心胃气痛，冻疮。

【用法与用量】口服。一次0.5～2 mL，一日2～3次，小儿酌减；外用取适量，搽患处。

【注意】孕妇与未满3岁儿童忌内服。

【规格】每瓶装：①12 mL；②15 mL；③30 mL。

【贮藏】密封，置阴凉处。

六、伤筋正骨酊[40]

【处方】细辛1.5 g，独活6.75 g，泽兰10 g，莪术13.5 g，草乌10 g，乌药13.5 g，威灵仙10 g，续断10 g，过江龙20 g，天南星10 g，当归10 g，两面针13.5 g，半夏10 g，川乌13.5 g，石菖蒲6.8 g，良姜6.75 g，买麻藤20 g，丢了棒16.75 g，穿破石13.5 g，大皂角10 g，小驳骨1.5 g，十八症20 g，小罗伞13.5 g，大驳骨16.75 g，木香8.5 g，桂枝16.25 g，徐长卿20 g，白芷12 g，薄荷脑11.2 g，冰片9.3 g，樟脑7.5 g。

【制法】以上31味，取细辛等前24味药，加750 mL乙醇浸泡2 h，回流提取6 h，醇提液置蒸馏罐中蒸馏，收集蒸馏液；取木香、桂枝、徐长卿、白芷分别粉碎成粗粉，加入上述蒸馏液中，加热回流3 h，冷却，静置24 h，过滤，加入薄荷脑、冰片、樟脑搅拌溶解，加乙醇和水至规定量，使乙醇浓度达76%～86%，分装，即得。

【性状】本品为棕红色的澄明液体；气芳香。

【规格】每瓶装：①15 mL；②30 mL。

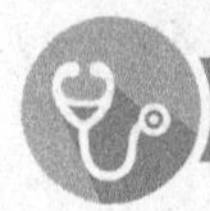

第十节　搽　剂

搽剂系指原料药物用乙醇、油或适宜的溶剂制成的液体制剂，供无破损皮肤揉擦用。其中中药搽剂的原料药物主要包括中药材提取物和药材细粉等。搽剂最早出现于我国现存最早的古医方《五十二病方》，当中记载搽剂是利用自然界中常见的某种药物不加炮制而稍做加工后直接使用，为人类早期对天然药物的一种原生态使用方法。后又出现于晋朝葛洪的《肘后备急方》，已发展到用溶剂制备。随着工艺的不断进步，搽剂逐渐发展到现在的外用液体制剂。搽剂的分散剂随其作用不同而有所区别。用于镇痛和对抗刺激的搽剂多用乙醇或二甲基亚砜稀释液为溶剂，有利于药物的穿透。保护性搽剂多用油为分散媒，具有润滑作用，使皮肤不干燥，并有清除鳞屑痂皮的作用。乳浊液型搽剂多用肥皂作乳化剂，有润滑作用，并能软化皮肤而有利于药物穿透。

以下列出含莪术的搽剂。

一、十二味痹通搽剂[41]

【处方】 土荆芥 60 g，灯盏细辛 60 g，钻地风 30 g，透骨香 15 g，苕叶细辛 10 g，花椒 10 g，草乌 10 g，见血飞 25 g，何首乌 50 g，虎杖 20 g，三棱 20 g，莪术 20 g。

【制法】 以上 12 味，用 50% 乙醇浸渍提取 2 次，第一次浸渍 10 d，第二次浸渍 10 d，每天搅拌两次，过滤，合并滤液，加 50% 乙醇至规定量，混匀，静置 14 d，过滤，灌装，即得。

【性状】 本品为棕黄色液体，久置有沉淀；气香。

【功能与主治】 苗医：抬奥，抬强腿。中医：祛风除湿、活血化瘀、消肿止痛。用于寒湿痹症、闪挫伤筋等症。

【用法与用量】 外用。每次用药棉球蘸取药液适量（5～10 mL）涂搽患处，然后用梅花针轻叩该处皮肤，多次重复，直至皮肤下有蚁行或发热麻木感。每日 2～3 次。轻者 1 个疗程（10 d），较重者 2～3 个疗程。

【禁忌】 孕妇、年老体弱者、心功能不全者及有出血倾向者忌用。

【规格】 每瓶装：①30 mL；②60 mL；③125 mL。

【贮藏】 避光，密闭。

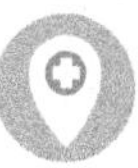

二、无敌止痛搽剂[42]

【处方】生川乌，生草乌，生南星，红花，莪术，冰片，乳香，没药，姜黄，丁香，细辛，赤芍。

【制法】以上12味，除冰片外，其余11味粉碎成粗粉，加75%乙醇适量浸泡，照流浸膏剂与浸膏剂项下的渗漉法（附录ⅠO）以75%乙醇为溶剂，缓缓渗漉，收集渗漉液，静置，过滤；滤液加入冰片使溶解，即得。

【性状】本品为棕黄色的液体，久置可有微量混浊；气特异。

【功能与主治】软坚散结，消肿止痛，活血化瘀，通利经脉。用于急、慢性扭、挫伤，骨质增生，冻疮及腰椎间盘脱出。

【用法与用量】外用搽患处；每日3～4次。

【规格】每瓶装：①20 mL；②40 mL；③60 mL；④80 mL。

【禁忌】①本品系外用制剂，不可内服；②有创口者禁用；③孕妇禁用。

【贮藏】密封。

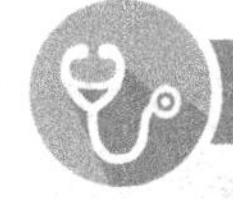

第十一节　外用膏剂

外用膏剂系指采用适宜的基质将药物制成主要供外用的半固体或近似固体的一类制剂。外用膏剂是中药五大传统剂型之一，应用历史非常悠久，早在《山海经》中就记载了“xie 羊脂”，《黄帝内经》中也记述了“tun 膏”。此类制剂广泛用于皮肤科和外科，易于涂布或粘贴于皮肤、黏膜或创面上，具有保护创面、润滑皮肤和局部治疗作用或全身治疗作用。近年来，随着透皮给药系统的研究迅速发展，外用膏剂的应用范围更为广阔，在药剂学中的地位日益重要，已是日常医药卫生工作中不可或缺的一种中药制剂。

一、阿魏化痞膏[43]

【处方】香附20 g，厚朴20 g，三棱20 g，莪术20 g，当归20 g，生草乌20 g，生川乌20 g，大蒜20 g，使君子20 g，白芷20 g，穿山甲20 g，木鳖子20 g，蜣螂20 g，胡黄连20 g，大黄20 g，蓖麻子20 g，乳香3 g，没药3 g，芦荟3 g，血竭3 g，雄黄15 g，肉桂15 g，樟脑15 g，阿魏20 g。

【制法】以上24味，除阿魏、樟脑外，乳香、没药、芦荟、血竭、肉桂粉碎成细粉；雄黄水飞成极细粉，与上述粉末配研，过筛，混匀。其余香附等16味酌予碎断，与食用植物油2400 g同置锅内炸枯，去渣，过滤，炼至滴水成珠。另取红丹750～1050 g，加入油内，搅匀，收膏，将膏浸泡于水中。取膏，用文火熔化，加入阿魏、樟脑及上述粉末，搅匀，分摊于布上，即得。

【性状】本品为摊于布上的黑膏药。

【功能与主治】化痞消积。用于气滞血凝，癥瘕痞块，脘腹疼痛，胸胁胀满。

【用法与用量】外用，加温软化，贴于脐上或患处。

【注意】孕妇禁用。

【规格】每张净重6 g或12 g。

【贮藏】密闭，置阴凉干燥处。

二、水蓬膏[44]

【处方】水蓬花（或子）10 g，红大朝10 g，穿山甲10 g，当归10 g，肉桂10 g，芫花10 g，莪术10 g，大黄10 g，芦荟10 g，秦艽10 g，三棱10 g，血竭10 g。

【制法】以上12味，除芦荟、肉桂、血竭粉碎成细粉，混匀，过筛外，水蓬花等9味碎断，取食用植物油4800 g同置锅内炸枯，炼油至滴水成珠，去渣过滤，加入红丹（每400 g炼油加红丹150 g）搅匀，收膏，将膏浸泡水中。取膏用文火熔化，加上述芦荟等粉末搅匀，分摊于布或纸上，即得。

【性状】本品为摊于布或纸上的黑膏药。

【功能与主治】消胀利水，活血化瘀。用于胸腹积水，胀满疼痛，积聚痞块，四肢浮肿，小便不利。

【用法与用量】温热软化贴肚腹。

【禁忌】孕妇忌贴。

【规格】每张净重20 g或10 g。

【贮藏】置阴凉处。

三、万灵筋骨膏[45]

【处方】生川乌35 g，生草乌35 g，独活27 g，羌活24 g，麻黄27 g，防风24 g，当归51 g，莪术35 g，三棱35 g，香附24 g，土鳖虫24 g，木鳖子35 g，蓖麻子35 g，大黄24 g，五倍子24 g，牵牛子24 g，红大戟27 g，芫花24 g，甘遂24 g，巴豆27 g，猪牙皂27 g，柳枝543 g，肉桂120 g。

【制法】以上23味，除肉桂粉碎成细粉外，生川乌等22味，酌予碎断，用芝麻油7300 g同置锅内炸枯，去渣，过滤，油液炼至滴水成珠。每1500 g炼油加入红丹500 g，收膏，将膏浸泡于水中。取膏800 g用文火熔化，将肉桂粉加入搅匀，分摊于布上，即得。

【性状】本品为摊于布上的黑膏药。

【功能与主治】散风活血，舒筋定痛。用于风寒湿邪，伤于筋骨，关节疼痛，四肢麻木，行动艰难。

【用法与用量】生姜擦净患处或穴位，将本品加温软化，贴于患处或穴位。

【禁忌】孕妇忌贴脐腹部。

【规格】每张净重15 g或30 g。

【贮藏】置阴凉干燥处。

四、香药风湿止痛膏[46]

【处方】乳香25 g，没药25 g，丁香12.5 g，肉桂50 g，红花25 g，川乌37.5 g，草乌37.5 g，荆芥50 g，防风50 g，干姜37.5 g，金银花25 g，白芷50 g，三棱50 g，莪术50 g，冰片25 g，当归25 g，薄荷脑25 g，樟脑25 g，松香450 g，苯海拉明6.25 g，水杨酸甲酯37.5 g，橡胶400 g，氧化锌525 g，凡士林175 g，石蜡12.5 g，汽油500 g。

【制法】以上20味药，取乳香、没药、丁香制成粗粉，用90%乙醇取3次，第一次3 h，第二、第三次各2 h，合并提取液，加入冰片、樟脑、薄荷脑、水杨酸甲酯、苯海拉明使溶解，备用。肉桂等11味酌予碎断，加水煎煮16 h，过滤，滤液浓缩成相对密度为1.15（80 ℃）的清膏。取橡胶轧成网状，用汽油泡12 h后，充分搅拌使溶解，依次加入熔融的松香、氧化锌的混合物，取凡士林、石蜡制成基质；再将稠膏和醇溶液与基质混匀，制成涂料，进行涂膏，切段，盖衬，切成小块，即得。

【性状】本品为灰白色的片状橡胶膏；气芳香。

【功能与主治】祛风除湿，化瘀止痛。用于风寒湿痹引起的腰、肩、四肢、关节、肌肉诸痛。

【用法与用量】外用贴患处。

【禁忌】孕妇忌用。

【规格】每片8 cm×13 cm。

【贮藏】密封，置阴凉处。

五、退障眼膏[47]

【处方】 决明子 30 g，木贼 20 g，谷精草 20 g，蛇蜕 2.5 g，羌活 15 g，海藻 25 g，莪术 15 g，苍术（炒）15 g，黄精 25 g，枸杞子 20 g，密蒙花 15 g，白蒺藜 20 g，蝉蜕 25 g，石决明 25 g，昆布 25 g，威灵仙 15 g，细辛 7.5 g，当归 20 g，何首乌 25 g。

【制法】 以上 19 味，加水煎煮 3 次，每次 1 h，合并煎液，过滤，取滤液浓缩至相对密度为 1.15～1.20（20 ℃）的清膏，加 3～5 倍乙醇，使沉淀，回收乙醇，浓缩至相对密度为 1.40（20 ℃）的稠膏，加 9 倍灭菌基质（凡士林 - 羊毛脂 - 液体石蜡质量比 8∶1∶0.8），混匀，灌装，即得。

【性状】 本品为黄棕色的油膏；气芳香。

【功能与主治】 明目退翳。用于初发白内障及角膜斑翳。

【用法与用量】 外用涂眼。一次 0.05～0.1 g，一日 3 次。

【规格】 每支装：①2.5 g；②4.0 g。

【贮藏】 密闭，置阴凉干燥处保存。

参考文献

[1] 李恒，易东阳. 中药制剂技术 [M]. 北京：人民卫生出版社，2020.
[2] 李范珠，李永吉. 中药药剂学 [M]. 北京：人民卫生出版社，2017.
[3] 中华人民共和国卫生部药典委员会. 中华人民共和国卫生部药品标准 中药成方制剂：第三册 [M]. 北京：化学工业出版社，1991：205.
[4] 中华人民共和国卫生部药典委员会. 中华人民共和国卫生部药品标准 中药成方制剂：第七册 [M]. 北京：化学工业出版社，1991：168.
[5] 中华人民共和国卫生部药典委员会. 中华人民共和国卫生部药品标准 中药成方制剂：第十册 [M]. 北京：化学工业出版社，1991：12.
[6] 尹兴斌，曲昌海，董晓旭，等.《中国药典》2020 年版一部收录中成药制法规律分析 [J/OL]. 中国中药杂志，2022：1－9. DOI：10.19540/j.cnki.cjcmm.20220419.601.
[7] 中华人民共和国卫生部药典委员会. 中华人民共和国卫生部药品标准 中药成方制剂：第十七册 [M]. 北京：化学工业出版社，1991：205.
[8] 国家药典委员会. 中华人民共和国药典：一部 [M]. 北京：中国医药科

技出版社，2020：714.
[9] 国家药典委员会. 中华人民共和国药典：一部 [M]. 北京：中国医药科技出版社，2020：1183.
[10] 国家药典委员会. 中华人民共和国药典：一部 [M]. 北京：中国医药科技出版社，2020：1761.
[11] 中华人民共和国卫生部药典委员会. 中华人民共和国卫生部药品标准中药成方制剂：第九册 [M]. 北京：化学工业出版社，1991：111.
[12] 中华人民共和国卫生部药典委员会. 中华人民共和国卫生部药品标准中药成方制剂：第二十册 [M]. 北京：化学工业出版社，1991：213.
[13] 国家药典委员会. 中华人民共和国药典：一部 [M]. 北京：中国医药科技出版社，2020：612.
[14] 中华人民共和国卫生部药典委员会. 中华人民共和国卫生部药品标准中药成方制剂：第十二册 [M]. 北京：化学工业出版社，1991：96.
[15] 国家药典委员会. 中华人民共和国药典：一部 [M]. 北京：中国医药科技出版社，2020：1188.
[16] 中华人民共和国卫生部药典委员会. 中华人民共和国卫生部药品标准中药成方制剂：第二册 [M]. 北京：化学工业出版社，1991：140.
[17] 中华人民共和国卫生部药典委员会. 国家中成药标准汇编口腔肿瘤儿科分册 [M]. 北京：化学工业出版社，1991：477.
[18] 中华人民共和国卫生部药典委员会. 中华人民共和国卫生部药品标准中药成方制剂：第五册 [M]. 北京：化学工业出版社，1991：56.
[19] 中华人民共和国卫生部药典委员会. 中华人民共和国卫生部药品标准中药成方制剂：第二册 [M]. 北京：化学工业出版社，1991：139.
[20] 国家药典委员会. 中华人民共和国药典：一部 [M]. 北京：中国医药科技出版社，2020：662.
[21] 国家药典委员会. 中华人民共和国药典：一部 [M]. 北京：中国医药科技出版社，2020：1077.
[22] 中华人民共和国卫生部药典委员会. 国家中成药标准汇编 内科心系分册 [M]. 北京：化学工业出版社，1991：179.
[23] 中华人民共和国卫生部药典委员会. 中华人民共和国卫生部药品标准中药成方制剂：第九册 [M]. 北京：化学工业出版社，1991：87.
[24] 中华人民共和国卫生部药典委员会. 国家中成药标准汇编　骨伤科分册 [M]. 北京：化学工业出版社，1991：170.

[25] 国家药典委员会. 中华人民共和国药典：一部 [M]. 北京：中国医药科技出版社，2020：964.
[26] 中华人民共和国卫生部药典委员会. 中华人民共和国卫生部药品标准中药成方制剂：第六册 [M]. 北京：化学工业出版社，1991：87.
[27] 国家药典委员会. 中华人民共和国药典：一部 [M]. 北京：中国医药科技出版社，2020：1553.
[28] 国家药典委员会. 中华人民共和国药典：一部 [M]. 北京：中国医药科技出版社，2020：949.
[29] 国家药典委员会. 中华人民共和国药典：一部 [M]. 北京：中国医药科技出版社，2020：1349.
[30] 国家药典委员会. 中华人民共和国药典：二部 [M]. 北京：中国医药科技出版社，2020：976.
[31] 中华人民共和国卫生部药典委员会. 国家中成药标准汇编　外科妇科分册 [M]. 北京：化学工业出版社，1991：154.
[32] 中华人民共和国卫生部药典委员会. 国家中成药标准汇编　骨伤科分册 [M]. 北京：化学工业出版社，1991：21.
[33] 中华人民共和国卫生部药典委员会. 国家中成药标准汇编　骨伤科分册 [M]. 北京：化学工业出版社，1991：347.
[34] 高炳淼，王勇，李海龙，等. 药用植物砂仁研究进展 [M]. 北京：科学出版社，2018：122.
[35] 中华人民共和国卫生部药典委员会. 中华人民共和国卫生部药品标准中药成方制剂：第十一册 [M]. 北京：化学工业出版社，1991：10.
[36] 中华人民共和国卫生部药典委员会. 中华人民共和国卫生部药品标准中药成方制剂：第九册 [M]. 北京：化学工业出版社，1991：202.
[37] 中华人民共和国卫生部药典委员会. 国家中成药标准汇编　骨伤科分册 [M]. 北京：化学工业出版社，1991：195.
[38] 国家药典委员会. 中华人民共和国药典：一部 [M]. 北京：中国医药科技出版社，2020：1527.
[39] 国家药典委员会. 中华人民共和国药典：一部 [M]. 北京：中国医药科技出版社，2020：637.
[40] 中华人民共和国卫生部药典委员会. 国家中成药标准汇编　骨伤科分册 [M]. 北京：化学工业出版社，1991：46.
[41] 中华人民共和国卫生部药典委员会. 国家中成药标准汇编　脑系经络肢

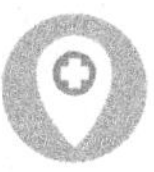

体分册［M］. 北京：化学工业出版社，1991：514.

［42］中华人民共和国卫生部药典委员会. 中华人民共和国卫生部药品标准　中药成方制剂：第十九册［M］. 北京：化学工业出版社，1991：42.

［43］国家药典委员会. 中华人民共和国药典：一部［M］. 北京：中国医药科技出版社，2020：1086.

［44］中华人民共和国卫生部药典委员会. 中华人民共和国卫生部药品标准　中药成方制剂：第十七册［M］. 北京：化学工业出版社，1991：41.

［45］中华人民共和国卫生部药典委员会. 中华人民共和国卫生部药品标准　中药成方制剂：第一册［M］. 北京：化学工业出版社，1991：16.

［46］中华人民共和国卫生部药典委员会. 国家中成药标准汇编　脑系经络肢体分册［M］. 北京：化学工业出版社，1991：552.

［47］中华人民共和国卫生部药典委员会. 中华人民共和国卫生部药品标准　中药成方制剂：第十二册［M］. 北京：化学工业出版社，1991：149.

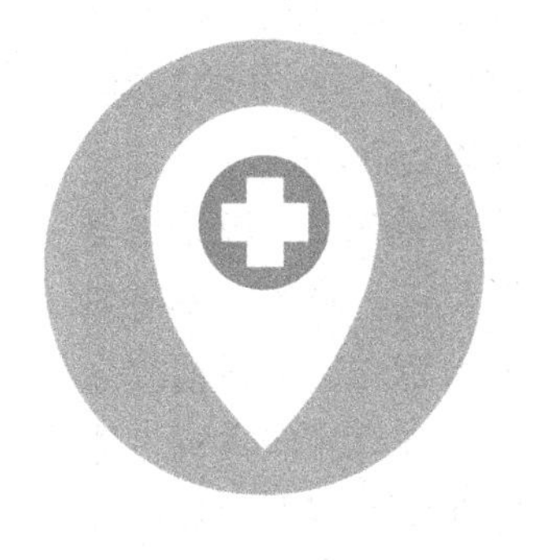

第七章 莪术在药物新剂型和新技术中的应用

进入21世纪后，随着科技的进步和现代药学的发展，以及各种边缘学科甚至是自然学科的相互交叉、渗透，一些新剂型、新工艺、新技术不断出现在中药制剂的研究领域内，而且发展十分迅速，并在较短的时间内运用到了中药制剂的研究上，如环糊精包合技术、固体分散技术、微囊技术、脂质体技术、缓控释制剂、靶向制剂、经皮给药系统等。这些新剂型和新技术从整体上提高了中药制剂的现代化水平，提升了中药制剂质量与疗效的稳定，是中药产业提高核心竞争力、促进中药国际化方向发展的必由之路。

现代药理学研究表明，莪术挥发油中的莪术醇、莪术酮和β-榄香烯等成分是抗肿瘤的主要活性成分，但莪术油难溶于水、不稳定、味苦、不易口服、生物利用度低等缺点限制了在临床的广泛应用。第六章介绍了目前临床上含有莪术的成方制剂，包括注射剂、颗粒剂、片剂、栓剂等，但这远不能满足临床用药需求，也没能充分发挥其疗效。《中国药典》中莪术油只以莪术油葡萄糖注射液作为抗病毒药收载。近年来，新剂型和新技术在莪术中的应用也越来越广泛，主要有微囊、微球、脂质体、纳米粒、包合物等新型制剂。与传统剂型相比，新剂型和新技术能提高莪术油的稳定性、生物利用度和对肿瘤的靶向性，掩盖不良气味和苦味，减少刺激性，降低毒副作用，以及提供不同的给药途径，等等，从而达到莪术油的最优治疗效果。

第一节　脂质体

脂质体一般是由磷脂和胆固醇构成，将药物包封于类脂双分子层薄膜中间的超微球形制剂，由于结构上类似生物膜，故又称为“人工生物膜”。脂质体最早于1965年由英国的Bangham和Standish提出，他们发现磷脂分散在水中可自发形成球形的、自我封闭的多层囊泡结构。1988年第一个脂质体——益康唑脂质体凝胶由瑞士Cilag制药公司注册上市销售，1995年注射剂两性霉素B脂质体在欧洲上市，随后愈来愈多的脂质体产品上市并在临床中得到广泛使用。目前在我国上市销售的脂质体有注射用紫杉醇脂质体、注射用两性霉素B脂质体和盐酸多柔比星脂质体注射液等。脂质体作为一种新型的药物载体，由于其具有磷脂双分子层膜结构，与生物膜的结构非常接近，易于被机体分解；由于其纳米级别的粒径，具有被动靶向性的特征，经过修饰的脂质体可以制成pH敏感脂质体、温度敏感脂质体、糖基脂质体、免疫脂质体等，可以实现主动靶向性。常用的制备方法有薄膜法、反向蒸发

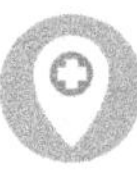

法、溶剂注入法、复乳法、pH 梯度法和硫酸铵梯度法等。

陈积等[1]选用了薄膜分散法、逆向蒸发法、乙醇注入法 3 种传统制备方法分别制备复方莪术油脂质体（ZTOC-LPS），以复方莪术油中莪术油（以吉马酮表征）和维 A 酸的包封率及载药量为评价指标。结果发现用乙醇注入法制备的脂质体的包封率和载药量较高，且该法条件温和，操作简单方便、廉价，不易使敏感药物成分发生变性，可以避免使用有毒的有机溶剂。筛选出的最优制备工艺为每 1 mL 脂质体中大豆卵磷脂（SPC）4 mg、SPC－胆固醇（CH）质量比 3∶1、莪术油－脂质质量比 1∶9、维 A 酸－脂质质量比 1∶70、水浴温度 55 ℃。包封率是评价脂质体制剂质量好坏的最重要指标，也是其能否发挥较普通制剂高效、低毒特点的关键。粒径大小是脂质体质量控制的关键之一，Zeta 电位是衡量脂质体稳定性的重要指标之一，PDI 是脂质体粒子分布均匀性的直观呈现。所制 3 批脂质体中莪术油和维 A 酸的平均包封率分别为（64.63 ± 1.00)% 和（90.33 ± 0.72)%，载药量分别为(9.09 ±0.14)%和（1.43 ±0.02)%，粒径为（257.41 ±7.58）nm，Zeta 电位为（－38.77 ±0.81）mV，多分散系数为 0.10 ±0.04；离心加速试验结果显示脂质体具有良好的物理稳定性；脂质体样品在（4 ±2）℃条件下放置 1 个月时各项考察指标均未发生明显变化。

张尚前[2]采用薄膜分散法制备 DSPE-PEG2000 修饰的莪术醇长循环脂质体，制备得到的长循环脂质体粒径分布集中、分散均匀，平均包封率为 80.24%。体外释放缓慢具有明显的缓释效应，可能由于 DSPE-PEG2000 的修饰，伸展的 PEG 长链在脂质体表面形成了一层水化膜，导致药物释放减慢。在细胞摄取实验中，载香豆素－6 长循环脂质体可增强人三阴性乳腺癌 MDA-MB231 细胞的摄取，这可能与长循环脂质体表面的 PEG 链的水化作用和细胞有更好的亲和力有关。在细胞毒性实验中，莪术醇长循环脂质体的体外抗肿瘤活性强于同浓度的莪术醇普通脂质体和游离莪术醇，推测可能与脂质体能改善莪术醇在水中的溶解度和延长莪术醇在胞内的滞留时间有关，从而发挥更强的抑制肿瘤细胞作用。另外长循环脂质体可通过增加细胞摄取，进而发挥莪术醇对 MDA-MB231 细胞的毒性作用，故表现出较强的肿瘤细胞毒性作用。

李文杰[3]以酶催化法合成的半乳糖硬脂酸酯作为肝靶向修饰物，制备具有肝靶向性的莪术醇脂质体（Gal-Cur-LPS）。体外抗肿瘤实验结果显示，由本工艺制得的半乳糖修饰空白脂质体（Gal-LPS）对细胞无损伤作用；体内外抗肿瘤实验结果均表明 Gal-Cur-LPS 可大幅度增加其在肝脏的富集量，其抗癌活性比 Cur 及其普通脂质体（Cur-LPS）显著增强。Gal-Cur-LPS 和 Cur-LPS 的保肝作用比 Cur 显著增强，但 Gal-Cur-LPS 的保肝作用与 Cur-LPS 相比增强并不明显。以上结果提示，利用本工艺将 Cur 制备成肝靶向脂质体后可赋予 Cur 良好的肝靶向性，显著增强其抗肝癌效果，充分发挥其抗肝癌和保肝作用。

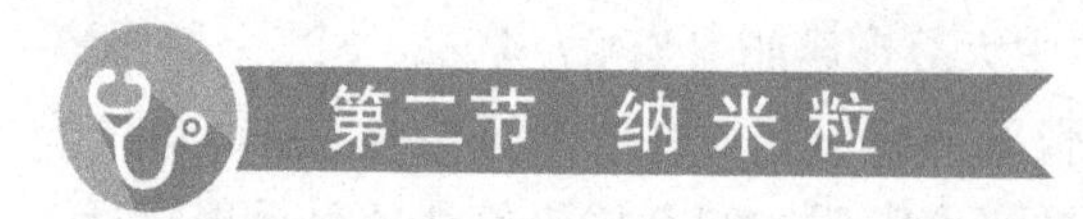

第二节 纳米粒

一、普通纳米粒

20 世纪 70 年代，Narty 等人首先将纳米粒作为药物载体，在药剂学中纳米粒是指粒径在 10～100 nm 的粒子。药物纳米粒主要包括药物纳米晶和载药纳米粒两类，药物纳米晶是将药物直接制备成纳米尺度的药物晶体，并制备成适宜的制剂以供临床使用；载药纳米粒是将药物以溶解、分散、吸附或包裹于适宜的载体或高分子材料中形成的纳米粒。

当药物与纳米粒载体结合后，可隐藏药物的理化特性，其分布过程转而依赖于载体的理化特性。纳米粒经过静脉注射一般被网状内皮系统（RES）的单核巨噬细胞摄取，主要分布于肝（60%～90%）、脾（2%～10%）和肺（3%～10%）。用亲水性材料如聚乙二醇衍生物对纳米载体表面修饰后，可逃避 RES 的快速捕获，延长纳米粒在体循环系统中的滞留时间，增加药物疗效。也可用糖基修饰纳米粒，使其与体内不同的细胞结合，如用半乳糖修饰后可使纳米粒易被肝实质细胞摄取、用甘露糖修饰后可被 D 细胞摄取，用抗体修饰后可使纳米粒与特定抗原的细胞结合，增加纳米粒在病变部位的靶向性。应用直径为 10～20 nm 顺磁性四氧化三铁粒子制成的纳米粒，可利用外加磁场而具有特定位置的靶向作用。

郭子硕等[4]探究了不同刚度纳米粒 PLGA-NPs 和介孔二氧化硅纳米粒（MSNs）配伍莪术醇前后对小鼠脑微血管内皮细胞（bEnd. 3）力学性质的影响。采用马尔文粒度仪测定 PLGA-NPs 和 MSNs 的粒径分布情况，并通过原子力显微镜（AFM）对两者的刚度进行定量研究；体外培养 bEnd. 3 细胞，以细胞表面形貌、粗糙程度、杨氏模量为考察指标，表征细胞表面的粗糙程度和刚度，采用 AFM 观察细胞力学性质的变化，并采用激光共聚焦显微镜成像观察细胞骨架肌动蛋白 F-actin 的结构和表达。结果显示，两种纳米粒均

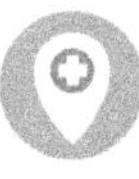

具有良好的分散性，PLGA-NPs 的粒径为（98.77 ± 2.04）nm，PDI 为（0.140 ± 0.030），杨氏模量值为（104.717 ± 8.475）MPa；MSNs 的粒径为（97.47 ± 3.92）nm，PDI 为（0.380 ± 0.016），杨氏模量值为（306.019 ± 8.822）MPa，PLGA-NPs 刚度显著低于 MSNs。PLGA-NPs 和 MSNs 分别单独作用于 bEnd.3 细胞后，细胞表面均出现细微孔洞，粗糙程度增大，杨氏模量值减小，F-actin 条带均出现轮廓模糊、断裂等现象，平均灰度值均显著降低。PLGA-NPs 配伍莪术醇后，与 PLGA-NPs 作用相比，bEnd.3 细胞表面孔洞加深且密集分布，粗糙程度增加，杨氏模量值显著降低，F-actin 条带断裂现象更加明显，平均灰度值显著降低。MSNs 配伍莪术醇后，与单独作用相比，无显著差异，原因可能是由于莪术醇浓度过低导致的。由此推测，芳香性成分能通过改变 bEnd.3 细胞的生物力学性质，增加纳米粒胞内摄取量和转运量，进而促进纳米粒载药透过血脑屏障入脑发挥作用。

刘晓静[5]以载药量、包封率为评价指标，比较了使用传统药液浸渍法、超临界溶液浸渍法和超临界 CO_2 循环渗透法制备莪术油 - 介孔硅纳米粒（ZTO-MSNs）。结果发现，超临界 CO_2 循环渗透法具有较高载药量和包封率，优选出的最佳制备条件为：通入莪术油后常压浸渍 0.5 h，而后在超临界 CO_2 作用下于 15 MPa、40 ℃ 持续高压渗透 1 h，循环 3 次。此条件制备的 ZTO-MSNs 载药量高达（37.5 ± 1.2）%，包封率为（83.2 ± 2.1）%；扫描电镜、透射电镜、比表面测定仪和激光粒度仪表征结果表明，ZTO-MSNs 为粒径在 80 nm 左右的均匀球形颗粒，且表面存在孔道结构；体外释放研究结果表明 ZTO-MSNs 中的莪术油在中性磷酸盐缓冲溶液中具有较好的缓释效果；ZTO-MSNs 中的莪术油的热稳定性考察结果表明，与未载进介孔硅的莪术油比，ZTO-MSNs 能明显提高莪术油的稳定性。实验中还采用超临界 CO_2 循环渗透法，制备了 pH 响应型莪术油 - 壳聚糖介孔硅纳米粒（ZTO@CS-MSNs）。研究结果表明，制备 ZTO@CS-MSNs 的较优条件为：常压浸渍 0.5 h后升温至 40 ℃，当压力达 15 MPa 后高压渗透 1 h，循环 3 次，此时莪术油的载药量达到（41.4 ± 1.2）%，纳米产物中莪术油的主要成分比例基本不变。SEM 和 TEM 的形貌表征结果表明，ZTO@CS-MSNs 为直径约 80 nm 的球形颗粒，壳聚糖在介孔硅表面形成纳米门控结构；FT-IR 和 TG/DTG 进一步确定了 ZTO@CS-MSNs 的组成和结构。不同 pH 条件下的体外释药结果表明，ZTO@CS-MSNs 具有较好的 pH 响应性；热稳定性评价结果表明，与未负载到壳聚糖 - 介孔硅的莪术油相比，ZTO@CS-MSNs 可以有效提高其稳定性。

黄利[6]采用二元溶剂分散法制备了莪术油纳米粒（ZTO-NPs），优化工艺制得的纳米粒平均粒径为233.1 nm、Zeta 电位为 -22.1 mV、包封率为70.01%、载药量为57.55%；以吉马酮为指标性成分，采用 HPLC 法测定 ZTO 注射剂和 ZTO-NPs 小鼠尾静脉给药后药物在体内的分布规律；结果发现，肝中 ZTO-NPs 和 ZTO 最高浓度比达到4.89，远远高于心、脾、肺、肾；表明 ZTO 制成 ZTO-NPs 后显著改变了 ZTO 的体内分布，达到了肝靶向。

二、固体脂质纳米粒

固体脂质纳米粒（SLN）是在20世纪90年代初发展起来的新一代亚微粒给药系统，是采用脂质或类脂作为载体材料，将药物包裹或夹嵌于类脂核中制成的固体胶粒给药系统，粒径在10～1000 nm。与传统制剂相比，其具有防止敏感药物水解、控制药物释放、生物利用度高、生理相容性好以及良好的靶向性等许多优点。常用的制备方法有高压均质法、微乳法、乳化沉淀法、超声分散法等。

周阳[7]采用微乳法制备莪术油固体脂质纳米（ZTO-SLN），随后通过静电吸附的方式制备壳聚糖修饰的莪术油固体脂质纳米粒（CS-ZTO-SLN），以包封率和粒径为评价指标，得到 CS-ZTO-SLN 的最优处方为：单硬脂酸甘油酯0.15 g、吐温2.0 g、丙三醇1.3 g、莪术油0.4 g，CS 浓度0.1%，制备温度70 ℃，初乳滴加速度1 mL/min，初乳搅拌30 min，冷却固化时间1 h，制备好的 SLN 形态圆整无粘连。体外释放结果表明与原料药相比，ZTO-SLN 和 CS-ZTO-SLN 均具有缓释效果，与未经 CS 修饰的 ZTO-SLN 的相比，CS-ZTO-SLN 缓释性能更好，原因可能是 CS 的包裹对药物的释放有阻碍作用。以莪术油注射液（ZTO-Inj）为对照，考察 ZTO-SLN 和 CS-ZTO-SLN 在体内的各个时间点的心、肝、脾、肺、肾组织的药物浓度，结果表明，给药0.5 h后，ZTO-SLN 和 CS-ZTO-SLN 在肝组织中的药物浓度明显高于该组其他组织。通过靶向性参数对 SLN 靶向性进行评价，结果表明，CS-ZTO-SLN 在肝中的相对摄取率值为5.38，约为 ZTO-SLN 相对摄取率的2倍；CS-ZTO-SLN 在肝中峰浓度比（Ce）值为2.55，高于 ZTO-SLN 的 Ce 值1.95；ZTO-SLN 的靶向效率 Te 由 ZTO-Inj 的 24.50% 上升到 34.93%，但低于 CS-ZTO-SLN 的46.24%。结果说明 SLN 能够改变 ZTO 在小鼠体内的分布情况，并获得较为理想的肝脏靶向性，经 CS 修饰后的肝靶向效果高于未经 CS 修饰的 SLN。

王风云[8]采用乳化超声分散法制备莪术醇固体脂质纳米粒（Cur-SLN），

所得 Cur-SLN 包封率为83.27%，36 h 内累积溶出度为61.81%，具有明显的缓释特征。体外抗肿瘤实验结果显示，莪术醇及其固体脂质纳米粒对 Caski 细胞生长的抑制具有时效和量效关系，以后者抑制效果更强，可能与纳米粒增强莪术醇光稳定性有关。一方面，固体脂质纳米粒对光的散射作用降低了莪术醇与光的接触概率；另一方面，固体脂质纳米粒对莪术醇包裹后降低了外部环境对其的影响，从而提高了稳定性。

三、纳米结构脂质载体

SLN 优点虽多，但也存在载药量小、储存中药物易泄漏等不足，限制了该缓释给药系统的广泛应用。纳米脂质载体系统（NLC）是在 SLN 基础上改进的新一代脂质纳米给药系统，是将固体脂质和空间上不相溶的液体脂质在一定温度下混合制备得到的含纳米隔室的脂质骨架。与 SLN 相比，NLC 提高了载药量、减少了药物泄漏并且降低了制备过程中的温度，同时 NLC 仍具备与 SLN 相似的缓释、靶向等特性，使之更适合作为挥发油类抗肿瘤药物的载体[9]。根据制备方法和脂质混合物成分的不同，NLC 可形成 3 种类型特殊结构的脂质骨架：缺陷型、无定型和复合型。缺陷型 NLC 由于其固液脂质的性质不同，很难形成高度有序的结晶体，容易产生晶型缺陷，使包埋对象获得了更大的调节空间，提高了 NLC 的载药量。无定型 NLC 的特别之处在于脂质的性质，无定型 NLC 在制备过程中会加入一些在冷却过程中不产生结晶体的特殊脂质，能长时间维持 NLC 内部的无定型状态，这样就避免了重结晶而导致的活性物质泄露的问题。固态脂质中存在微小的液态油纳米隔室，是因为当固液脂质二者达到一定的比例时，在冷却过程中会发生固液分离，导致液态油纳米隔室的形成。这种纳米隔室的形成显著提高了 NLC 的载药量，被称作复合型 NLC[10,11]。

魏永鸽等[12]采用乳化－超声法制备莪术醇纳米结构脂质载体（Cur-NLC），根据预实验和正交试验，筛选出 Cur-NLC 的最优处方为：莪术醇用量 40 mg、单硬脂酸甘油酯用量 400 mg，磷脂酰胆碱与泊洛沙姆 188 比例为 1∶4，乳化剂浓度为 1.2%。最优处方所制备的 Cur-NLC 平均粒径为（208.75 ± 5.14）nm，包封率为（86.91 ± 1.24）%，Zeta 电位为（−21.7 ± 1.4）mV。将荷人乳腺癌 MCF-7 移植瘤裸鼠模型随机分为尾静脉 0.9% 氯化钠溶液（空白组），莪术醇注射液，Cur-NLC 低、中、高剂量组（10、15 和 20 mg/kg），给药后计算抑瘤率。结果发现 Cur-NLC 高剂量组（20 mg/kg）与莪术醇组的瘤质量有显著性差别，且对荷人乳腺癌

MCF-7 移植瘤裸鼠的抑瘤率达到 44.12%，远高于莪术醇组的 27.94%。另外，Cur-NLC 中剂量组（15 mg/kg）的抑瘤率也高于莪术醇组（20 mg/kg）的抑瘤率，说明 NLC 可以提高莪术醇的抑瘤率。肿瘤细胞生长速度快，细胞间距在 100～200 nm，人结肠癌间距甚至达到 400 nm[13]，而正常组织的细胞间距约 50 nm。所以，纳米药物最理想的粒径为 100～200 nm，这样可以使纳米药物选择性进入肿瘤组织，从而发挥治疗作用，减小对正常组织的损伤。由于肿瘤组织血管通透性增加，淋巴清除系统缺失，使纳米药物在肿瘤组织滞留时间延长，进而产生肿瘤被动靶向，即 EPR 效应（enhanced permeability and re-tention），因此改变了被包封药物的体内分布，提高了药物治疗指数。

杨凯亮[14]采用熔融超声－低温固化法制备莪术油纳米脂质载体（ZTO-NLC），并对其进行了较为全面的分析。结果显示：①以固体脂质 Crodamol SS 和液体脂质 Miglyol 812N 为混合脂质材料，注射用豆磷脂/Solutol HS 15 为乳化剂，维生素 E 为抗氧剂的最优处方制备的 ZTO-NLC 平均粒径为（126±19）nm，Zeta 电位为－24.5 mV，以莪术醇和吉马酮两种指标性成分测得的包封率分别为（96.66±1.38）% 和（94.99±1.49）%。②采用动态透析法研究了 ZTO-NLC 的体外释药特性，结果显示释放过程符合 Weibull 线性方程，释放初期有药物的突释现象发生，随后药物呈现缓慢而持续的释放。③选择 10% 海藻糖为冻干保护剂，成功制备了 ZTO-NLC 冻干粉，发现冻干前后包封率几乎不变，再分散性良好。采用 DSC 法和 X－射线衍射法对 ZTO-NLC 冻干粉进行了研究，结果证实，药物以无定型状态存在于其中，并且液体脂质和油性药物的加入均未改变纳米粒整体的固态性质，初步稳定性考察结果良好。④以吉马酮为指标性成分，采用 RP-HPLC 法测定药物在大鼠体内的含量，比较了市面上莪术油注射液（ZTO-Inj）和 ZTO-NLC 在大鼠体内药物的经时变化规律。药动学实验结果表明，与 ZTO-Inj 相比，静注 ZTO-NLC 后，血药质量浓度能够维持较为稳定的水平，给药后 24 h 血浆中仍能保持一定的浓度分布，$t_{1/2}$ 由 2.55 h 增加至 8.88 h、MRT 由 2.20 h 增加至 7.73 h、AUC 增加了 1.84 倍。这表明将 ZTO 制成 ZTO-NLC，可延长药物在体内的循环和作用时间，提高生物利用度。这是因为 ZTO-NLC 进入血液后，能迅速被体内网状内皮系统（RES）吞噬，因而选择性地分布于 RES 丰富的器官如肝、脾、肺等之中，血中循环量减少；然后进入肝、脾等的 ZTO-NLC 缓慢释放出 ZTO，部分药物重新回到血液中，使血中药量增加，循环时间延长。⑤组织分布实验结果表明，ZTO-NLC 在大鼠体内的分布较 ZTO-Inj 有明显不同，肝脏中相对摄取率 $r_e = 3.55$，峰浓度比 $C_e = 2.37$，重量－平均总靶向系数 T 由 33.64% 升至 50.80%，说明 NLC 能够改变 ZTO 在大鼠体内的分布情况，获得较为理想的肝脏靶向性。同时 ZTO-NLC 可明显减少 ZTO 在心、肾中的分布，降低其可能带来的心脏毒性和肾脏毒性。⑥采用动物移植性肿瘤模型，考察了不同剂量 ZTO-NLC 对动物移植性肿瘤（小鼠肝癌 H_{22}）增殖的抑制作用。实验结果表明，与 ZTO-Inj 相比，ZTO-NLC 更能加延长荷肝癌瘤小鼠的存活率，抗肿瘤活性有所增强。⑦此外，对 ZTO-NLC 的体外溶血、血管刺激性和过敏性进行了考察，结果表明该制剂的安全性能符合注射剂的要求。

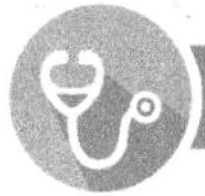

第三节　包合物

包合物是一种分子（客分子）被包嵌在另一种分子（主分子）的空穴结构中而制得的非化学键分子复合物，主分子系指具有包合作用的外层分子，客分子系指被包合到主分子空穴中的小分子物质。目前，应用最广泛的包合材料是环糊精（CD）及其衍生物，其中 β－环糊精和羟丙基－β－环糊精具有良好的水溶性和增溶性，能将药物制备成速释制剂，有利于药物在胃肠道快速溶解、吸收，从而提高难溶性药物的溶解度，提高生物利用度。将挥发油类药物制备成包合物，能使液体药物固体化，减少药物的挥发，提高药物的稳定性。对于疏水性的环糊精及其衍生物可以降低水溶性药物的溶解速度，制成缓释制剂，尤其适用于多肽及蛋白质药物。环糊精－药物的偶联物可作为新的靶向制剂，如结肠靶向、脑靶向、特殊细胞靶向等。目前 BPAA 抗炎药与中性环糊精形成的氨基或酯基配结物有望成为一种新的结肠靶向前体药物。脂质体的靶向作用和环糊精的增溶作用结合起来，也可形成互补。包合物的制备方法有饱和水溶液法、超声法、研磨法、冷冻干燥法、喷雾干燥法等，选择哪种方法需要考虑主体分子及客体分子的相关性质，及投料比例等因素。

陈积等[15]采用饱和水溶液法制备莪术油 β－环糊精包合物，以复方莪术油包合产率和包合率为筛选指标，通过正交试验优选出的最佳包合条件为：2 mL 莪术油、40 mg 维 A 酸与 16 g β－环糊精进行包合，包合时间 2.5 h，包合温度 30 ℃。经红外分光光度法和紫外色谱法鉴定，已经形成了复方莪

术油 β－环糊精包合物，并且具有一定的稳定性。

范琦[16]采用羟丙基环糊精（HPCD）包合莪术油并制备成冻干粉，以莪术醇和牻牛儿酮综合包封率为指标，通过正交试验筛选出的最佳包合条件为：莪术油与 HPCD 的配比为 1∶15，包合温度为 20 ℃，包合时间为 1 h，搅拌速率为 500 r/min。冻干条件为：不加冻干保护剂，－20 ℃冰箱预冻 24 h，真空度 4～10 Pa，－45 ℃冷冻干燥 72 h。结果表明，此条件下所得产品质地疏松，复溶性良好，含水量 2.4%，包合率为 32.28%。通过差示量热法、傅里叶变换红外光谱法、薄层色谱法、高效液相色谱法验证了包合物的形成，并对 ZTO-HPCD 冻干粉进行了稳定性研究，结果表明，ZTO-HPCD 冻干粉在高温、强光照射下有较高的稳定性，高湿环境下易吸水潮解，应密封干燥存储。对 ZTO-HPCD 冻干粉进行了安全性考察，急性毒性试验中 ZTO-HPCD 冻干粉组 LD_{50} 为 347.5 mg/kg，莪术油注射液组 LD_{50} 为 197.5 mg/kg，溶血性试验中 ZTO-HPCD 冻干粉组未出现溶血现象，莪术油注射液组有轻微溶血现象。结果表明 ZTO-HPCD 冻干粉组有较高的安全性。

张季等[17]比较了莪术油及其包合物对急性血瘀证大鼠的血液流变学和凝血功能的影响，结果显示莪术油及其包合物均能降低血瘀证大鼠全血黏度，改善红细胞聚集能力及变形能力，改善凝血功能，且呈剂量相关性，莪术油包合物与莪术油组相比作用更为显著。推测莪术油经过 β－环糊精包合后一方面防止了挥发性成分挥发，提高了其稳定性；另一方面增加了莪术油的溶解性，提高了莪术油的溶出度，使药物易透过不流动水层从而促进胃肠道的吸收[18]，改善其生物利用度，使莪术油持续有效发挥作用，利于吸收，达到药效。龚玲等[19]探讨了莪术醇 β－环糊精包合物对肝癌细胞 Bel－7404 的增殖与凋亡及细胞周期的影响，结果噻唑蓝（MTT）比色法检测结果显示，与对照组比较，莪术醇 β－环糊精包合物各剂量组生长抑制率均明显升高，呈剂量与时间依赖性，差异有统计学意义。流式细胞术检测结果显示，莪术醇 β－环糊精包合物促进细胞凋亡，并使细胞阻滞在 G0/G1 期，伴随 p21WAF1 及 p27KIP1 的表达水平升高。说明莪术醇 β－环糊精包合物能够抑制肝癌细胞 Bel－7404 的增殖，促进凋亡，并通过上调 p21WAF1 及 p27KIP1 基因的表达而诱导 G1 期阻滞。

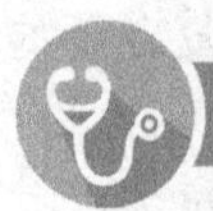

第四节　微囊与微球

微囊是将固体药物或液体药物作囊心物，外层包裹高分子聚合物囊膜，

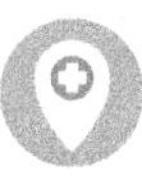

形成微小包囊，其粒径一般为1～250 μm。微球是指药物分散或被吸附在高分子聚合物基质中而形成的微小球状实体，其粒径一般为1～250 μm。微球和微囊可通称为微粒，但其在结构上有所不同。微囊是包囊结构，而微球是骨架结构高分子材料和药物均匀混合而成的。无论微球还是微囊，在制剂过程中都是一种中间体，先将药物制备成微球或微囊，再根据需要制备成各种剂型。常用的囊材与载体有天然高分子，如明胶、阿拉伯胶、海藻酸钠、蛋白类和淀粉等；半合成高分子，如羧甲基纤维素盐、邻苯二甲酸醋酸纤维素、乙基纤维素、甲基纤维素和羟丙甲基纤维素；合成高分子，如聚酯和聚乳酸类。常用的制备技术包括相分离法（单凝聚法、复凝聚法、溶剂－非溶剂法）、喷雾干燥法、液中干燥法和缩聚法等。其中，乳化技术是制备过程中的常用技术，还有各种固化技术。

邓嵘等[20]以乳化交联法制备莪术油明胶微球（ZTO-GMS），制得的微球粒径在40～160 μm、平均产率为89.73%、平均含药量为2.13%、平均包封率为19.36%（均以莪术醇计）；体外释药12 h达80%，符合一级动力学模型，释药机理为溶蚀加扩散；稳定性考察实验结果表明其稳定性较好；肝动脉栓塞荷瘤大鼠实验结果表明大鼠平均生存率显著延长，肿瘤体积显著减小；说明微球的制备工艺及粒径分布较好，体外释药有明显的缓释作用，有一定疗效。詹泽键[21]以丝素蛋白为载体材料，通过乙醇对丝素结构的改变形成载莪术油微球，筛选的最佳制备工艺为：将1 mL的莪术油和8 mL乙醇混合，将混合溶液缓慢加入以800 r/min转速搅拌的20 mL 3%丝素溶液中，并在该转速下搅拌10 min，随后放入－20 ℃冷冻24 h，取出待解冻后真空冷冻干燥，最后制备出了平均载药量为43%、平均包封率为80%的丝素包埋莪术油载药微球。经红外表征显示，载药微球中丝素主要以β－折叠为主要结构，因此微球结构比较稳定。经过激光粒度仪测试结果显示，该微球的粒径符合肝被动靶向的范围。经安全性实验显示，莪术油载药微球在4 h内无溶血现象，当载药微球浓度低于0.3 mg/mL显示出对小鼠成纤维细胞无细胞毒性。经体外药效实验显示，莪术油微球具有同莪术油抑制癌细胞的性能，而且安全性更高，0.3 mg/mL的载药微球是最佳体外药效浓度。靶向性实验结果显示，微球在肝的富集浓度远高于莪术油注射制剂，因此该丝素包埋莪术油载药微球具备肝靶向性能。

许巧巧等[22]采用喷雾干燥法制备莪术油微囊，以微囊粒径、形态、包埋率为考察指标，筛选出的最佳处方为：阿拉伯胶－明胶（1∶1），芯材－囊材（0.3∶1），附加剂PEG6000用量2%，干物质用量20%；最佳工艺为：

乳化速度 10600 r/min，乳化时间 9 min，进风温度 160 ℃，进料功率 6%。根据最佳实验条件制得的微囊较圆整、表面致密、粒径分布均匀、平均粒径 1.913 μm，且呈较好的正态分布，包埋率可达 75.4%。将莪术油制成微囊可以提高莪术油的稳定性，掩盖其不良气味，且药物利用率较高，重复性好。李小玲等[23]采用凝聚法制备莪术油－壳聚糖微囊，制备的微囊载药量为 44.83%，包封率为 85.22%，体外累计释放度达到 86.45%，微囊大小均匀、成形度好；表明本法制备工艺简单易行，稳定性与重现性好，壳聚糖可作为缓释微囊的包封材料，无毒且具有良好的生物相容性。王飞霞[24]采用乳化－溶剂扩散法制备莪术油微囊，以包封率、载药量为评价指标，筛选出的最佳制备条件是：囊材－囊芯（W：V）＝3：1，有机相－水相（V：V）＝1：7，乳化剂浓度为 1%，搅拌时间 2 h，制备的莪术油微囊平均包封率为 83.6%，平均载药量为 21.60%，粒径分布在 94 ～ 250 μm，表明本文采用的微囊制备方法和优化的工艺条件比较稳定，适用于比较黏稠的挥发油。TCL 点板结果表明，微囊化前后挥发油中的有效成分没有发生变化，因此囊材的加入对挥发油的化学成分没有影响。扫描电镜结果表明，制备的挥发油微囊流动性好、不粘连，同时表面分布着一些小孔有利于药物的释放。在此基础上考察莪术油微囊在光、热、湿条件下的稳定性，结果表明，与湿度和光照相比，温度对挥发油微囊稳定性影响较大。因此在制备莪术油微囊中药中间体制剂过程中，应在室温、避光、75%～95% 左右的湿度环境中储存，最好在短时间内与其他药物混合。

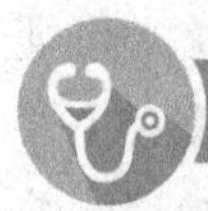

第五节　微乳及自微乳

微乳是由水相、油相在表面活性剂和助表面活性剂作用下混合形成的透明或半透明、具有光学同向性的热力学稳定的分散体系，可经热压灭菌或离心仍不分层。自微乳不含有水相，是由油相、表面活性剂和助表面活性剂在胃肠道内或在环境温度（通常指体温 37 ℃）及温和搅拌的情况下自发形成微乳。微乳及自微乳的粒径一般为 10 ～ 100 nm。通常情况下，挥发油难溶于水，但是在组成微乳及自微乳的油相中有很好的溶解度。因此，微乳及自微乳给药系统能增大挥发油的溶解度、提高易水解药物的稳定性，也可作为缓释给药系统或靶向给药系统。

佟磊[25]通过滴定法和伪三元相图绘制的考察，确定了莪术油口服微乳的配方和制备工艺为：莪术油 12.0 g、吐温-80 4.2 g、混合液（正丁酸乙酯：乙醇=3：7）45.0 mL、二次蒸馏水 10.0 mL、乳化温度 40 ℃、采用 100 r/min 磁力搅拌 20 min，pH 6.5。初步稳定性试验结果表明，莪术油口服微乳在 3 个月内稳定。Hu 等[26]制备了一种榄香烯的水包油型微乳制剂。该制剂以榄香烯作为载体药物和油相，将 5% 聚山梨酯 80 和 5% 乙醇作为表面活性剂，15% 丙二醇作为助表面活性剂，制备的微乳粒径平均为 57.7 nm、平均包封率为 99.81%。动物研究结果显示，β-榄香烯峰浓度（C_{max}）是普通乳剂的 1.3 倍，生物利用度提高 163.1%。Zeng 等[27]采用水滴定法制备了 β-榄香烯微乳，该制剂能在体内稳定缓慢释放，并减少胃肠道的不良反应，可提高患者临床治疗的顺应性。因为在多种肿瘤细胞膜表面上的叶酸受体活性和数量显著高于正常细胞，所以以叶酸受体介导的 β-榄香烯主动靶向微乳给药系统逐渐成为研究的热点。胡婵娟[28]以叶酸作为靶向治疗的导向试剂，采用 β-榄香烯、Labrafac CC、卵磷脂、FA-PEG2000-DOPE、PEG-(660) -十二羟基硬脂酸（HS-15）、丙二醇、58%～59% PBS 缓冲液（pH 7.4）制备了叶酸受体介导的 β-榄香烯靶向微乳给药系统，其中微乳粒径平均为（42.5 ±6.3）nm；在大鼠的药物代谢动力学研究结果提示，该靶向微乳制剂的半衰期（$T_{1/2}$）和 *AUC* 分别为（0.344 ±0.45）h 和（68.60 ±0.32）mg/(L·h)，是市售普通乳剂的 2.6 倍和 6.2 倍；说明该给药系统能够在体内稳定释放，有效减少药物与胃肠道直接接触或水解而产生的刺激作用。

闫贝贝[28]通过固体载体吸附法进行聚丙烯酸修饰的介孔二氧化硅搭载 β-榄香烯自微乳给药系统（Ele/MSNs-PAA）的研究，构建 pH 响应型的固体自微乳给药系统。通过绘制伪三元相图和星点设计-效应面法，确定 β-榄香烯自微乳最优处方为：β-榄香烯（21%）、肉豆蔻酸异丙酯（16%）、聚氧乙烯 35 蓖麻油（42%）和 1，2-丙二醇（21%）。在透镜下观察微乳形貌为类球形，分散性较好，平均粒径为（23.5 ±1.8）nm，制剂稳定性良好。利用透析袋法进行体外释放实验，结果表明 Ele/MSNs-PAA 具有 pH 酸敏感性，能够实现靶向释药。这有利于 Ele/MSNs-PAA 有效携带药物至酸性环境的肿瘤部位，从而减少其在正常生理条件下的释放，大大增加药物的生物利用度。利用小鼠考察了 β-榄香烯悬浮液组，SMEDDS 制剂组和 Ele/MSNs-PAA 制剂组的体内药物动力学参数，结果 SMEDDS 制剂组及 Ele/MSNs-PAA 制剂组相较 β-榄香烯混悬液组的药时曲线面积更大，从而说明 β-榄香烯乳化成自微乳液后能更好发挥药效。相较于 β-榄香烯混悬液组，尤其是 Ele/MSNs-PAA 制剂组，药物能在体内发挥较长时间的疗效。为了改善β-榄香烯在体内的药物动力学性质，可以使用自微乳技术和固体载体吸附技术，从而实现其在体内可控式给药。丁沐淦等[30]采用正交设计和伪三元相图法，以溶解状况、乳化速度、乳化程度、液面浮油层、分层沉淀等指标，筛选出的最佳自微乳化给药系统主要由莪术油、吐温-80、油酸乙酯、PEG-400（2.5：3：5：2）组成，按其制备的莪术油自微乳滴粒径仅 66.7 nm，在人工胃液的溶出度 17 min 内已超过 95%，远高于自制对照组莪术油溶液胶囊，说明自微乳化给药系统能改善难溶性药物莪术油的胃肠道溶出情况。Yi Zhao 等[31]通过伪三元相图，以乳化时间、粒径和 ζ 电位为评价指标，得出最优处方为莪术油：油酸乙酯：吐温-80：二乙二醇单乙基醚 = 30.8：7.7：40.5：21，载药量为 30%。该处方在 25 ℃下保存 12 个月后稳定。经老鼠药动学实验表明，莪术油中生物活性成分吉马酮的 *AUC* 和 C_{max} 分别是未经制剂修饰莪术油中吉马酮的 1.7 倍和 2.5 倍。

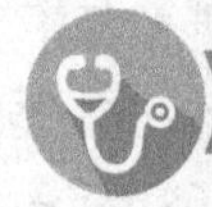

第六节　亚微乳

亚微乳是由水相、油相、乳化剂和助乳化剂制备形成的粒径在 100～1000 nm、外观不透明、呈浑浊或乳状的热力学不稳定均相分散体系。从结构上分为水包油型（O/W）、油包水型（W/O）及双连续性。其中 O/W 亚微乳可有效提高水难溶性药物的溶解度，从而促进药物在体内的吸收，提高其生物利用度。此外，亚微乳还具有提高药物稳定性，降低毒副作用，使药物缓释、控释或产生靶向性的特点。目前上市的注射剂型有莪术油注射液、莪术油葡萄糖注射液等，该注射液以吐温-80 为增溶剂制备而成，而吐温-80 可引起体内生物膜结构改变，并有溶血作用。临床报道吐温-80 可能造成局部炎症和不良反应，而由莪术油制成的静脉注射用亚微乳剂，在具有上述亚微乳各种特点的同时，还具有较好的生物相容性，可有效改善普通注射液药物含量低、使用助溶剂引发不良反应等缺点；此外，在给药的同时，静脉注射脂肪亚微乳还能给患者补充营养和提供能量，对营养缺乏的患者具有重要的意义。

赵晓[32]利用莪术醇亲脂性较强的特点，将其溶于精制植物油中，以大豆卵磷脂为乳化剂、泊洛沙姆为助乳化剂，用高压均质法制备水包油亚微乳剂。制备的亚微乳平均粒径小于 150 nm，载药量为 1～6 mg/mL，耐热压灭

菌（115 ℃、30 min）。经室温和4 ℃放置9个月，以及在30 ℃和40 ℃下加速实验6个月，外观、粒径、pH、含量和有关物质均未发生明显变化，质量稳定。以聚氧乙烯蓖麻油增溶的莪术醇注射液为参比制剂，考察了莪术醇亚微乳在大鼠体内的药时曲线及小鼠体内的组织分布。药时曲线结果表明，两种制剂的 *AUC* 无明显差异，但亚微乳剂表观分布容积显著高于参比注射液，且体内消除速率略快，提示亚微乳载体注射后可快速向周边组织转运，具备微粒制剂的一般特性。此外，在4 h内亚微乳平均滞留时间（MRT）较参比注射液明显缩短，而长时间内MRT则明显延长。组织分布结果显示，与参比注射液相比，莪术醇亚微乳剂在心和肾中的分布减少，在肝和脾中的分布无明显变化，而在肺组织中的药物浓度明显升高。小鼠体内抗病毒试验结果显示，莪术醇亚微乳剂在10～40 mg/(kg · d）剂量范围内，能够显著改善流感病毒 FM_1致肺炎小鼠的肺脂数，其中高剂量组还可显著改善脾脂数，提示本品可提高小鼠机体免疫能力，对小鼠病毒性肺炎具有较强的治疗作用。

黄尊动[33]采用单因素和正交试验筛选出莪术油亚微乳的最优处方为：莪术油2%、大豆油7.5%、中链油7.5%、F-68 2%、VE 0.03%、甘油2.25%，pH 6.75；最佳制备工艺为：剪切乳化温度为75 ℃、均质压力为10000 psi、均质次数3次、均质温度50 ℃。所制备的莪术油亚微乳为白色乳状液体，有蓝色乳光，平均粒径为150～500 nm，pH为5.5～7.5，黏度为0.003 Pa. S、ζ电位为 -50～70 mV。在经过6个月30 ℃和40 ℃加速实验后，莪术油亚微乳外观性状不发生变化，主药含量不下降，各项参数不发生变化，说明莪术油制成亚微乳后稳定性增加。莪术油亚微乳在家兔体内的药动学结果表明，莪术油亚微乳的半衰期与莪术油注射液相比明显增大，说明莪术油制备成莪术油亚微乳后有明显的缓释作用。大鼠体内的组织分布研究结果表明，莪术油亚微乳静脉注射后主要分布于肝、肺、脾、肾组织中。亚急性毒性实验结果显示，莪术油亚微乳对血液、心脏、肺脏、肝脏、肾脏、脾脏等器官组织无损害作用。血液指标和胸腺指数显示，莪术油亚微乳还有一定的免疫增强作用。因此，将莪术油制备成亚微乳后，可以有效地提高制剂中莪术油的载药量和稳定性，减小莪术油静脉给药制剂的刺激性、溶血性和过敏反应，增加莪术油静脉给药安全范围。

参考文献

[1] 陈积，赵小倩，胡姗姗，等. 复方莪术油脂质体的制备及质量评价［J].

中国药房，2018，29（5）：615－620.
［2］张尚前，周先泰，段文娟，等.莪术醇长循环脂质体的制备及体外抗乳腺癌作用研究［J］食品工业科技，2020，41（15）：297－301，309.
［3］李文杰.莪术醇肝靶向脂质体的制备及其抗肿瘤研究［D］.广州中医药大学，2014.
［4］郭子硕，张翼，杨凯丽，等.不同刚度纳米粒配伍薄荷醇/莪术醇对bEnd.3 细胞力学性质的影响研究［J］.中国中药杂志，2022：1－11.
［5］刘晓静.基于超临界 CO_2 循环渗透法的莪术油－介孔硅纳米粒的研究［D］.广东药科大学，2020.
［6］黄利.肝靶向莪术油纳米粒的研究［D］.四川大学，2007.
［7］周阳.壳聚糖修饰莪术油固体脂质纳米粒的制备及组织分布研究［D］.哈尔滨商业大学，2018.
［8］王风云，李伟宏.莪术醇固体脂质纳米粒的制备及其抗肿瘤活性［J］.中成药，2020，42（5）：1114－1119.
［9］朱子昊，卢晓明.纳米结构脂质载体的制备、表征及其在食品领域的研究进展［J］.中国食品学报，2021，21（12）：311－322.
［10］VOLKHARD J，ANDREAS F T，SVEN H G. Characterisation of a novel solid lipid nanoparticle carrier system based on binary mixtures of liquid and solid lipids［J］. International Journal of Pharmaceutics，2000，199（2）：167－177.
［11］刘红.鱼藤酮纳米结构脂质载体诱导大鼠帕金森病模型的实验研究［D］.扬州：扬州大学，2008.
［12］魏永鸽，徐凯，郝海军.莪术醇纳米结构脂质载体的制备及体内抗乳腺癌作用研究［J］.中药材，2019，42（11）：2635－2638.
［13］GREISH K. Enhanced permeability and retention of macromo－lecular drugs in solid tumors：a royal gate for targeted anti-cancer nanomedicines［J］. J Drug Targ，2007，15（7－8）：457－464.
［14］杨凯亮.莪术油纳米脂质载体给药系统的研究［D］.沈阳药科大学，2007.
［15］陈积，胡姗姗，钱英，等.复方莪术油 β－环糊精包合物的制备工艺及稳定性研究［J］.辽宁中医杂志，2018，45（1）：131－134.
［16］范琦.莪术油羟丙基环糊精包合物冻干粉的制备和质量研究［D］.扬州大学，2014.

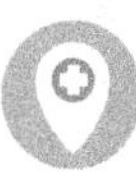

[17] 张季，王巧晗，毛春芹，等. 莪术油及其包合物对急性血瘀证大鼠血液流变学和凝血功能的影响 [J]. 中成药，2016，38（12）：2680－2683.

[18] 徐晓琰，恽菲，狄留庆，等. 环糊精包合药物胃肠道转运过程及机制研究进展 [J]. 中草药，2012，43（10）：2062－2065.

[19] 龚玲，夏小芳，叶晓平，等. 莪术醇 β－环糊精包合物对 Bel－7404 肝癌细胞体外抑瘤作用和细胞周期影响的研究 [J]. 中国现代医生，2015，53（16）：11－14.

[20] 邓嵘，陈济民，姚崇舜，等. 莪术油明胶微球用于肝动脉栓塞 [J]. 药学学报，2000，35（7）：539－543.

[21] 詹泽建. 肝靶向莪术油微球的制备与性能研究 [D]. 重庆理工大学，2016.

[22] 许巧巧，张海娜，林静静，等. 喷雾干燥法制备莪术油微囊研究 [J]. 中草药，2017，48（15）：3071－3076.

[23] 李小玲，田男，范春雷. 莪术油－壳聚糖缓释微囊的制备及体外释放度研究 [J]. 海峡药学，2013，25（4）：6－8.

[24] 王飞霞. 莪术、荆芥挥发油微囊的制备与评价 [D]. 华东理工大学，2012.

[25] 佟磊. 莪术油微乳制剂的药学研究 [D]. 湖北中医药大学，2011.

[26] HU C J，ZHAO X L，LI J Z，et al. Preparation and characterization of β－elemene-loaded microemulsion [J]. Drug Dev Ind Pharm，2011，37（7）：765－774.

[27] ZENG Z W，ZHOU G G，WANG X L，et al. Preparation，characterization and relative bioavailability of oral elemene o/w microemulsion [J]. Int J Nanomed，2010，5：567－572.

[28] 胡婵娟. 叶酸受体介导的 β－榄香烯主动靶向微乳给药系统的研究 [D]. 沈阳药科大学，2011.

[29] 闫贝贝榄香烯自微乳给药系统的研究 [D]. 齐鲁工业大学，2020.

[30] 丁沐淦，龙晓英，林丹荣. 莪术油自微乳化给药系统处方设计和体外评价 [J]. 广东药学院学报，2007（6）：610－614.

[31] HZHAO Y，WANG CHG，ALBERT L，et al. Self-nanoemulsifying drug delivery system（SNEDDS）for oral delivery of Zedoary essential oil：formulation and bioavailability studies [J]. International Journal of Pharmaceutics，2010，383（1－2）：170－177.

[32] 赵晓. 莪术醇静脉注射亚微乳剂的研究 [D]. 中国协和医科大学，2008.
[33] 黄尊动. 莪术油亚微乳给药系统的研究 [D]. 第二军医大学，2006.